Claire La Belle

Heilung von der Seele her

Über allem steht die Liebe

Band 3

Ganzkörperkrankheiten
Behinderungen
Psychische Krankheiten

La Belle, Claire:
Heilung von der Seele her – Über allem steht die Liebe
Band 3: Ganzkörperkrankheiten, Behinderungen, Psychische Krankheiten.

Interesse an Durchlichtungsanalysen?
Kontakt über:
http://clairelabelle.de
E-Mail: clairelabelle@gmx.de
Tel.: 0162-6275700

© 2010   Claire La Belle
Erstauflage Januar 2010

Umschlagbild: Stefan Bamberg
Alle Rechte vorbehalten.

Haftbarmachungsausschluss: Die Informationen dieses Buches sind nach bestem Wissen und Gewissen zusammengestellt worden. Die Verantwortung im Umgang mit den Informationen dieses Buches liegt bei jedem selbst. Der Autor übernimmt keine Haftung bei evtl. auftretenden Schäden.

Buchauslieferung:
Ramona Meybohm, Henstedter Straße 8
28259 Bremen, Tel./Fax: (0049) (0)421-8061923,
E-Mail: ramona.meybohm@nord-com.net

ISBN 978-3-00-024652-4

Inhalt

Vorwort **8**

Ganzkörperkrankheiten **11**
   Fibromyalgie 13
   Kinderlähmung 18
   Neurodermitis 21
   Psoriasis 25
   Ekzeme 26
   Muttermale 28
   Akne 29
   Allergien 32
      Tierhaarallergien *33*
      Nussallergie *34*
      Weizenallergie *37*
      Sojaallergie *38*
      Heuschnupfen und Pollenallergien *38*
      Glutamatallergie *40*
      Süßstoffe *42*
      Fleischallergie *43*
      Elektrosmogallergie *46*
   Grippe 49
   Lupus erythematodes 56
   Multiple Sklerose 59
   Muskelschwund 67
   Morbus Bechterew 74
      „Vererbbarkeit" *78*
   Skoliose 82
   Schmerzen - Allgemein 84
   Krebs 85
   Leukämie 95
   Organverpflanzung 99

Behinderungen **101**
   Mongolismus 101
   Zerebrale Schädigung 106
   Epilepsie 108
   Fehlende Gliedmaßen 113
   Missbildungen 114
   Querschnittslähmung: Paraplegie/ Tetraplegie 115

Inhalt

Psychische Krankheiten **119**
   Depressionen 119
   Aggressionen 124
   Manisch-Depressiv (bipolare Störung) 130
   Neurosen 134
      „Putzfimmel" *134*
      Waschzwang *141*
      Pyromanie (Feuer legen wollen) *146*
   Ängste und Phobien 152
      Ängste vor Feuer *152*
      Spinnenphobie *154*
      Rattenphobie – Mäusephobie *160*
      Agoraphobie / Angst vor Menschen *170*
      Ängste vor Feuerwerk und Knallkörpern *174*
      Erdhörnchenphobie *178*
      Schlangenphobie *179*
      Höhenangst *182*
      Angst vor Wasser *186*
      Angst vor Rollkrägen *188*
   Halluzinationen 191
      Taktile Halluzinationen *191*
      Olfaktorische Halluzinationen *195*
      Halluzinationen des Schmeckens *198*
      Akustische Halluzinationen *201*
      Optische Halluzinationen *205*
   Panikattacken 214
   Schizophrenie 218
   Chronisches Müdigkeitssyndrom 227
   Anorexie und Adipositas 230
   Boulimie 239
   Süchte 244
      Alkoholismus *244*
      Rauchen *250*
      Drogen *261*
      Tablettenabhängigkeit *270*
      Spielsucht *276*

Seelischen Ursachen von Krankheiten in Kurzform ! **280**

Stichwortverzeichnis **287**

Vorwort

Über allem steht die Liebe – das soll der Titel eines Buches sein, wo es darum geht, die schlimmsten Krankheiten und Schicksale zu besprechen, die wir überhaupt auf der Welt vorfinden? Seelische Krankheiten? Ganzkörperkrankheiten? Behinderungen? Die armen geplagten Menschen, die diese Schicksale aushalten müssen!

So sagt sich mancher und vergisst dabei total, dass sich die Seelen freiwillig und nach gründlicher Prüfung ihres Schicksals selbst dazu entschlossen haben, eine so gelagerte Erdeninkarnation führen und leben zu wollen: Warum?

Stellen wir uns einmal folgende Situation vor: Ein tapferer Feldherr kommt, voll überzeugt von der Qualität seines Erdenlebens, nach seinem Ableben in die Seelenebenen. Er sieht seinen Lebensfilm, aber nicht so, wie er ihn gern hätte, als Held, als der er sich sah, sondern er sieht nur das Unglück, was er unter den Menschen herbeigeführt hatte, die Zerstörung, die Verwüstung, die getöteten Menschen, die auseinandergerissenen Familien, die armen Hinterbliebenen, die ihren Ernährer verloren haben, die verwaisten Kinder, die verwitweten und geschändeten Frauen.

In den Seelenreichen würde es ihn Jahrhunderte kosten, das alles wiedergutzumachen und alle beteiligten Seelen zu bitten, ihm zu vergeben, weil es dort kein Vergessen gibt, keinen Ort, an dem man sich verstecken könnte, um diesen Bildern von Schmach und Elend einmal auszuweichen. Diese Bilder verfolgen und verfolgen ihn, die Seelen bleiben ihm auf den Fersen, verlangen Rache und Wiedergutmachung. Er bleibt in dem Bild von Elend und Trauer, hört permanent das Gejammer und Gestöhne der Seelen, welche die Schmerzen noch empfinden.

Irgendwann hat er von dieser Situation genug und möchte sie so schnell wie möglich lösen. Er kann nicht mehr. Selbst Ohren zuhalten geht nicht, weil es in den Seelenreichen keine physischen Ohren gibt: Das Gestöhne und Gejammer geht ihm durch und durch.

Er bittet um eine neue Inkarnation, in der er all das, was er in der „heldenhaften" Inkarnation „verbockt" hat, wiedergutmachen kann. So wird er sich eine Inkarnation aussuchen, in der er die meisten Chancen hat, dass die Seelen ihm das, was er angestellt hat, von oben her vergeben. Denn sie werden ihn während der gesamten Erdeninkarnation beobachten und jeden Schritt, jeden Entwicklungsschritt genau verfolgen, ob er sich jetzt auch an ihre gemeinsamen Abmachungen hält.

Die erste Inkarnation nach einer so fehlgelaufenen Inkarnation ist meistens die Austragung. Das ist die Inkarnation, in der unser Täter sich die Schmerzen des Opfers „aufbuckelt" und sie selbst an sich austrägt. Ebenso übernimmt er die von ihm abgeschlagenen oder verunstalteten Glieder und trägt sie als fehlende oder fehlgebildete Glieder am eigenen Körper aus: Er sucht sich eine Erdeninkarnation aus, in der er selbst mit Missbildungen oder fehlenden Gliedmaßen zur Welt kommt.

Um diese Art der Inkarnationen geht es. Da muss sich keine Mutter der Erde Vorwürfe machen, sie hätte sich falsch verhalten oder ein falsches Medikament genommen: Diese Planungen sind Planungen der Seele, die diese sich zur Austragung vorgenommen hat.

Kommt nun die Seele mit diesen Vorgaben zur Welt, so erkennen die beteiligten Seelen in den Seelenreichen, dass sie ernst macht, wirklich in die Reue geht und das an sich erfährt, was sie anderen zugefügt hat.

Unter diesem Aspekt fällt es den Seelen meistens nicht mehr so schwer zu vergeben. Sie sehen, dass ihr Inkarnierter es ernst meint und es heute auch nicht viel besser hat als sie es damals mit den Schäden, die er ihnen zugefügt hatte, hatten.

Vorwort

Geht es in erster Linie um Schmerzen, so sind die Ganzkörperkrankheiten oft die Austragungen dafür. Unter diesem Aspekt müssen wir die Wahl einer Seele, sich eine Ganzkörperkrankheit auszusuchen, sehen.

Die psychischen Krankheiten sind letztendlich eine Offenheit der geistigen Welt gegenüber, die den Inkarnierten zu Erdzeiten das „herunterfunkt", was sie noch bearbeiten wollten. Sie sind eine große Hilfe auf dem Weg des Erkennens, werden oft aber nicht als eine solche verstanden. Deswegen ist es wichtig, den Sinn und Zweck der psychischen Krankheiten genau zu verstehen.

Bezeichnerderweise bestätigen sogar Psychiater, Psychologen und Psychotherapeuten, dass die Menschen mit psychischen Krankheiten körperlich weniger krank sind. Eigentlich ist der Grund klar: Sie tragen ihre Konflikte aus früheren Zeiten über die Psyche aus. Sie haben sich das so ausgesucht. Dafür trägt ihr Körper weniger aus. Das ist dann nicht mehr nötig.

Ich wünsche Ihnen viel Freude beim Lesen und sehr viele Aha-Effekte: „Ach deshalb! Na ja, jetzt verstehe ich das! Darum ist das so!"

Ihre Claire La Belle

Januar 2010

Ganzkörperkrankheiten

Ganzkörperkrankheiten haben immer zur Ursache, dass die Menschen, die sich diese Krankheiten ausgesucht haben, sehr viel abzutragen haben. Über die Ganzkörperkrankheiten lassen sich große karmische „Brocken" in kürzester Zeit (in Seelenzeiten gemessen) abtragen. In den Seelenreichen würde die Abtragung dieser Krankheiten vielleicht Tausende von Jahren brauchen, während sie auf der Erde in vielleicht 80 Jahren abgetragen werden kann. Deswegen ist die Erde ein so beliebter Planet, weil dort die Abtragung in Liebe und im abgedeckten Zustand (man erinnert sich normalerweise nicht an die vorausgegangene Tat und erkennt auch die Opfer normalerweise nicht als solche) still vor sich gehen kann und ganz ungesehen passiert. Mancher fragt sich zwar: „Warum habe ich diese Krankheit?", aber viele kommen nicht weiter als bis zur Diagnose des Arztes.

Die Durchlichtungsanalyse zeigt aber die seelischen Hintergründe auf, und zwar nicht mit der Absicht, sich wieder zurückzubinden an die Tat, sondern unter der Maßgabe, dass man seine Krankheit versteht und nicht mit dem Schöpfer hadert, der einen scheinbar so „schwach und krank" geschaffen hat. Denn das hat Er sicher nicht. Im wieder vollendeten Zustand, also nach Abtragung aller Belastungen, sind wir wieder vollkommen schön und gesund – so, wie uns der Vater im Anfang geschaffen hat.

Das ist der Zweck der Ganzkörperkrankheiten: Die Seele möchte möglichst schnell abtragen und sucht sich eine Krankheit aus, in der sie dieses Belastungspaket möglichst rasch und unkompliziert abtragen kann.

Noch eine weitere Beobachtung war für mich sehr interessant: Viele Seelen haben wirklich mit der Abtragung ihres großen Karmas gewartet, bis es auf der Erde Operationen und Schmerzmittel

Ganzkörperkrankheiten

gab, denn sie wussten, dass ihre Abtragung so schmerzhaft werden würde, dass sie es ohne Schmerzmittel nicht würden aushalten. Schmerzmittel helfen trotz Nebenwirkungen, dass der Mensch ins Nachdenken kommt, aber sie sollten das Nachdenken nicht unterdrücken, denn sonst hat die Inkarnation ihren Sinn verfehlt und das Thema muss in einer weiteren Inkarnation noch einmal aufgegriffen werden. Deswegen sollten sie nur so lange genommen werden, wie man selbst Zeit zum Nachdenken braucht, denn danach lassen die Schmerzen normalerweise nach und der Mensch gesundet nach der Auflösung seiner Thematik allmählich.

So ging es mir mit meinem M. Bechterew auch: Im Anfang der Krankheit nahm ich noch starke Schmerzmittel, weil die Schmerzen unerträglich waren. Je mehr ich durch die Inneren Bilder an die Ursache der Krankheit kam, desto weniger Schmerzmittel brauchte ich. Ich konnte zuerst umsteigen auf Phytodolor, welches keine Nebenwirkungen hat, bei Schüben brauchte ich etwas mehr, aber je weiter ich in der Bearbeitung der Ursache fortschritt, desto weniger brauchte ich von diesem Mittel. Heute steht die Flasche für Eventualfälle immer noch auf dem Schrank, schaut mich aber schon seit einiger Zeit ungeöffnet an: Ich habe meine Lektion gelernt!

Operationen helfen den inkarnierten Seelen, dass eine Missbildung weitestgehend korrigiert werden kann und dadurch manches Mal eine weitere Inkarnation gespart werden kann. Durch manche Operationen packt eine Seele zwei, drei oder mehr Leben in eins, weil sie ja normalerweise ohne Operationsmöglichkeit an „der" Krankheit „der" Missbildung oder bei „dem" Unfall gestorben wäre.

Hätte es Operationen nicht gegeben, so hätte ich schon viermal auf die Welt kommen müssen, weil ich sonst schon viermal mein Leben verloren hätte...

Fibromyalgie

Fibromyalgie ist eine Krankheit, bei der die Seelen eben auch so lange gewartet haben, bis es Schmerzmittel gibt, weil der Mensch die Schmerzen, mit der sie einhergeht, ohne Schmerzmittel gar nicht aushält. Ich habe schon Patienten erlebt, die außer den üblichen Schmerzmitteln wie z.B. Voltaren die Schmerzhemmung bis zu Opiaten gesteigert hatten und wirklich am Ende waren.

Dabei ist Fibromyalgie so leicht zu lindern, wenn man erkennt, was man gemacht hat. Das glauben Sie mir nicht? Weil die Krankheit als unheilbar gilt? Doch, es ist so, die Fälle von Erleichterungen in meiner Praxis sprechen eine deutliche Sprache.

Beobachtet man die Fibromyalgie, so spricht bereits ihre Ausformung eine deutliche Sprache: Es reißt hier, es reißt da, es wandert, es hört nicht auf, es reißt im Rücken, es reißt an den Gelenken und Muskeln. Jetzt stellen Sie sich einmal den austragenden Fibromyalgiepatienten als Täter vor: Was hat er getan, damit er in diesem Leben diese Schmerzen erfährt? Er hat genau das den anderen Menschen zugefügt: Seine Peitsche, oft seine Dornenpeitsche, sauste auf Rücken, auf Arme, Beine, Muskeln nieder. Er war Sklaventreiber. Er schlug die Ruderer auf der Galeere. Er schlug und verunstaltete die Urchristen, auch die Katharer: Überall, wo Menschen gepeitscht und gepeinigt wurden, entstanden bei ihnen diese Schmerzen.

„Was Du säst, wirst Du ernten", heißt es schon seit 2000 Jahren. Oh ja, und so speicherte sich der Schmerz der Opfer in der Atmosphäre und wurde zum Schmerz der Täter: Die Ernte bleibt nicht aus...nur erinnert sich kaum ein Fibromyalgiepatient daran, wann und wie er seine Krankheit gesät hat.

So hatte einmal eine ganz tapfere Fibromyalgieklientin von mir den Mut, den ich selbst nie aufbringen würde: Sie wollte unbedingt alle

Inkarnationen sehen, in denen sie Menschen wehgetan hatte. Sie wollte unbedingt ihre Taten sehen, was bei der Innenschau normalerweise vermieden wird, damit der Klient sich nicht wieder in Selbstzerwürfnissen badet. Ich fragte sie mehrmals, ob es denn nicht reiche, dass ihre Opfer ihr in der Innenschau erzählen, was sie mit ihnen gemacht hatte, damals als Mann. Nein, sie wollte es unbedingt selbst sehen, um zu erkennen, warum sie so gewaltige Schmerzen hatte. „Ich brauche das, um zu erkennen, warum ich wirklich so leide und was ich alles wiedergutmachen sollte!", gab sie mir zur Antwort. Die Innenschau war für mich fast das Härteste, was ich je gesehen hatte, und dauerte Stunden, bis wir beide vor Erschöpfung nicht mehr konnten.

Sie war gekommen: an Krücken, kaum in der Lage, die Treppen hochzukommen. Es dauerte lange Zeit, bis sie, Stüfchen für Stüfchen, mit vielen Pausen und zusammengekniffenen Zähnen, meine damaligen Praxisräume erreicht hatte.

Nachdem sie sich sieben Stunden in der Innenschau befand, viele Situationen selbst gesehen hatte, wo sie als Mann andere geschlagen und ausgepeitscht hatte, kam sie wirklich unter Tränen in die tiefe Reue. Als sie dann die Opfer um Vergebung gebeten hatte und die Opfer ihr verziehen hatten, konnte sie zwar langsam, aber immerhin doch zügig, die Treppe wieder heruntergehen.

Das nächste Mal, als sie kam, schritt sie ganz zügig aus und ging die Treppen Stufe für Stufe, fast normal, hoch. Ich traute meinen Augen kaum!

Sie war rosig im Gesicht, von Opiaten keine Spur mehr und ich fragte sie, höchst erstaunt über das, was ich sah, wie es ihr ginge: „Ich bin fast genesen!", sagte sie. "Kein Vergleich zu dem, was vorher war. Ich kann wieder allein Auto fahren und mich bewegen. Meinen Beruf kann ich fast ungehindert ausüben. Ich habe wieder Lebensmut. Auch meine Selbstverzweiflung ist fast völlig gewi-

Ganzkörperkrankheiten, *Fibromyalgie*

chen. Ich fühle mich nicht mehr unwürdig. Ich weiß auch, dass ich mich nicht mehr als Opfer zu sehen brauche, wie es zu dem Zeitpunkt war, als ich noch nicht wusste, warum ausgerechnet ich die Krankheit bekomme. Ich habe noch lange an den Szenen gearbeitet, die ich in der ersten Innenschau sah und immer wieder um Vergebung gebeten. Jedes Mal fühlte ich mich leichter, als ob eine enorme Last von meinen Schulter genommen worden wäre. Bei jeder Beschäftigung mit den Seelen, die ich geschlagen habe, ging es mir nach deren Verzeihung und Vergebung körperlich viel besser: Die Schmerzen wichen und kamen an der Stelle nie mehr wieder! Und jetzt will ich den Rest bearbeiten!"

Den ganzen Rest konnten wir in der zweiten Sitzung zwar nicht ganz bearbeiten, aber doch schon wieder so viel, dass sie seelisch wirklich im hellen Licht stand, so weit war ihre Seele gereinigt und der Körper dementsprechend gesundet. Sie stand zwar noch nicht im strahlend weißen Licht der Ursonne, aber es war sehr hell, leicht cremefarben, eine Ebene, in der es sich nach diesem Leben sehr gut aushalten ließe. Kein Vergleich zu der Seelenebene, in der ihre Seele vorher schwang, die von Alpträumen, Ängsten, angstvollem Aufwachen und Schicksalsschlägen durchsetzt war.

All dies war verschwunden, statt dessen berichtete sie mir, dass sie nun schöne Träume hatte, die sie nachts in Gebiete führen, in denen sie richtig auftanken kann. Dazu muss man wissen, dass der Traum in Wirklichkeit Realität ist, die Realität, in der die Seele in diesem Moment schwingt. Ist die Seele noch hochbelastet, so schwingt sie sich nachts in die Ebenen, in denen sie mit den Menschen noch etwas auszuhandeln hat, denen sie einmal wehgetan hat, und das gibt Alpträume. Denn die Seele des Täters erlebt ja in den Alpträumen **das** in ihrem eigenen Seelenkörper, was sie in früheren Zeiten anderen angetan hat. Aus diesem Material bestehen die Alpträume.

Ganzkörperkrankheiten, *Fibromyalgie*

Jetzt konnte sie, wie die hochschwingenden Menschen, nachts in Seelenebenen gehen, in denen der Mensch auftanken kann. Das sind die Seelenebenen, in denen unsere Seele weilt, während der Mensch schläft, in denen man Informationen für den nächsten Tag und Kraft für den nächsten Tag bekommt: Die Seele wacht nicht mehr zerschlagen auf, sondern wohlausgeruht, und hat gute Kraft, in den nächsten Tag zu starten und ihre Aufgaben zu erledigen.

Bei den Ganzkörperkrankheiten konnte in den Durchlichtungsanalysen immer wieder festgestellt werden, dass hier das dasjenige, was ein Mensch einem anderen antat, massiver ist. Meistens ist es auch damit gekoppelt, dass der Mensch den Schöpfer geschmäht hat. Wenn es z.B. Menschen gab, die sich wirklich darum bemühten, das Wort Gottes im Leben umzusetzen, in Liebe, ohne Fanatismus, in Zuwendung zum Vater, dann waren sie allemal ein Dorn im Auge der egoistischen und macht- und herrschsüchtigen Menschheit. Diese Machthaber gingen auf diese Menschen los, weil sie „scheinbar" die Macht des Machthabers untermauerten und untergruben.

So waren es z.B. die Urchristen, welche predigten: „Es gibt einen Gott über dem Kaiser", während vom Kaiser: „Der Kaiser ist Gott" deklariert wurde. Solche Kaiser und Machthaber stellten sich damit über den Schöpfer und haben sich dadurch natürlich ziemlich stark verschuldet. So waren dann auch oft die Menschen, welche im Dienste des Machthabers standen und dann die Urchristen aufgriffen, von diesem fanatisiert worden. Sie hatten ihr Gewissen quasi „an der Kasse abgegeben", wenn man so will. Denn das Gewissen ist immer auf den Schöpfer ausgerichtet und sagt einem schon deutlich, wenn gegen Gottes Liebe gehandelt wird. Da, wo das Gewissen ausgeschaltet wird, haben Dunkelmächte den Menschen überschattet. In dem Moment meint der Mensch, recht zu tun, wenn er nach dem Willen der Herrschsüchtigen handelt. Aber immer wieder vernimmt er auch die mahnende Stimme des Gewis-

Ganzkörperkrankheiten, *Fibromyalgie*

sens in sich: „Warum muss ich jetzt diese guten Menschen aufgreifen, sie haben doch nichts getan?"

Was passiert nun z.B. mit solchen Tätern, die unter der Fanatisierung ihres Kaisers diese Aufgreifungen gemacht haben, um die Menschen der Verurteilung zu überführen, welche für diese bedeutete, von den Löwen im Kolosseum zerrissen zu werden oder gegeißelt zu werden. Wo haben solche Menschen, welche heute solche Themen in sich tragen, Schmerzen? An einer bestimmten lokalen Stelle oder im ganzen Körper? Hier können wir sehen, wie die Menschen, die durch den Aufgreifer zu Tode kamen, Schmerzen am ganzen Körper erlebten. Die gesäten Schmerzen rufen nun auch beim Täter Krankheiten am ganzen Körper hervor, wie wir das z.B. in den reißenden Schmerzen am ganzen Körper bei der Fibromyalgie sehen können.

Bei den Ganzkörperkrankheiten kommt immer der Umstand hinzu, dass man es bewusst getan hat. Man stand selbst hinter der Tat und hat sie nicht nur aus Kadavergehorsam getan.

Kinderlähmung

Die Ursachen[1] für Kinderlähmung sind im Moment größtenteils aufgelöst. Die seelische Ursache für die Kinderlähmung ist, wenn ein Mensch andere Menschen in den Tod geschickt hat. Deshalb war der Höhepunkt dieser Erkrankung in den 60 - 70 er Jahren, weil zu diesem Zeitpunkt sehr viel hochbelastete Seelen aus dem zweiten Weltkrieg wieder inkarnierten. Der Körper wird durch die Kinderlähmung in einen ruhigeren Zustand versetzt, damit der Mensch darüber nachdenkt, was er jetzt einmal für seine Seele tun kann. Die Seele überlegt sich ja vor einer Inkarnation, welche Umstände und welchen körperlichen Zustand sie benötigt, um eine optimale seelische Entwicklung zu erreichen. Und durch die Erkrankung kann auch das Karma abgetragen werden.

Aus dem Grunde sehen wir immer wieder, dass eine sogenannte „Kinderlähmungsepidemie" über die Länder geht, welche kurz zuvor einen Krieg erlebt haben. Die Soldaten, die getötet, gemordet, zerschnetzelt haben, inkarnieren wieder und tragen über diese Krankheit das ab, was sie anderen zugefügt haben.

---

[1] Anm. von Webmaster http://gandhi-auftrag.de: Physischer Auslöser der Kinderlähmung sind keine krankmachenden Viren, sondern schlicht und einfach starke Vergiftungen. In den 50er Jahren wurde z. B. bedenkenlos DDT überall eingesetzt und damit sogar Küchenschränke ausgewischt. Als Folge davon hatte man anschließend sehr viele Kinderlähmungsfälle. Das gleiche bei der spanischen Grippe 1918, wo nur die Geimpften starben! Die wenigen Ungeimpften überlebten! Hierzu gibt es Augenzeugenberichte (siehe: http://gandhi-auftrag.de/spanische_grippe_1918.htm) Und bei vielen geimpften Erwachsenen erlebte man dann auch Kinderlähmungssymptome. Die Impfplaner behaupteten dann einfach, um von den wahren Ursachen abzulenken, dass es da ein krankmachendes Virus gäbe, was Kinderlähmung verursachte, obwohl sie genau wussten, dass krankmachende Viren eine biologische Unmöglichkeit darstellen: siehe hierzu z.B. die Info-Zusammenstellung zur Schweinegrippe auf der Internetseite http://gandi-auftrag.de im Themenbereich ‚Lügen der Schulmedizin'. In Wirklichkeit sind in jedem Impfstoff schwere als Zusatzstoffe und Beigaben getarnte Gifte enthalten, wie Aluminium- und Quecksilberverbindungen, Formaldehyd und jetzt die brandgefährlichen Nanopartikel.

Ganzkörperkrankheiten, *Kinderlähmung*

Ebenfalls zeigen die zurückgebliebenen Schäden oft an, wo dieser Mensch einen anderen besonders stark verletzt oder ihm ein Körperglied genommen hat. Dieses Körperteil bleibt dann zurück, ist gelähmt oder ganz zurückgeblieben. Ich durfte diese Zusammenhänge erfahren, nachdem ich wusste, wer ich in früheren Zeiten war. Ich hatte in meinem Austauschjahr einen Gastvater, der Kinderlähmung hatte und einen stark zurückgebliebenen linken Arm, der völlig ohne Kraft war. Später, erst nach seinem Tode, sah ich, dass dieser Mann, mit dem ich mich in diesem Leben Gott sei Dank prima verstanden habe, zur Zeit meiner Inkarnation in Frankreich auf der Seite der besetzenden Engländer gelebt hatte. Sie hatten Frankreich hundert Jahre lang tyrannisiert und ich hatte die Aufgabe, Frankreich von den Engländern zu befreien. Dieser Mann schoss mich im Zuge der Befreiung von einer Festung aus in die Schulter, so dass ich unter Schmerzen zusammensackte und der Pfeil nur mit Mühe wieder herauszuholen war. Bis ich ihm in diesem Leben verzeihen konnte, hatte ich immer wieder Schmerzen an der Stelle, und er hatte den linken Arm ab dem Punkt des Pfeils gelähmt. Ich war auch sicher nicht die Einzige, die er verletzt hatte, denn aus dem einen Schuss entsteht keine Kinderlähmung. Er hatte, geschichtlich auch gesichert, viele Franzosen umgebracht oder umbringen lassen.

Heute war er, wie konnte es auch anders sein, selbst französischsprechend.

Bei allen Klienten, die mit der Frage nach dem Warum ihrer Kinderlähmung kamen, sah ich ähnliche Bilder aus allen möglichen Kriegen der Erde, sowie auch Verstümmelungen in der Zeit der Conquistadores in Lateinamerika. Dort wurde ja zum Teil schon, wenn ein Eingeborener ein Brot nahm (stahl, nannten sie es, obwohl die Eingeborenen keinen Bezug zu Besitz haben und bei ihnen alles allen gehört, man also das Brot sehr wohl nehmen durfte), die Hand abgehackt, was man heute als absolut unmenschlich einstufen würde. Nun, der, der sie abhackte, dem fehlt sie oft heute oder sie ist gelähmt...Das ist die Ursache, warum sich Menschen die Umstände ihres Erdenlebens so aussuchen, dass sie diese Lähmungserscheinungen erleben.

Neurodermitis

Neurodermitis entsteht, wenn eine Seele im wahrsten Sinne des Wortes wünscht, dass „ihr jemand von der Pelle bleibt!"

Dieser Wunsch bildet die Abwehrreaktion des Körpers, die sich in dem Aufblühen der Neurodermitis zeigt. Deswegen sind die von der Neurodermitis befallenen Stellen auch immer an den Stellen, die in früheren Zeiten ungeziemlich und ohne den Wunsch der Person berührt wurden.

Denken wir an die vielen Frauen und auch die Männer, die in Kerkern gefangengehalten wurden und Freiwild waren für jede Art von Übergriffen: Die Männer durften kommen und sich an ihnen „verlustigen", so oft und so viel sie wollten. Es gab keinen Schutz innerhalb der Gefangenschaft für die gefangengenommenen Frauen. So entstanden da, wo die Männer sie ins Stroh drückten, die Neurodermitisstellen in den Ellenbogenbeugen. Dort, wo das Stroh in die Kniekehlen piekte, weil sie oft auf den Beinen der Frauen knieten, um diese ruhigzustellen, entstanden die Stellen in den Kniekehlen. Dort, wo der Übergriff passierte, im Genitalbereich, bildet sich sehr oft die Neurodermitis. Ging es von Mann zu Mann oder drehten die „Verlustiger" ihre Frauen um, so ist die Neurodermitis im Analbereich zu finden. Wurde wieder Willen geküsst und im Gesicht geleckt oder am Hals geknabbert, so entsteht die Neurodermitis dort.

Jede Stelle hat also ihre Berührungsbedeutung, und ich habe noch nie eine Stelle ohne Bedeutung gesehen. Manchmal ist es schon erstaunlich, wie erfindungsreich die Menschheit war, was ein Mensch dem anderen wo und warum zugefügt hatte.

Bei der Neurodermitis ist es sehr wichtig, dass man Stelle für Stelle durchgeht und alle Stellen einzeln anschaut: Was ist dort geschehen? Wem habe ich noch zu vergeben?

Ganzkörperkrankheiten, *Neurodermitis*

Es mag sein, dass sich bei einer Sitzung mehrere Situationen zeigen. Hier sollte man Stück für Stück durchgehen und die Täter dazu bringen, sich bei ihren Opfern zu entschuldigen. Dies geschieht mit der Hilfe von Michael und Raphael, welche die Täter zur Einsicht bringen. Michael hilft, dass die Einsicht sich in der Seele des Täters manifestiert, und wenn das nichts hilft und der Hochmut und die Selbstüberzeugung eventuell bestehen bleibt, so hilft Raphael dadurch, dass er dem Täter die Demütigungen und Schmerzen überspielt – der Täter bekommt buchstäblich mit, wie sich sein Opfer damals gefühlt hat. Das genügt meistens, um dem Täter seine Verfehlungen klarzumachen. Erst, wenn der Täter bereit ist, sein Unrecht einzusehen, haben wir eine Chance, dass unser Opfer auch bereit ist, dem Täter zu vergeben.

Oft genug haben wir den Fall, dass der Täter von damals der Freund oder Ehemann von heute ist. Obwohl der Mensch den Menschen sehr liebt, reagiert die Seele immer noch mit Angstzuständen, weil sie den Täter von damals wiedererkennt. Dann haben wir den Fall, dass selbst bei stärkster Liebe die Haut nicht zur Ruhe kommt, insbesondere wenn Krisensituationen auftreten. In diesem Fall benötigen wir starke Strategien zur Angstbewältigung. Der Geplagte von damals muss erst mal wieder Vertrauen in seinen damaligen Täter finden und ihm voll und ganz vertrauen können. Oft genug ist schon dieses ein großer Anspruch, denn die Verbindung besteht oft aus einer latenten Hab-Acht-Stellung, wo das Opfer heute noch nicht weiß, ob es dem Täter voll und ganz trauen darf. Doch der Täter hat sich ja die Wiedergutmachung vorgenommen und ist deshalb meistens schon lammfromm. Aber immer noch reagiert die Seele des Opfers mit dieser Hab-Acht-Stellung. In vielen Fällen konnte die Innenschau da helfen, das Vertrauen zu dem reuevollen Täter wiederherzustellen. Nur einmal ist es mir bisher passiert, dass die Seele einer Frau so stark geschädigt war, dass sie trotz Vergebensarbeit sich nicht mit dem

Gedanken anfreunden konnte, ihren Folterer und Vergewaltiger von damals geheiratet zu haben. Sie wollte von ihm auch um keinen Preis Kinder haben. Sie trennte sich von diesem Mann, verliebte sich neu in einen anderen, und die Neurodermitis war verschwunden. Von diesem Mann wollte sie auch Kinder und bekam auch welche – die Situation war entspannt. Daran sieht man auch, dass der Schöpfer kein Fanatiker ist: Wenn eine Seele es partout nicht schafft, einen Entwicklungsschritt zu machen, wird ihr auch die Chance dazu gegeben, in diesem Leben einen anderen Entwicklungsschritt zu vollziehen: In ihrem Falle: Mit einem anderen Mann doch noch einen schönen Sexualkontakt zu haben, der dann auch zu einer freudigen Empfängnis und Schwangerschaft führte.

Auch der Mann durfte in diesem Leben seine Wiedergutmachung weiterführen: Zwar nicht mit dieser Frau, aber er heiratete eine andere Frau, mit der er dann ebenfalls Kinder bekam und sie in Ruhe, Sorgfaltspflicht und Verantwortung großziehen durfte. Auch er hat damit sein Leben sinnvoll erfüllt und seine Vorgabe: „Ich will diesmal gut zu meiner Frau sein und auch zu den beim Zeugungsakt entstehenden Kindern stehen" erfüllt. In der Zwischenzeit sind die zwei Paare auch gute Freunde geworden, und so kann über beiden am Ende dieses Lebens das Wort „Erfüllt" stehen.

Doch in den meisten Fällen verschwindet bei der Vergebensarbeit die Neurodermitis komplett und die zwei, die sich die Wiedergutmachung vorgenommen haben, können in Ruhe, Gelassenheit und Liebe ihr Leben zu Ende führen.

Selbst wenn die Neurodermitis verstärkt nach Impfungen (siehe Buch 1: Impfen) auftritt, so hat sie doch bereits zuvor ihren unerledigten Resonanzboden gehabt, sonst käme sie nicht an den spezifischen Stellen.

Unterstützt wird die Neurodermitis durch die Ernährung. Viele Menschen entwickeln eine Neurodermitis, wenn sie Milchprodukte verzehren. Das sieht man bei Babys, die Milchschorf haben. Es sollten auch Weizenprodukte und Schokolade vermieden werden. Am besten wäre es, auf Vollkorn- und Dinkelprodukte umzustellen. Ebenfalls sollten keine chemischen Putzmittel im Haushalt verwendet werden. Den die meisten enthalten einen Fettlöser, und dieser Enzymlöser zerstört den Säureschutzmantel der Haut. Natürliche Putzmittel wie Essigessenz oder Orangenmittel reinigen genauso gut, ohne den Hautschutzmantel zu zerstören.

Die Neurodermiker haben auch eine allgemeine Abwehrschwäche, unschwer zu verstehen, weil noch vieles unbearbeitet ist und zu vergeben fehlt. Dadurch kann nicht die volle Gotteskraft in sie einfließen. Es ist anzuraten, das Abwehrsystem zu unterstützen. Bei Juckreiz kann man die Haut mit einer Zitrone einreiben, oder man macht ein Kamillosan- oder ein Kleiebad. Mittlerweile gibt es eine Pflegeserie auf dem Markt, welche Bachblüten enthält, und womit schon sehr gute Erfolge erzielt worden sind.

Wenn es noch recht kleine Kinder sind, sollte man sie über die Seele ansprechen, und ihnen erklären, dass nicht alle Menschen nur Böses im Schilde führen, sondern dass die Liebe durchaus schön sein kann. Die Kleinen nehmen diese Nachricht meistens einfacher auf und reagieren dann mit einem tiefen Seufzer der Erleichterung. Da die Seele erwachsen ist, kann man mit ihr in Gedanken wie mit einem Erwachsenen reden und die Auflösung auch so bewirken. Man sieht es meistens auch an der Mimik des Kindes: Solange die Seele noch sauer auf den Täter ist, gibt es einen viereckigen Mund und Protesthaltung. Erklärt man der Seele aber, warum es schöner ist zu vergeben – es bleiben dann die Juckreize der Neurodermitis weg und später auch die durch Groll entstehenden Ischiasschmerzen – dann kommt meistens irgendwann der Erleichterungsseufzer, der anzeigt, dass die Seele vergeben hat.

Psoriasis

Die Psoriasis hat eine ähnliche Ursache wie die Neurodermitis. Sie hat ebenfalls etwas mit Berührungsängsten zu tun. Die Psoriasis bekommen hauptsächlich die Täter, die sich an anderen vergangen haben. Sie ist also das Gegenstück zur Neurodermitis.

Die Täter bekommen die Psoriasis dort, wo sie dem Opfer Gewalt angetan haben: Die in das Stroh gedrückten Ellenbogen zeigen bei dem Täter an, wo er das Opfer niedergedrückt hat, die Psoriasis in der Kniekehle zeigt ihm, wie er auf dem Opfer hockte, um es gefügig zu machen. Auch alle anderen Stellen haben eine Bedeutung, die man bei Einsicht in die Zellinformation zu sehen bekommt.

Bei Psoriasis heißt es: Um Vergebung bitten! Das Opfer hat genug gelitten und ist meistens auch in seiner Nähe inkarniert. Wenn nicht, so kommt die Bitte um Vergebung auch bei der Seele an, die nicht inkarniert hat.

Salben und Kuren helfen nur bedingt: Sie können für ein gewisse Zeit den Schmerz und den Juckreiz lindern, werden ihn aber nicht wegnehmen können. Der Schmerz und der Juckreiz haben nämlich Signalwirkung: Die Seele zeigt, dass noch etwas Unerledigtes in ihr schwingt, welches sie nur durch die wirkliche Vergebungsarbeit: „Gehe hin und mache Frieden mit Deinem Bruder..." erledigen kann. Deswegen kann die Krankheit nach der Auflösung auch abklingen, wobei man bedenken muss, dass die Täterkrankheiten ihre Austragungszeit haben und deswegen meistens nicht sofort verschwinden können. Aber wenn sie dann verschwunden sind, sind sie wirklich weg, außer der Täter begeht eine solche Tat noch einmal. Dann hat er die Krankheit wieder.

Ekzeme

Das Körperteil, welches ein Ekzem aufweist, ist das Körperteil, mit welchem in einem früheren oder im jetzigen Leben mit Worten oder Taten gesündigt wurde.

Nehmen wir Ekzeme am Mund:

Oft genug werden wir feststellen, dass die Art und Weise, wie diese Menschen über andere reden, alles andere als göttlich ist. Das Ekzem nässt und will nicht heilen, oft brennt es auch. Je mehr es brennt, desto mehr kann man davon ausgehen, dass die Worte, die aus dem Munde der Person kommen, wie ungöttliches Feuer sind.

So kam einmal ein Patient zu mir, der ebenfalls über Brennen im Mund klagte. Ich führte ihn in die Situationen, in denen er über andere übelst bis sehr falsch geredet hatte. Die Sichtweise war absolut einseitig und dadurch tat er anderen sehr weh. Er erkannte seine falsche Sichtweise und entschuldigte sich bei den Beteiligten mental. Dadurch verschwand das Brennen.

Nur muss man die Haltung natürlich aufrechterhalten. Denn wenn man in seine alten Verhaltensweisen zurückfällt, kommt das Ekzem, und in diesem Falle das Brennen dazu, natürlich wieder.

Ekzeme an Augen zeigen uns, dass von dieser Person die falsche Sichtweise der Dinge gepflegt wird. Oft missfallen dieser Person Dinge, die aber sehr wohl von unserem Schöpfer für richtig angesehen werden. Diese Personen dürfen dann Toleranz und Weitsichtigkeit üben und lernen, den anderen so zu belassen, wie er ist, ohne ihn ständig zu dem machen zu wollen, was sie sich denken, wie er sein sollte. Das ist der Lernstoff bei Augenekzemen.

Ganzkörperkrankheiten, *Ekzeme*

Diese Personen dürfen auch lernen, dem anderen in seinem Lernprozess seine Zeit zu lassen. „Gras wächst nicht schneller, wenn man daran zieht" ist die Devise für diese Art von Schäden.

„Jede Zeit hat ihr Gemüse" wäre der zweite passende Satz für diese Art der Sichtweise. Wenn ich heute zurückdenke, wie ich mit 20, 40 oder 50 gedacht habe, dann verstehe ich die Unterschiede in der altersgemäßen Denkweise meiner Mitmenschen. Eine Verkäuferin mit 20 kann bei weitem noch nicht so ernsthaft sein wie eine Verkäuferin mit 40, die ihren Job sehr seriös nimmt und nicht nur mit den Kunden herumflachsen will. Diese Sichtweise hilft uns, auch bei der Auswahl von Personal von den Bedingungen auszugehen, die ein Mensch jetzt altersgemäß mitbringt. Dadurch vermeiden wir als Einstellende falsche Sichtweisen – und dadurch Ekzeme am Auge.

Ekzeme rund um die Nase: Könnte es sein, dass ein Naserümpfen gegenüber anderen Personen vorliegt? Kann es sein, dass man manches am anderen nicht riechen kann und will?

Wenn Menschen jetzt viele Ekzeme z.B. im Mundbereich haben, dann sollte man beobachten, wie diese Menschen reden. Dazu zählt auch der Herpes. Also, wenn man darauf achtet, was man spricht, sollten sich keine Ekzeme bilden.

Bei Ekzemen unter dem Auge können wir darauf schließen, dass das, was derjenige sieht, ihm missfällt. Oder um die Nase herum bedeutet, soviel wie, dass man etwas nicht riechen kann oder über etwas die Nase rümpft. Hierzu zählen Situationen, aber auch chemische Reinigungsmittel. Eigentlich alles was wir riechen können.

Vergiftungen von chemischen Wasch- und Putzmitteln verursachen auch Ekzeme. Sobald auf biologische Reinigungsmittel umgestellt wird, kann der Körper sich entgiften und die Ekzeme können sich zurückbilden. Zur Entgiftung können auch die Heilmittel von der Firma Phönix verwendet werden.

Muttermale

Muttermale stammen meist von früheren Folterungen. Sie können z. B. Brandmale sein. Wenn ein Mensch mit einer Waffe getötet wurde, bildet sich an dieser Stelle manchmal ein Muttermal, vor allem dann, wenn man seinem Täter noch nicht verziehen hat.

Ein Bekannter von uns berichtete folgendes Ereignis:

„Unsere Tochter kam mit mehreren Muttermalen an den Zehen auf die Welt. Als sie ungefähr vier Monate alt war, machten wir in Garmisch-Patenkirchen einen Kurzurlaub und gingen zum Essen in eine Keller-Gaststätte. In dieser Gaststätte hingen ungewöhnlicherweise Folterinstrumente als Wandschmuck.

Als unsere Tochter diese Folterinstrumente sah, fing sie fürchterlich an zu weinen. Ich konnte sie nicht beruhigen und doch wusste ich, ich muss mit ihr hier in diesem Raum bleiben und sie ausschreien lassen. Nach einer halben Stunde war sie so erschöpft, dass sie eingeschlafen war. Am nächsten Morgen, als wir sie ankleiden wollten, trauten wir unseren Augen nicht. Die Muttermale waren vollständig verschwunden. Sie hatte quasi durch ihre Zellerinnerung die Situation nochmals durchlebt und aufgelöst. Ich konnte dann später nach einer Heilenergieübertragung die Zusammenhänge erkennen.

Akne

Bisher haben wir immer festgestellt, dass Akne daraus entsteht, wenn im letzten Leben viel Stierfleisch gegessen wurde. Der Talg, der sich daheraus in der Leber angesiedelt hat, bildet sich durch die feinstoffliche Information wieder und kommt in Form von Akne an die Oberfläche. Besonders stark zeigt er sich bei Menschen, die im letzten Leben Metzger waren. So hatten wir einen jungen Klienten, der über und über von Akne übersät war. Als herauskam, dass er im letzten Leben viel geschlachtet hatte und ebensoviel Stierfleisch gegessen hatte, konnte er sich bei den Tieren entschuldigen. Dadurch verschwand ein großer Teil der Akne. Er musste aber das Versprechen aufrechterhalten, dass er in diesem Leben kein Tierfleisch mehr zu sich nehmen würde. Jedes Mal, wenn er rückfällig wurde, kam die Akne verstärkt wieder. Er hatte aber seine Lektion gelernt und wusste, wie er sie in Zukunft würde vermeiden können.

Wir stellen immer wieder fest, dass Menschen, die starke Akne haben, oft auch in diesem Leben Steakliebhaber sind. Es hilft nichts – man muss das Stierfleisch lassen. Warum?

Im Stierfleisch stecken die Hormone, die ein junger Stier zur Fortpflanzung braucht. Das gesamte Fleisch ist damit noch durchsetzt.

Das ist auch der Grund, warum man Stierfleisch abhängen muss, damit es überhaupt zart wird. Es ist von Natur aus zäh wie Leder und insofern auch gar nicht für den menschlichen Verzehr geeignet. Die Indianer und die Bauern wussten schon immer, dass altes Fleisch, in dem das Bindegewebe sich schon gelockert hat, zart ist.

Die Indianer schossen nie geschlechtsreife Tiere, sondern immer nur Tiere nach der Geschlechtsreife, die den Winter nicht überleben würden. Oder sie schossen Tiere, die alt und krank oder verletzt waren, weil bei denen ein Überleben auch nicht möglich war.

Ganzkörperkrankheiten, *Akne*

Das Fleisch der jungen Tiere wurde abgehangen und dadurch getrocknet und mit Kräutern und Beeren versetzt einigermaßen genießbar.

Die Indianer wussten genau, dass geschlechtsreife Tiere nicht gut sind, denn sie haben ihren Lebensauftrag der Vervielfältigung noch nicht erfüllt. Dadurch steckte noch die gesamte Kraft der Sexualität in ihnen. Deshalb bricht die Akne auch ausgerechnet in der Pubertätszeit aus, weil sich dort die Hormone im Körper verstärkt zeigen und die Stierhormone sich an die entstehenden menschlichen Hormone andocken.

Das Gemisch ergibt die Akne.

Wenn der Körper so vollgefüllt mit Informationen über Stierfett ist, reagiert er auch in gleicher Weise mit ähnlich festen Fetten wie Kakaobutter eventuell sogar auch Kokosfett. Deswegen ist es wichtig, alle zu festen Fette in dieser Zeit zu meiden, insbesondere die in Schokolade und in diesen undefinierbaren Gemischen wie „Burger" oder ähnliche Produkte.

Der Talg in den Steaks oder das Kokosfett in der Schokolade lagern sich im Körper ab und das Gesicht fängt an zu blühen. Es ist auch wieder die Vordisposition entscheidend, ob Akne überhaupt auftritt, und wenn ja, wie stark sie auftritt. Diese Lebensmittel sollten in dieser Zeit gemieden werden. Eine Alternative zur herkömmlichen Schokolade ist die Bio-Schokolade von Rapunzel. Sie enthält weniger Kokosfett.

Bei Akne sollte auch eine Entgiftung der Leber erfolgen, da die Leber aufgrund ihrer Vordisposition schon geschwächt ist. Sehr gut für die Leber ist der Artischockensaft oder die Artischockenherzen. Man sollte auch darauf achten, welche Lebensmittel zusätzlich nicht vertragen werden, und diese dann selbstverständlich meiden. Wenn das Verlangen nach Süßem vorhanden ist, dann ist es im Grunde das Verlangen des Körpers nach Lezithin. Deshalb benötigen viele zum Lernen Süßigkeiten. Der vorhandene Lezithinmangel sollte durch Lezithinpräparate oder auch durch Sesamriegel ausgeglichen werden. Sesam öffnet und ernährt das Gehirn und steigert so die Konzentration. Das Sesamöl hat noch eine andere bedeutende Eigenschaft, es verbindet wieder die Nervenbahnen miteinander.

Allergien

Die Allergien entstehen in erster Linie durch sehr viele Schadstoffe in der Nahrung. Ein Weizen von früher ist leider nicht mehr der Weizen von heute. Die Allergien werden durch zwei Gründe ausgelöst.

Die Urnahrung sind die vom Vater gegebenen biologisch gewachsenen Körner, Blätter, Wurzeln, Nüsse, Früchte, Gemüse, Salate und Pilze. Die Urnahrung ist eigentlich vom Prinzip her allergenfrei. Wenn dann trotzdem noch Allergien auftreten, liegt die Störung in einer Vordisposition und somit in einem früheren Leben. Dort wurde ein Organ durch Raubbau geschädigt und bringt jetzt diese Schädigung oder Schwächung mit. Der Mensch muss jetzt auf dieses geschwächte Organ acht geben und die seelische Ursache aufarbeiten. Wichtig ist auch hier wieder, dass wir uns viel im Freien aufhalten. Den besten Beweis dafür liefern die Waldkindergärten, denn Kinder, die in Waldkindergärten aufwachsen, sind lange nicht so anfällig und allergienbehaftet wie Kinder, die ständig unter Dach sind und Reinigungschemikalien und Baustoffemissionen einatmen müssen.

Diese Kinder sind die meiste Zeit im Freien, spielen mit dem, was die Natur ihnen anbietet und dürfen auch einmal schmutzig werden. Es wurde festgestellt, dass diese Kinder weniger krank sind, kaum Allergien bekommen und sich allgemein besser entwickeln. Durch diese Lebensweise wird ihr Immunsystem bestens trainiert.

Gerade bei Kindern, deren Eltern so überbesorgt sind, entstehen die meisten Allergien. Alles wird steril gehalten, sie werden immer warm eingepackt, vor der Sonne geschützt, alles wird abgewaschen u.s.w.

Kinder die häufig Strahlen ausgesetzt sind wie dem Computer oder Fernsehen, auch rauchenden Eltern oder Alkoholdünsten, deren Immunsystem wird schon beim Einatmen geschwächt.

Die Allergien sind auch an unliebsame Situationen gekoppelt. Sobald diese erkannt und aufgelöst werden, verschwindet auch die dazugehörige Allergie wieder.

Tierhaarallergien

Wenn jemand eine Tierallergie hat, z.B. Hundehaarallergie dann liegt das daran, dass dieser Mensch in einem früheren Leben von Hunden verfolgt und vielleicht sogar zu Tode gehetzt wurde. Und dieses Ereignis ist bei ihm noch unverziehen und deshalb tritt die Allergie jetzt auf. Hier hilft nur, dass man in die Situation noch einmal hineingeht, sich als Seele den Hunden zuwendet, denn diese erkennen den Menschen, der gutwillig ist, als das höchste Geschöpf Gottes an. Im Geiste kann man um das weiße Kleid der Vergebung bitten, welches die Tiere in respektvollem Abstand hält. Das ist auch der Grund, warum zum Beispiel Daniel in der Löwengrube von den Löwen nicht angefallen wurde. Sie erkannten seine hohe Leuchtkraft, dadurch seine göttliche Herkunft und hatten demzufolge Respekt und Liebe für ihn. Diese Liebe zu den Tieren zu entwickeln entwickelt unsere Abwehrkräfte gegen Tierhaarallergien.

Dazu kommt natürlich noch der Vergebensprozess gegen die Absichten der Menschen, die diese Tiere auf einen gehetzt haben. Sehr oft befinden wir uns dort wieder in den Zeiten der Inquisition, in denen so manche „Ketzer" durch „Hatz" um ihre Freiheit gebracht wurden. Oft waren die Tiere nur die Auslöser für die Absichten der Menschen. In Frankreich gab es eine Zeitlang ein ehernes Gesetz, und das hieß: Wenn die hetzenden Hunde den „Ketzer" oder die „Ketzerin" nicht anfallen, sondern einen Kreis der Ruhe um sie/ihn bilden, dann ist er oder sie freizulassen, denn dann handelt es sich um ein Gott-gesandtes Kind.

Ob eine Hundehaarallergie vorliegen könnte, erkennt man oft an dem Weichen des ganz jungen Kindes vor Hunden, vor denen es eigentlich keine Angst zu haben bräuchte. Aus diesem Grunde habe ich oft meine drei Therapiehunde eingesetzt, Westies, die so lieb waren, dass sie sogar mit Babies in einem Körbchen schlafen konnten. Gewöhnten sich die Kinder an die Westies und sahen sie nach einigen Therapiestunden als Freunde an, so war die Tierhaarallergie bald verschwunden – und die übergroße Angst vor Hunden dazu.

Auch bei Erwachsenen funktioniert dieses System der Therapie. Die Versöhnung mit den Hunden und mit denen, die diese unlauteren Absichten hatten, brachte die Lösung für die Tierhaarallergie.

Nussallergie
Lange habe ich mich gefragt, woher Nussallergien kommen, da ich davon immer wieder hörte, aber noch keinen Klienten mit Nussallergien hatte. Doch dann kam die Lösung:

Eine Frau kam mit einer starken Nussallergie und hinterfragte diese enorm: Was kann an Nüssen Belastendes sein? Ein Stoff? Ein Erinnerungspotential? Folgende Situation zeigte sich: In früheren Zeiten hatten die Frauen, die uneheliche Kinder hatten, keine Chance, im Dorf zu leben: Sie wurden ausgestoßen. Das gleiche passierte mit Frauen, die aus irgendeinem unerfindlichen Grunde zu „Ketzerinnen" erklärt wurden. Diese Frauen mussten vor dem Dorf in den Slums leben und hatten oft nur einfachste Hütten. Um für sich oder ihr Kind doch noch etwas Geld zu verdienen, gingen sie in den Wald Nüsse sammeln. Diese Nüsse waren als Delikatesse bei den reichen Leuten sehr beliebt, wurden aber auch im-

Ganzkörperkrankheiten, *Allergien*

mer wieder im Preis heruntergehandelt, so dass den armen Frauen dennoch nicht viel übrig blieb.

Erinnert sich die Seele heute an diese Zeit der Entehrungen, Entbehrungen und Entwürdigungen, und kommen zusätzlich noch ihre eigenen Aversionen hoch, so reagiert der Körper genau auf diese Kombination dann allergisch, wenn der Stoff der Erinnerung – in diesem Falle die Nüsse – wieder in ihn dringt. Im Grunde ist die Aversion auf die auslösende Situation der allergieauslösende Faktor.

Wie geht man nun vor bei dieser Nussallergie?

Wir müssen die Situation noch einmal beleuchten und überlegen, wem wir noch nicht verziehen habe. Die Nüsse an sich können nichts dafür, dass es uns damals so schlecht ging. Verziehen werden muss der Kultur, die uns damals als „Geächteten" vor die Türe des Dorfes in die Armut gesetzt hat, und den dazugehörigen Personen. In einer genauen Innenschau sehen wir, wer veranlasst hat, dass wir das Dorf verlassen mussten und uns von diesem mageren Broterwerb durchschlagen mussten. Wir spüren auch den Groll, den wir auf die Situation aufgebaut haben, eventuell in Rückenschmerzen oder Gallebeschwerden, und wir spüren auch die Flüche, die wir den Verurteilern und den hämischen Menschen hinterhergesandt haben, als Schmerzen in der Magengrube. Dort sitzen die alten Flüche.

Nun geht es an die Arbeit:

Zuerst darf man sich für seinen langgehegten Groll und die Nachtragendheit bei unserem Schöpfer entschuldigen. Warum? Das ist doch menschlich, oder? Menschlich ja, aber dennoch belastend, denn es wiederspricht dem Gebot, was Er uns gab: „Segnet, die Euch fluchen". Nur durch den Gedanken: „Vater, vergib ihnen, denn sie wissen nicht, was sie tun", kann man die Nachtragendheit loswerden.

Erst, wenn die verschwunden ist und das eigene Herz wieder frei ist zu vergeben, kann man sich an die einzelnen Verurteiler wenden und anfangen, ihnen zu vergeben:

- dem, der gegebenenfalls die Ursache für eine Schwangerschaft war und der nicht zu einem gestanden ist (damit kann auch der Groll auf die Männer an sich verschwinden)
- denen, die einen vor die Mauern des Dorfes gesetzt haben (damit verschwindet vielleicht auch der allgemeine Menschenhass)
- denen, die nichts besseres zu tun hatten, als einen jedes Mal zu verlachen, wenn man ins Dorf kam (damit verschwindet vielleicht auch die allgemeine Scheu vor Menschen und Menschenansammlungen, die Agoraphobie)
- denen, die einem keine reellen Preise für die Nüsse gezahlt haben und einen vielleicht übers Ohr gehauen haben (damit verschwindet vielleicht auch das Gefühl, immer zurückgesetzt zu werden und der arme Mensch zu sein)

Sind sie in der Innenschau reuig und haben verstanden, was damals schiefgelaufen ist, so ist es meistens nicht mehr so schwer. Sind sie nicht einsichtig, so darf man gewiss sein, dass der Schöpfer sie schon durch die entsprechenden Schulungen schickt. Oft wird man in der Innenschau erkennen, dass sie heute die arme Inkarnation erleben, die man damals hatte: Das Blatt hat sich gewendet, die Täter von damals gehen in die Austragung.

Kann man ihnen dann verzeihen, so ist man selbst frei, und zwar nicht nur von der Nussallergie, sondern auch von den anderen Phobien und Ängsten, die je nach Schwere des Falles daran gekoppelt sein können. Hier erkennt man also genau, welch ein Formenkreis von Ängsten und Phobien oft an eine einzige Allergie geknüpft sein kann.

Diese Phobien und Ängste sind übrigens in vielen Fällen immer wieder dieselben. Sie treten je nach Schwere der Schädigung immer wieder auf, in unterschiedlichen Schweregraden, je nachdem, wie weit der Mensch den einzelnen Mitgliedern der Gruppe, die ihn geschädigt hat, schon vergeben konnte.

Zu der Gruppe der Armuts-Allergien gehören auch die Erdbeer- und Waldbeerenallergie sowie Allergien auf bestimmte essbare Wurzeln und Blätter.

Weizenallergie

Der Weizen ist meistens schon so denaturiert, dass wir Menschen deshalb auf ihn schon allergisch reagieren. In der Mitte des Weizens befindet sich ausschließlich ein Stärkekern. Der gute Teil, der uns die Vitamine und die Faserstoffe gibt, ist nur in der Hülle, den Schichten, die um den Stärkekern liegen. Diese Schichten werden aber beim Mahlen meistens ausgesiebt, weil weißes Mehl gewünscht wird.

Wie aber weißes Mehl in unserem Körper reagiert, können wir an folgendem Versuch feststellen: Wir nehmen einmal ein paar Esslöffel weißes Mehl, rühren es in kaltes Wasser und kochen es auf. Was erhalten wir? Es sieht aus wie Tapetenkleister und fühlt sich ebenso an.

So sieht der Inhalt unseres Darmes aus, wenn wir weißes Mehl zu uns nehmen: Dieser Tapetenkleister verklebt die Zoten und der Darm kann den Inhalt überhaupt nicht mehr auswerten. Ergebnis: Alles rutscht unausgewertet durch und der Mensch nimmt fürchterlich ab und sieht sehr schlecht aus, da er von den Vitalstoffen aus der Nahrung nichts mehr aufnehmen kann. Nicht der Weizen ist schuld an der Allergie, sondern die Art und Weise, wie die Menschen ihn transformiert haben und ihn als hohlen Kohlehydratträger zu sich nehmen. Das hält der beste Darm nicht aus.

Als Ersatz vertragen die meisten Menschen Einkorn, Ur-Dinkel, wo das ganze Korn mit Vitalstoffen gefüllt ist, Kamut, welcher auch weder Spritzmittel noch Kunstdünger verträgt, und weitere Ur-Sorten Getreide, die unverfälscht in unseren Körper gelangen.

Urgetreide, die noch nicht denaturiert sind.

Sojaallergie
Ähnlich wie mit der Weizenallergie verhält es sich mit der Sojaallergie: Auch auf Soja reagiert der Körper nur dann allergisch, wenn es genmanipuliert oder mit viel Spritzmitteln und Giften angebaut wurde. Das sind die Hauptallergene, die in Wirklichkeit die Allergieauslöser sind.

Heuschnupfen und Pollenallergien
Der Heuschnupfen ist ebenfalls eine Allergie, die auf dem Gefühl beruht, ungerecht behandelt worden zu sein. Denken wir an die höfische Zeit: Wie viele Menschen mussten für wie viele Herrscher schuften? Und wie viel wurde ihnen von ihrem kargen Erlös abgenommen, um das Prassen bei Hofe zu bezahlen? Wie viele schufteten quasi nur, um dem Herrscher ein Wohlleben zu finanzieren und wie viele mussten ihre Tiere an den Herrscher abgeben, damit der seine Feste feiern konnte? So entstand in den Bauern der Groll gegen die Herrscher und gleichzeitig aber auch der Groll auf ihre eigene Armut. Sie neideten den Herrschern ihr Wohlleben und verfluchten gleichzeitig das arme Leben, das sie führten. Aus diesem Verfluchen und der daran gekoppelten Aversion gegen dieses arme Leben mit vielen Entbehrungen und viel Arbeit im Heu entstand der Heuschnupfen. Das Heu entspricht der Schufterei, die

Ganzkörperkrankheiten, *Allergien*

sie an den Tag legen mussten, und den dazugehörigen Gedanken. Der Schnupfen entspricht der Situation, von der sie die Nase voll hatten, und den Gedanken über das Herrscherhaus, über das die Bauern auch nicht selten die Nase rümpften: „Die feine Gesellschaft".

Doch wenn man Heuschnupfenklienten hat, wird man nicht selten feststellen, dass deren arme Inkarnation auch eine selbstgewählte nach einer reichen Inkarnation war, in der sie selbst die anderen nicht anders behandelt haben, als sie selbst in der armen Inkarnation behandelt worden sind. Wenn diese Erkenntnis gewachsen ist, dann fällt es unseren Klienten meistens nicht mehr schwer zu vergeben, weil sie dann erkennen, dass ihre arme Inkarnation eine Austragung der eigenen reichen Inkarnation war. Wie dem auch sei: Die Vergebensarbeit an den Hof und an die Herrscher der damaligen Zeit bringt die Lösung für den Heuschnupfen. Man darf ruhig die Bitte an den Vater anschließen, dass man das damals Verlorene wieder zurückerhalten darf. Ist es so, dass man es ungerecht verloren hat und die arme Inkarnation nicht eine Austragung war, so wird einem das verlorene Gut in dieser Inkarnation wieder zur Verfügung gestellt: Das heißt, man darf in einem Umfeld und einer Situation leben, in der es einem wesentlich besser gehen darf als den damaligen Herrschern, die nun in der Austragung stehen. Unser Vater wird zwar darauf achten, dass die Inkarnation nicht so reich wird, dass man sich wieder neu belastet, aber doch „easy" genug, dass man nicht wieder darben muss, sobald man vergeben hat und die Flüche zurückgezogen wurden. Diese binden gewaltig an die alte Inkarnation und holen das alte Schicksal immer wieder hoch. Deswegen ist es wichtig, sie zuerst zu bearbeiten und dafür um Vergebung zu bitten.

Erst anschließend kann man den Höfischen vergeben.

Ganzkörperkrankheiten, *Allergien*

Nun wird man sehen, dass der Heuschnupfen Stück für Stück nachlässt. Im Physischen gibt es eine ganz einfache Lösung, wie man nach der Vergebensarbeit den Heuschnupfen loswird:

Es gibt Pollen zu kaufen (Allos und andere Marken). Diese kleinen Kügelchen enthalten alle Pollen, die im Laufe eines Jahres anfallen. Nimmt man ab Dezember – darin liegt das Geheimnis, dass man so früh anfängt – am ersten Tag ein Pollenkügelchen, am zweiten Tag zwei, am dritten Tag drei und steigert sich so weiter, bis man an den Allergiepunkt kommt, so wird man sehen, dass man schon sehr viel verträgt. Am Allergiepunkt angekommen geht man ein Kügelchen zurück, nimmt die Menge aber konstant täglich weiter, bis der Körper sich an die Aufnahme gewöhnt hat. Nach einer Woche probiert man, die Dosis weiter zu steigern, bis man bis zu einem gehäuften Teelöffel vorgedrungen ist. An diesem Punkt angekommen, behält man die Menge über das ganze Jahr hindurch bei. Dadurch, dass alle Pollen in diesen natürlichen, von Bienen hergestellten Pollenkügelchen sind, decken sie gleich die gesamte Spanne der Frühblüher und Gräser ab. Deswegen sind sie die wirksamsten.

Es gibt auch homöopathische Mittel, die eine gute Wirkung haben, aber diese konkrete Desensibilisierung ist die beste, die ich bisher erlebt habe. Die Erfahrung zeigt, dass spätestens nach zwei Jahren Einnahme die Pollenallergien weg waren

Zwei Arten von Allergien sind das Sich-Wehren des Körpers gegen Chemie. Das erste ist die

Glutamatallergie

Jetzt werde sich viele fragen: Was ist denn das? Das habe ich noch nie gehört! Oh doch – es ist der berühmte „Geschmacksverstärker", der mittlerweile in fast allen „normalen" salzigen Super-

Ganzkörperkrankheiten, *Allergien*

marktprodukten zu finden ist. Unter den Namen: „Natriumglutamat", „Geschmacksverstärker" oder sogar unter dem unscheinbaren Wort „Aromen" versteckt sich dieses Produkt. Dieses Produkt ist der Wahnsinn an sich: Es zieht die Schilddrüse zusammen, bis man kurze Zeit nach dem Essen das Gefühl hat, es zieht einem so von innen den Hals zu, dass man fast nicht mehr schlucken und kaum atmen kann. Es verwirrt den Kopf, so dass Schwindelgefühle auftreten und man das Gefühl hat, es legt einen gleich flach. All diese Phänomene und noch mehr kommen von dem Monosodiumglutamat (MSG)/ Mononatriumglutamat auf Deutsch genannt. Sie werden oft nur fälschlicherweise auf andere Krankheiten oder Krankheitsbilder geschoben. Im ersten Buch: „Heilung von der Seele her, Vom Zeh bis zur Haarspitze durch den ganzen Körper" befindet sich im Anhang eine große Abhandlung eines Mediziners über Monosodiumglutamat mit all den Nebeneffekten, die dieses giftige Zeug auf den Organismus hat. Wer dann noch Produkte mit Geschmacksverstärker isst, darf sich über die Nebenwirkungen nicht wundern.

Um diese Allergene zu vermeiden, ist es unbedingt nötig, Gewürze aus dem Bioladen zu nehmen, die keinerlei Zusatzstoffe enthalten. Man vermeide ebenfalls Fertigprodukte, deren Zusammensetzung man nicht kennt, wie gewürzte und panierte Fischstäbchen, Hühnerbrustfilets oder Fertigpfannen, die man „nur in die Mikrowelle oder den Backofen" zu schieben braucht, sie alle enthalten meistens Geschmacksverstärker. Wichtig ist es, zur Vermeidung dieser Schäden die Nahrung aus Urnahrung herzustellen, so wie sie biologisch gewachsen aus dem Boden oder vom Strauch oder Baum kommt, unter Vermeidung von Gewürzmischungen, die wiederum diesen Stoff enthalten könnten.

Süßstoffe

Alles, was unter künstlichen Süßstoffen in Produkte gemischt wird, ist der zweite hochgradige Allergieproduzent: Mag es Cyclamat sein, ein Abfallprodukt aus der Farbindustrie, welches durch den Farblösungsstoff Tuluol gewonnen wird und in vielen Ländern der Erde verboten ist, oder Aspartam, welches genauso giftig ist: Sie alle haben eins gemeinsam: Der Körper freut sich auf Süßes - und nichts kommt. Der Geschmack ja, aber die dazugehörigen Inhaltsstoffe nicht. So produziert der Körper immer mehr Lust auf Süßes, was letztendlich durch die Einnahme von Kuchen oder anderen gezuckerten Produkten befriedigt wird. Dadurch ist aber der Effekt, warum man ein „diätetisches" Lebensmittel zu sich nehmen wollte, genau ins Gegenteil verkehrt: Man wollte Kalorien sparen, doch in Wirklichkeit hat man durch den Heißhunger auf Süßes mehr zu sich genommen als man ursprünglich vorhatte. Dazu kommt der zweite Allergieeffekt: In den Kniekehlen und den Ellenbeugen bilden sich kleine Pickel, die wie Hitzepickel rot aussehen und fürchterlich anfangen zu jucken. Diese Pickel können sich über den gesamten Körper ausweiten und so fürchterlich jucken, dass man keinerlei Kleider mehr am Körper verträgt. Wenn diese Pickel auftreten, bitte sofort jede Art von Süßstoff lassen, denn dann ist der Körper innerhalb von kürzester Zeit vergiftet. Mir passierte das in der Schwangerschaft: Ich hatte nur einmal einen Joghurt erwischt, bei dem ich nicht gesehen hatte, dass es sich um einen mit Süßungsmitteln gesüßten Joghurt handelte. Innerhalb von 2 Stunden war mein Körper übersät mit roten Fleckchen, die fürchterlich juckten. Ich konnte eine Woche nichts am Körper tragen außer einem riesigen Satinschlafanzug meines Vaters, der die Haut einigermaßen ruhig hielt. Keine Salbe half, das einzige, was die Haut etwas beruhigte, war Puder mit Silberpuder versetzt. Erst nach einer Woche war dieser Horror abgeklungen und ich konnte mich wieder normal kleiden und bewegen, aber die Haut blieb von da an sehr empfindlich. Noch ein- oder zweimal passierte mir das Gleiche bei einem angebotenen Getränk, aber da merkte ich es schon beim ersten Nippen, bat dann den Gastgeber, mir doch die Flasche zu zeigen und bat dann um Verständnis, dass ich dieses Getränk nicht zu mir nehmen kann. Dadurch erntete ich nur wenige Pickel in der Kniekehle und der Ellenbeuge, den ersten Orten, wo sie auftreten, aber nach einer Woche waren auch sie wieder weg.

Bewiesen hat mir die Richtigkeit dieser Diagnose auch eine Frau aus einem Supermarkt, die eine neue Joghurtmarke vorstellte: Ich beschaute mir die Inhaltsstoffe und lehnte freundlich aber bestimmt eine Kostprobe ab. Ich klärte sie auf über die Inhaltsstoffe, denn dieser Joghurt enthielt Cyclamat. Ich erzählte ihr von den Effekten des Auftretens roter Pickel in der Kniekehle und der Armbeuge und sie zeigte mir ihre Kniekehle: „Seit ich hier arbeite und diesen Joghurt promoviere und selbst genug davon esse", sagte sie, „habe ich diese Pickel. Vorher hatte ich sie nie." Ich bat sie, einmal zu beobachten, wie e ihr geht, wenn sie den Joghurt weglässt: Nach drei Tagen waren der Juckreiz und die Pickel weg.

Auch über die Gefährlichkeit dieser Produkte ist im Buch eins: „Heilung von der Seele her, Von Zeh bis zur Haarspitze durch den ganzen Körper" ein Artikel eines Mediziners abgedruckt.

Fleischallergie

Die Fleischallergie ist eine natürliche Abwehrreaktion von Seelen, die höher schwingen. Sie wollen keine „Leichenteile" mehr; da sie aus Leben bestehen, wollen sie auch nur lebendige Nahrung zu sich nehmen. Insbesondere viele Kinder verweigern heute tote Nahrung, weil ihre Seelen die Tiere nur als Kompagnons auf den Seelenebenen kennen, aber nie und nimmer als Nahrung. Diese Kinder brauchen auch kein Fleisch und man sollte es auch nicht in sie hineinzwingen.

Ganzkörperkrankheiten, *Allergien*

Seelen, die sich entwickeln und innerlich immer lichter werden, gegen normalerweise durch folgende Stufen: Zuerst fällt das Schweinefleisch weg, weil der Körper dort auf „Kannibalismus" schaltet, denn das Hausschwein mit der rosa Haut ist schon eine ganz frühe Kreuzung zwischen Mensch und Tier. Deswegen passen sowohl die Herzklappen wie auch das Insulin zum menschlichen Körper... Natürliche Hausschweine haben andere Fellarten ähnlich dem Wildschwein und sind auch nicht so anfällig. Kein Tier hat keine Körperbedeckung wie der Mensch außer es sei schon eine Kreuzung zwischen Mensch und Tier.

Das nächste Fleisch, welches wegfällt ist natürlicherweise das Großtierfleisch, also Rindfleisch und das Fleisch von anderen großen Tieren der Erde. Dieses Fleisch enthält meistens viele Hormone, natürliche Hormone durch die Fortpflanzung und künstliche Hormone durch die Spritzen, welche die Zuchttiere bekommen. Diese Hormone bekommen dem Menschen nicht, der Organismus wehrt sich dagegen und entwickelt allergische Reaktionen. Ebenfalls entwickelt ein gesunder Körper Abwehrreaktionen gegen die Harnsäure, die sich beim Verzehr von Schweine- und Großtierfleisch entwickelt. Diese führt, wenn sie nicht mehr abgebaut werden kann, zu Decalzifizierungen (Entkalkungen) der Knochen, zu Ablagerungen in den Gelenken (Gicht), zu Entzündungen in den Gelenken (Arthritis) und den Ablagerungen der Arthrose. Da viele Kinder im letzten Leben mit diesen Krankheiten zu tun hatten, möchten sie sie in diesem Leben nicht wiederholen und entwickeln allergische Reaktionen auf den Verzehr von Fleisch.

Das nächste, was zumeist abgebaut wird, ist das Geflügelfleisch. Viele Menschen hängen noch lange vor allem am weißen Fleisch von Hühnchenbrust. Es ist nicht so gefährlich und hat weniger Allergene als andere Fleischsorten, weil es weniger Harnsäure bildet. Darum vertragen es viele Menschen, die anderes Fleisch nicht vertragen. Aber, wie gesagt, brauchen tut man es auch nicht.

Beim Hühnchenfleisch muss man heute auch immer damit rechnen, dass die Hühnchen hormonhaltige Nahrungsmittel bekommen haben, um möglichst schnell zu wachsen. Außerdem werden in das Hühnerfutter schon Antibiotika mit eingemischt, um ein frühes Ableben zu verhindern. Auch auf diese Antibiotika reagiert man ein Mensch allergisch. Deswegen ist es unbedingt vonnöten, zu wissen, woher das Hühnchen kommt, bevor man es seinem Körper zum Verzehr anbietet. Am besten sind noch alte Hühner vom Biobauernhof, die eh von Natur aus sterben würden: Ihr Fleisch ist zart und biologisch gewachsen, und wie schon mehrmals in diesem Buch erwähnt, ist es dem Menschen am ehesten gestattet, das Fleisch von Tieren zu verzehren, die uns ihren Körper eh freiwillig schenken, weil sie nicht mehr lange leben würden. Das Fleisch ist nicht zäh, wie man üblicherweise annimmt, sondern wegen der Rückbildung des Bindegewebes eher zart.

Als nächstes baut sich meistens der Fisch ab. Fisch hat unter den Fleisch- und Proteinarten eine Sonderstellung, weil er relativ schnell verrottet. Deswegen rief beim Fischfang im See Genezareth Jesus die Fische zusammen, die sich schon im Schlamm verbuddelt hatten um zu sterben. Diese Fische dürfen wir essen, denn sie geben ihren Körper sowieso ab. Fisch enthält einen Stoff, den wir sehr stark für unser Gehirn brauchen, ob wir ihn nun Omegafettsäure(n) nennen oder wie auch immer, wir merken, dass wir Appetit auf Fisch entwickeln, wenn wir viel denken.

Ich selbst war 15 Jahre Vollvegetarier und hatte dann, als die stark konzentrationszehrende Arbeit mit meinen Klienten begann, auf einmal wieder Heißhunger auf geräucherten Fisch. Ich genehmigte ihn mir, und es schwang sich auf 1 x pro Woche eine Fischmahlzeit ein. Auf diesem Niveau waren auch die Katharer und die Jünger, und ich denke, Unser Vater hat gegen einen kleinen Verzehr von Fisch nichts einzuwenden.

Elektrosmogallergie

Die Elektrosmogallergiker enthalten alle sehr viele Schwermetalle in ihrem Körper. Diese Schwermetalle reagieren auf Elektrosmog wie in Leitungen, Überlandleitungen, aber auch auf Telefonleitungen und Handymasten. Wo setzt man da an? Wickelt man sie von oben bis unten in Schutzanzüge, in denen sie nur bedingt laufen und sich bewegen können? Oder gibt es eine andere Lösung?

Nun, die Lösung liegt auf einer anderen Ebene: Warum lagert der Körper die Schwermetalle ein? Gehen wir dieser Frage nach, so landen wir meistens bei den Rüstungen, in der alten Ritterzeit. In der Rüstung wurde getötet, „heldenhaft gesiegt", wurden „edle Taten vollbracht", all die Sachen, die die Menschheit damals für gut erklärt hat, die aber in Wirklichkeit nichts anderes waren als Brudermord. So sieht es der Vater und so sieht es der Mensch nach seinem Leben im Lebensfilm auch. Diese Heldenhaftigkeit und der damit verbundene Stolz und das Gefühl der Rechtschaffenheit lässt das Metall der Rüstung im Körper verweilen. Deswegen haben wir bei Elektrosmogallergikern auch immer wieder das Phänomen, dass sie trotz aller „Geschlagenheit" (man beachte die deutschen Worte – sie geben genau die Austragung wieder) durch die Elektrosmogallergie sehr viel Stolz, manchmal sogar Hochmut in sich tragen. Sie geben sich auch nicht gern geschlagen und haben auch „noch nie etwas falsch gemacht".

Doch wenn man sie dann erneut in ihre Taten führt, so erschrecken sie oft vor sich selbst: „Wie konnte ich damals so ruchlos sein? Wie konnte ich nur so einfach töten, und fand mich damals noch heldenhaft? Wie konnte ich nur so skrupellos über andere hinweggehen?" Mit diesen Gedanken ausgerüstet und mit der Bitte um Vergebung auf der Zunge und im Gehirn verfliegt das Schwermetall. Es riecht im Therapiezimmer anschließend meistens wie in einer Schmiede: Geschmolzenes und verdunstendes Metall schwebt feinstofflich und vielleicht auch grobstofflich in der Luft. Gut lüften – aber unser Klient ist nach der Vergebensarbeit weitestgehend frei von seiner Allergie. Schaukelt sich die Elektrosmogallergie auf einem gewissen Niveau ein, so braucht man nicht den Therapeuten zu verdächtigen, dass er schlechte Arbeit geleistet habe, sondern es liegen noch Ereignisse über dem Geschehen, die in der ersten Sitzung unaufgedeckt blieben. So hatte ich einmal einen Klienten, der schwerster Elektrosmogallergiker war. Ohne alle Sicherungen im Hause auszuschalten konnte er überhaupt nicht schlafen. Deswegen war auch ein Schlafen in Hotels oder Übernachten woanders außer Diskussion. Er war durch seine Elektrosmogallergie regelrecht in seinem Hause eingesperrt. Das machte ihm natürlich enorm zu schaffen und schränkte ihn in seinem Bewegungsradius und damit in seiner Lebensqualität enorm ein. Zur ersten Sitzung kam er mit seinem gesamten Fragenkatalog und wir lösten eine Ritterzeitinkarnation gut auf. Alle Getöteten konnten ihm vergeben. Es roch nach Schwermetallen ohne Ende im Therapieraum. Sein Schweiß roch ebenso, konnte aber bald einem feineren Geruch weichen. Doch ein Jahr danach kam der Geruch wieder, wenn auch weniger stark. Er fragte, ob die Behandlung denn nichts genützt habe.

Doch, sie hatte sehr wohl genützt, doch was bei der zweiten Sitzung herauskam, war folgendes Phänomen: Eine Menschengruppe, die bei der ersten Sitzung nicht aufgetaucht war, weil es dann auch mengenmäßig zu viel geworden wäre, meldete sich in dieser Sitzung: Es waren die Frauen, die sie als Ritter damals unfreiwillig genommen hatten. Diese Frauen standen traurig und anklagend vor der gesamten Rittergruppe...oh...ein Bild des Jammers. Einige waren aufgeschlitzt, andere verblutet, andere hatten das so entstandene Baby abgetrieben und waren daran gestorben. Andere fühlten sich entehrt und hatten für den Rest des Lebens keine

Chancens, ein normales Leben zu führen. All diese Not musste unser Ritter mit seinen Kumpanen anschauen und sich dafür entschuldigen. Und wieder roch es nach Schwermetallen. Aber mit jeder Frau, die ihm vergab, wurde sein Schicksal wieder ein wenig leichter. Diese Vergebensarbeit muss von ihm so lange fortgesetzt werden, bis alle Taten aus der Ritterzeit gesühnt sind und er wieder ein normales Leben führen kann.

Das ist die Voraussetzung für das Verschwinden von Elektrosmogallergie.

Grippe

Eine Grippe ist etwas ganz anderes als das, was man bisher annahm und was uns unter dem Titel „Vogelgrippe", „Schweinegrippe" oder sonst einem Namen vermittelt wird.

Ausführungen von Webmaster http://gandhi-auftrag.de zu den Körpervorgängen bei Grippe in Bezug zu unserer psychischen Verfassung:

Eine Grippe in ihren verschiedenen Ausprägungen stellt immer ein vom Körper als bestmögliche Maßnahme gewähltes sinnvolles Sonderprogramm zur beschleunigte Entgiftung dar. Etwas anderes gibt es nicht. Solche Maßnahmen führt der Körper besonders dann durch, wenn er am besten ausscheiden kann, was man ja von den Ausscheidungstagen der Mondrhythmen auch kennt und erklärt so, warum zu bestimmten Zeiten viele Menschen vermehrt Grippe bekommen. Insbesondere bei der Umstellung von Herbst auf Winter ist der Körper mit Umbauprozessen beschäftigt, so dass insbesondere da vermehrt Grippe auftritt. Diese Vorgänge werden z.B. von der WHO gerne dazu benutzt den Menschen eine Infektionstheorie zu offerieren und ihnen etwas von krankmachenden Viren zu erzählen, die in der Lage sein sollen, sie von außen anzustecken. Krankmachende Viren stellen aber eine biologische Unmöglichkeit dar (ausführlich nachprüfbar beschrieben im Themenbereich ‚Lügen der Schulmedizin' auf http://gandhi-auftrag.de)

Was geschieht nun bei Grippe im Körper: Der Körper hat bestimmte Bakterien extra produziert, die eine bestimmte erhöhte Temperatur (Fieber genannt) brauchen um optimal zu funktionieren und die Giftstoffe beschleunigt auszuscheiden. Wenn der Mensch im Lebensfluss ist, kommt er normalerweise ohne das Sonderprogramm „Grippe" aus, weil bei einem glücklichen Menschen die Bindegewebsflüssigkeit, welche in Sekunden auf jeden Gedanken des Menschen reagiert, optimal arbeiten und Gift- und Schlacken-

Ganzkörperkrankheiten, *Grippe*

stoffe abtransportieren kann. Bei einem Menschen mit z.B. Angst oder depressivem Verhalten arbeitet die Bindegewebsflüssigkeit nicht mehr optimal, Giftstoffe häufen sich an und der Körper muss, um zu überleben, diese nun mit Hilfe speziell gebildeter Bakterien schnell ausscheiden. Wenn der Mensch nun Antibiotika nimmt, tötet er u.a. genau die Bakterien ab, die der Körper als Hilfe zur Entgiftung dringend braucht. Das Grippegefühl hört sofort auf, da der Entgiftungsprozess schlagartig unterbrochen wurde. Der Mensch fühlt sich äußerlich besser und glaubt nun auch noch, das Antibiotikum hätte ihm geholfen. In Wirklichkeit sind die Giftstoffe immer noch im Körper und dieser muss jetzt sehr bald wieder eine erneute Grippe produzieren, um sie loszuwerden. Wenn jetzt der Mensch dann wieder Antibiotika nimmt, werden sich allmählich ernsthafte Probleme mit ernsthaften Organschäden einstellen, da sich die Giftstoffe immer mehr anhäufen. Hinzu kommt noch, dass die hochgiftigen Substanzen der Antibiotika die Erbanlagen der Zellen dauerhaft schädigen und sogar zur Unfruchtbarkeit führen können. So wurde aus „einer Mücke ein Elefant gemacht".

Also: Eine Grippe durchstehen, den Körper bei seiner Entgiftung unterstützen mit viel Wasser trinken und evtl. der Einnahme von entgiftungsfördernden Kräutern, wie z.B. leber- und nierenanregenden Essenzen. Ist der Entgiftungsprozess beendet, sterben die speziellen Entgiftungsbakterien ab, die Körpertemperatur normalisiert sich und der Mensch hat lange Ruhe vor einer erneuten Grippe und fühlt sich wieder pudelwohl. Auch ist es wichtig niemals Fieber mit fiebersenkenden Mittel zu senken. Der Körper stellt allergenauesten die Temperatur ein, welche die Entgiftungsbakterien zum arbeiten brauchen. Die Behauptung der Schulmedizin, die Körpereiweiße würden bei hohem Fieber gerinnen ist einfach falsch. Nur im Reagenzglas kann man solches beobachten, im lebenden Gewebe ist es unmöglich, dass lebende Eiweiße auch bei noch so hohem Fieber gerinnen. Das hohe Fieber zeigt an,

Ganzkörperkrankheiten, *Grippe*

dass sich im Körper ein bedrohliches Maß an Giftstoffen angesammelt hat, die der Körper nun durch weitere Erhöhung der Körpertemperatur noch schneller ausscheiden will, damit er weiter leben kann. Der Mensch stirbt evtl. nicht an zu hohem Fieber, sondern weil der Körper mit der Entgiftungsarbeit nicht mehr nachkommt. Also auch hier: den Körper mit viel Wasser trinken und anderen Entgiftungsfördernden Maßnahmen unterstützen und es ihm nicht durch fiebersenkende Maßnahmen und andere unüberlegte schulmedizinische Maßnahmen noch schwerer machen.

Und vor allen Dingen hilft es dem Körper (der Bindegewebsflüssigkeit), wenn man in einer fröhlichen, angstfreien Gemütsverfassung bleibt. Man weiß ja jetzt, dass der Körper bereits die bestmöglichen Maßnahmen ergriffen hat. Warum also in Angst und Panik fallen? Diese einfachen grundlegenden Körpervorgänge sind mit unserem gesunden Menschenverstand leicht zu verstehen. Jeder sollte für sich die volle Selbstverantwortung übernehmen, seine Arzthörigkeit überwinden und sich nicht von der Panikmache mancher Schulmediziner verrückt machen lassen. Wie soll man Schulmedizinern vertrauen, die das genau Gegenteil von dem was richtig ist behaupten, die selbst einfachste Körpervorgänge nicht verstehen, die das Wort Krankheit für etwas gebrauchen, was in Wirklichkeit bereits die bestmöglichen Maßnahmen zur Gesundung darstellt und dann auch noch anfangen, diese „Krankheiten" zu bekämpfen? Weiterführend finden Sie unter der Rubrik ‚Lügen der Schulmedizin' auf der Seite http://gandhi-auftrag.de prägnante kurze Artikel zu diesem Thema.

Also fassen wir noch einmal zusammen: Eine Grippe ist die Möglichkeit des Körpers, eingeatmete und sonst wie aufgenommene Giftstoffe zu entsorgen. Das Fieber stellt hierzu eine hervorragende Hilfe dar. Am Fieber ist, wie oben beschrieben, noch niemand gestorben, auch wenn es einmal über 41°C geht. Nur Charakterzüge werden hierbei auch ausgebrannt und nivelliert: Ein Mensch, der durch einen Fieberschub gegangen ist, wird an sich bemerken, dass wieder ein wenig Fanatismus, Pingeligkeit oder Unfriede aus ihm verschwunden sind. Nun ist es an dem Menschen selbst, diesen Status auch aufrechtzuerhalten und das Ausgebrannte nicht wieder mit alten Verhaltensweisen aufzufüllen. Fieber tut gut, denn oft weiß man erst hinterher, wo man noch in irgendeiner Form fanatisch war, weil man diesen Status vorher für normal gehalten hatte. Wenn man eine Grippe bekommt, fließen immer Unbarmherzigkeiten aus (was uns die Bindegewebsflüssigkeit u.a. genau und unbestechlich spiegelt), die man in diesem Leben getan hat. Jetzt heißt es, dass man darüber nachdenkt: „Wie habe ich mich meinen Mitmenschen gegenüber verhalten? Wo habe ich unbarmherzig gehandelt oder auch unbarmherzig gedacht? Wie kann ich mein Verhalten in Zukunft ändern?"

Wurde die Ursache gefunden, dann ist es wieder wichtig, um Vergebung zu bitten. Wenn man nicht die Möglichkeit hat, sich direkt zu entschuldigen, kann man es auch im Geiste tun. Aber manchmal kann es große Wunder geben, wenn wir über unseren eigenen Egoschatten springen und unser eigenes Verhalten und unsere Denkweisen einmal in Frage stellen. Dabei hilft uns das Fieber und auch die Grippe, weil sie uns für kurze Zeit flachlegt und uns einmal zum Nachdenken bringt.

So kann man jetzt auch verstehen, das natürlich auch eine „Grippeschutzimpfung" keine Grippe verhindern kann, da es schlicht die behaupteten krankmachenden Viren, gegen die geimpft wird nicht gibt. Dies kann jeder nachprüfen, wie es bereits viele tausend Menschen getan haben, indem sie die Gesundheitsämter seit 14 Jahren (!) nach den wissenschaftlichen Nachweisen der behaupteten krankmachenden Viren fragten. Bis heute wurde nicht ein wissenschaftlicher Nachweis einer Virenisolation vorgelegt.

Ganzkörperkrankheiten, *Grippe*

Die uns präsentierten Bilder angeblicher Viren kann jeder Laie schnell als plumpe Fälschung entlarven (siehe http://gandhi-auftrag.de/vierenbetrug.htm und zum Thema Impfen auch im Anhang Band 2 von „Heilung von der Seele her")

Die einzigen „Wirksubstanzen" in den Impfstoffen sind die als Beigaben getarnten Zusatzstoffe wie Quecksilberverbindungen, Aluminiumverbindungen und Nanopartikel (z.b. MF 59 im Grippeimpfstoff) welche brandgefährliche schwere Langzeitdepotgifte sind! Diese Stoffe durchdringen die biologischen Barrieren, dringen in die Zellen ein und töten diese ab. Der Körper reagiert auf das massenweise Absterben der Zellen mit der Bildung von Globulinen, das sind kleine Eiweiße, welche als Reparatursubstanz dienen und versucht da, wo Zellen zerstört wurden, die Schäden zu beheben. Die Schulmedizin behauptet jetzt einfach, diese Globuline, welche sie mit ihrer Titerwertbestimmung natürlich nachweisen können, wären die Antikörper, der Schutz gegen die Krankheit und vor frei erfundenen Viren. In Wirklichkeit ist es die Reparaturreaktion des Körpers auf die Zerstörung von Zellen durch massive Gifte. So einfach ist der Betrug bei **jeder** Impfung aufgebaut. Diese Giftstoffe haben noch die verheerende Eigenschaft, dass sie sich an den Körpersystemen mit dem höchsten Energieverbrauch entlang arbeiten, auf diesem Wege eine Bahn der Zerstörung hinterlassend, also über das Nervensystem dann im Gehirn landen, weshalb hier auch von „Blödimpfung" gesprochen wird, weil durch das massive Absterben von Gehirnzellen Alzheimer und Demenz hervorgerufen wird.

Es ist unverständlich, dass diese ganzen Betrügereien ein solches Ausmaß, wie wir heute erleben, angenommen haben, da der Mensch durch Anwendung seines gesunden Menschenverstandes diese doch eigentlich simplen Körpervorgänge leicht verstehen kann. Von den einfachen Grundlagen bei Gesundungssonderpro-

Ganzkörperkrankheiten, *Grippe*

grammen des Körpers kann man sich auch leicht weitere Vorgänge des Körpers erklären.

Als Grundlage wichtig zu verstehen ist z.B.,:

- dass der durch den Gottgeistfunken im Herzen mit höchster Weisheit geführte Körper am besten weiß, wie krankhafte Störungen wieder zu gesunden sind und hierzu genaueste Sonderprogramme, von der Schulmedizin fälschlicherweise als Krankheit bezeichnet, ergreift. Diese sind nicht die Krankheit, krankhaft ist das, was zur Ergreifung von diesen Gesundungsprogrammen geführt hat.

- das Verständnis darüber, dass es weder krankmachende Viren noch krankmachende Bakterien gibt. Bakterien gibt es zwar, aber erfüllen im Körper immer sinnvolle Aufgaben und sind niemals krankmachend.

- das Verständnis, das es unmöglich ist, sich von außen anzustecken, es also keine Infektionskrankheiten gibt. Dies sind zusammen mit der Behauptung der krankmachenden Viren die größten und von den Menschen am schwersten zu durchschauenden Lügen der Schulmedizin, weil uns dies über Generationen hinweg eingetrichtert wurde.

- das Antibiotika gerade die Helfer zerstört, die der Körper gerade so dringend zur Gesundung braucht. Ein Irrsinnsgedanke durch direkte Giftgabe heilen zu wollen (in der Homöopathie ist das was anderes). Etwas gesunden Menschenverstand eingesetzt und man käme nie auf solche Gedanken Antibiotika zu nehmen oder Chemotherapie (Einnahme von Rattengift) durchzuführen. Oder Tamiflu einzunehmen, welches durch sein Gift lebenswichtige Prozesse im Körper lahm legt und den Sauerstofftransport im Blut verhindert. Der Mensch erstickt regelrecht. Und dann

Ganzkörperkrankheiten, *Grippe*

wird behauptet, diese Menschen wären an der Schweinegrippe gestorben.

Allein schon diese Punkte verstanden, lässt einen bei Krankheit angstfrei sein, befreit von der Panikmache der Schulmedizin und gibt die Voraussetzung richtige Entscheidung zur Heilung zu treffen. Natürlich ist die Schulmedizin z.b. bei Versorgung von Unfallverletzungen wichtig als lebensrettende Maßnahme. Wobei natürlich auch hier Fehler gemacht werden, indem z.b. bei der Wundversorgung hochgiftiges Jod eingesetzt wird (Diese zur Gruppe der Halogene (Jod, Brom, Fluor, Chlor) gehörenden Substanzen sind strikt zu meiden, da sie das Ichzentrum im Gehirn blockieren, weshalb Fluor auch in vielen Psychopharmaka zu finden ist. Der Mensch wird hierdurch blockiert in seiner geistigen Bewusstseinsentwicklung.

Schön ist es mitzuerleben, wie hier jetzt immer mehr Menschen aufwachen und auch der Betrug mit der „Schweinegrippe" durchschaut wurde. Gerade mal 2% der deutschen Bevölkerung haben sich Impfen lassen (nicht 5% wie behauptet wurde, die 3% wurden dazugedichtet).

Lupus erythematodes

Lupus erythematodes hat in letzter Zeit als Krankheit Schlagzeilen gemacht: Es wird erzählt, dass Michael Jackson an dieser Krankheit gestorben sei. Michael Jackson war zwar nicht bei mir in Behandlung, aber zeitgleich hatte ich zwei Fälle von Lupus erythematodes, die beide das gleiche Bild der seelischen Ursachen zeigten. Bereits früher hatte ich Klienten mit diesem Krankheitsbild, die ebenfalls dieselbe Ursache aufwiesen, so dass das Ursachenbild eigentlich als gesichert gelten kann. Heute scheint der Sänger Seal, der Mann von Heidi Klump, daran erkrankt zu sein.

Diese Menschen haben sich in früheren Zeiten als Götter verehren lassen. Sie saßen selbst auf dem Thron, der nur Unserem Vater gebührt, und haben sich von Völkern als Gott anbeten lassen. Dieser Frevel schlägt sich in dieser grausamen Krankheit nieder, bei der die Lunge immer weiter verklebt und das Lungenvolumen stetig abnimmt, bis der Mensch eigentlich langsam erstickt.

Im Falle meiner Klientin handelte es sich um eine Inkarnation, in der sie als Sonnengöttin eine hohe Stellung einnahm und die Menschen dazu brachte – das war einfach in der Kultur so üblich – sie als Sonnengöttin anzubeten. Sie erkannte in der Innenschau, wie viele Seelen sie an sich gebunden hatte. Ihre Aufgabe war es nun, diese Seelen wieder von sich zu lösen und sie dem Vater zuzuführen. Sie hielt also eine lange Ansprache, in der sie sich für diese falsche Stellung und die Bindung, in die sie die Seelen gebracht hatte, entschuldigte. Sie wies anschließend auf den Vater und zeigte den Seelen, dass Er der Herr und Gott und Unser Schöpfer ist. Viele sahen den krassen Unterschied und spürten die unendliche Liebe, die von Ihm ausging. So fiel es ihnen nicht mehr schwer, trotz des unbekannten Gedankens, dass ein männlicher Gott Unser Vater sein soll, auf Ihn zuzugehen und in Seine Liebe zu schweben. Je weniger Seelen an ihr hingen, desto mehr öffnete sich ihre Lunge und desto freier konnte sie atmen.

Zum Schluss, als alle Seelen, die an ihr gehangen haben, den Rückweg ins Vaterhaus gefunden hatten – für sie sichtbar, sie gingen alle in einen Saal, in den die gehen können, die vergeben haben – war ihre Lunge vollständig frei und sie konnte wieder so tief durchatmen wie schon lange nicht mehr in ihrem Leben. Dann kam auch für sie die Frage des „Farbe bekennen": War auch sie jetzt bereit, sich als eines von vielen Kindern in die Gruppe der Gotteskinder einzureihen und keine Sonderstellung mehr einnehmen zu wollen? Sie schaffte es, und siehe da, die roten und weißen Flecken in ihrem Dekolleté konnten verschwinden.

Lupus erythematodes besteht ja aus den drei Faktoren: Zuerst sieht man die „Wolfsbisse" im Gesicht, in den Wangen, wie man sie bei Seal schon sieht. Diese hat aber nicht jeder, der Lupus hat. Aber jeder, den ich bisher in der Praxis hatte, hat die Weißfleckenkrankheit, in der Teile des Körpers vollständig ohne Farbe sind. Viele haben ebenfalls die Rotfleckenkrankheit, in der sich zu den weißen Flecken auch die roten gesellen, oft sogar an derselben Stelle gemischt.

Alle Menschen mit diesem Krankheitsbild zeigen zuerst ein ähnliches Charakterbild: Sie sind überzeugt, etwas Besonderes zu sein, ohne davon aber besonders Aufhebens zu machen, sie sind einfach so und man hat sie dementsprechend zu achten und zu werten. Andersherum fehlt die Wertung aber und die Menschen werden als „normal" bis „minderwertig" angesehen, so nach dem Motto: „Keiner kann ihnen das Wasser reichen." Deswegen arbeite ich mit Lupus-Klienten bewusst mit dem Thema der Unterwürfigkeit, um sie an ihr Thema heranzuführen. Wie ein Hundchen sich auf den Rücken legt, um seine Unterwürfigkeit zu zeigen, so setze ich mich bewusst unter meine Lupus-Klienten und lasse sie so reden, bis sie selber merken, dass mit ihrem Verhalten etwas nicht stimmt. Sanfte Nachfragen, ob sie selbst denn auch so gesehen werden möchten, wie sie andere sehen, bringen sie ganz allmählich ins Bewusstsein, wer sie einmal waren. Würde ich mit der Tür ins Haus fallen und ihnen die Diagnose sofort nennen, würde ich mit Sicherheit Abwehr ernten. So leite ich sie ganz sachte auf den Weg der Selbsterkenntnis, welcher der sicherste Weg zum Erkennen und dadurch zur Heilung darstellt.

Lupus erythematodes-Klienten streben oft auch in diesem Leben wieder in eine Sonderstellung, in der sie bewundert und „angebetet" werden möchten. In dieser Haltung zeigt sich, dass das „Angebetet-Werden" noch lange nicht überwunden ist. Aber dennoch ist es der Schlüssel zur Genesung. Niemand hat etwas dagegen, wenn ein Mensch seine Talente den anderen zur Verfügung stellt. Nur das „Zuviel" besteht in dem Thema des „Angehimmelt-Werdens". „Alle Aufmerksamkeit auf mich, allen Beifall für mich, ich will der Retter sein, ich will der Beste sein" und wie die Gedanken dort auch immer laufen mögen. Geht derjenige von der Bühne und dankt dem Himmlischen Vater erst einmal für die Talente, mit denen er seinen Mitmenschen eine Freude machen konnte, und bleibt in der Demut, so passiert nichts. Diese Haltung löst keine Krankheit aus.

So ist es wichtig für diese Klienten, dass sie sich in diese Haltung begeben, in die Haltung der Demut, dann können sie auch im Heute von dieser Krankheit genesen.

Multiple Sklerose

MS ist eine Krankheit, die auf einem Vertreibungssyndromsyndrom beruht. Es trifft Menschen, die irgendwann einmal aus einer Burg, einem Schloss, einem Gut oder aus einem Lande vertrieben wurden, die daraufhin einen starken Groll, gemischt mit Trauer entwickelt hatten, und dem Gefühl: „Mich will niemand mehr haben". Wenn diese Person den Leuten, die sie damals vertrieben hatten, nicht verzeihen konnten, dann entsteht eine Art Hilflosigkeit in der Seele, die sich im nächsten Leben in dem Programm: „Ich möchte auf Händen getragen werden" ausdrückt.

Dazu kommt aber noch ein erschwerendes Faktum, welches ich immer wieder bei MS-Patienten sah: Sie haben auf den Vertreiber geflucht, und das nicht zu knapp. Sie haben gegrollt und geflucht, und letztendlich haben die Flüche die MS ausgelöst.

Ich möchte einmal ein klassisches Szenario schildern, welches MS-auslösend wirkt: In früheren Zeiten waren auf den Höfen die Frauen und die Mägde oder Hofdamen. Die Frauen waren oft sehr puritanisch erzogen und ließen ihren Mann oft nur so lange an sich heran, bis der erwünschte Nachwuchs gezeugt war. Von da an zogen sie sich, oft unter dem Vorwand „ihrer Migräne" zurück. Manchmal begründeten sie auch ihre Zurückhaltung religiös, mit dem von der Kirche gegebenen Dogma, dass der eheliche Verkehr nur zur Zeugung des Nachwuchses gedacht sei und ansonsten zu verpönen sei. Dass dies nicht stimmt, berichtete ich bereits im ersten Band „Heilung von der Seele her – vom Zeh bis zur Haarspitze durch den ganzen Körper". So entstand nun für den Mann eine Notsituation, in der er nicht wusste, wie er sein Bedürfnis nach Liebe loswerden sollte. Er wandte sich dann den Mägden zu und versuchte oft unter dem Druck, sie zu entlassen, wenn sie ihm nicht hörig waren, an die Liebe dieser Mädchen heranzukommen. So entstanden die wohlbekannten Szenen im Heu. Nun wurden die

Mädchen schwanger und jetzt ging die Doppelbödigkeit der Geschichte los: In vielen Fällen wurden die Mädchen akzeptiert und das Kind der Mägde wurde zum „Kegel" erklärt. „Kegel" waren die nicht ehelichen Kinder des Mannes, die daraufhin auch nicht erbberechtigt waren. Daher kommt auch der Ausdruck: „Mit Kind und Kegel losziehen". Den Kindern machte es nichts aus, die spielten fröhlich zusammen. Streitereien gab es oft erst, wenn es um die Erbgeschichten ging und die Kinder der Mägde dann feststellen mussten, dass sie eigentlich keinerlei Existenzberechtigung und keinerlei Erbrecht hatten. Sie waren einfach geduldet und mussten noch nicht einmal weiter bei Hofe angestellt werden.

Doch oft geschah der Fall, dass die eheliche Frau eifersüchtig wurde und in der Magd eine Nebenbuhlerin sah. Daraus resultierte, dass die Magd entehrt und vom Hofe verscheucht wurde, obwohl der Mann sie in vielen Fällen gern behalten hätte. Daher kommt es ja auch, dass durchweg alle MS-Patientinnen entweder mit dem Kindsvater von früher verheiratet sind oder, wie in dem einen Fall aus Griechenland, ihn zum liebenden Vater haben. Dort war der Fall, dass die Frau des Mannes die Ehefrau von damals war, die nun enorm eifersüchtig auf die Stellung der Tochter beim Vater war und sich auf die Seite gedrängt fühlte – also genau derselbe Fall trat ein, wie er in früheren Zeiten gewesen war. In früheren Zeiten wurde dieses Mädchen aufgrund seiner Schwangerschaft vertrieben und heute hatte es die enorm dichte Beziehung zum Vater und – Multiple Sklerose

Kurioserweise, je mehr sie gehegt und gepflegt wurde, umso schlimmer wurde die MS. Die Seele muss ihr „Ich möchte gepflegt werden" Programm loslassen, denn sonst wird die MS nicht besser.

Durch das Vertreiben hatten die Mägde keinerlei Berechtigung mehr, in den Dörfern zu wohnen. Oft wurden die Kinder als Findelkinder vor die Klöster gelegt, damit die Frau wenigstens als „unberührte Frau" wieder heiraten und im Dorfe weiterleben konnte oder bei Hofe weiter dienen konnte. Viele Nonnenklöster verdienten sich durch das Abgeben der Kinder und durch die regelmäßigen Zahlungen der Kindsväter ihr Einkommen. Noch öfter wurden „Engelmacherinnen" aufgesucht, die dann Abtreibungen aus Barmherzigkeit vornahmen, weil sie wussten, dass auf diese Frauen oft nur die Ächtung wartete. Aber in den Fällen, in denen die Frauen die Kinder behielten, mussten die Frauen in den Wald flüchten und ein schlimmes, sehr armes und kaltes Dasein führen, in dem sie zusätzlich noch vogelfrei waren, das heißt: Jeder konnte kommen und sich an ihr oder ihrem Kind vergreifen, ohne je der Justiz überführt zu werden. So schlimm waren die damaligen Verhältnisse. Dass dann der Schrei nach Rache und Vergeltung in den Frauen aufbrach, ist ihnen kaum zu verdenken – vom menschlichen Standpunkt ausgesehen.

Drei Fälle möchte ich Ihnen hierzu berichten, die alle drei ganz verschiedene Verläufe von MS ausdrücken:

Der erste Fall war eine junge Frau aus den Neuen Bundesländern. Sie kam mit MS, die sie in den Rentenstand getrieben hatte. Sie wollte wissen, warum sie die MS hatte. Wir sahen eine Situation, wo sie von der Wartburg vertrieben worden war. Damals ging ich mit meinen Klienten oft noch an den Ort der Tat. So reisten wir zur Wartburg, und ohne dass ich es sah, brach sie vor dem Hinterausgang, der von der Burg steil ab ins Tal führte, zusammen und bekam einen Weinkrampf, der sie lange noch durchschüttelte. Ich bat sie, denen zu vergeben, die sie von der Burg vertrieben hatten. „Das kann ich nicht!", kam zur Antwort, so tief war ihr Schmerz. Sie erkannte ihren letzten Freund als Verursacher des Vertreibens wieder. In diesem Leben hatte er ihr auch wieder Schmach zugefügt: Ein Spiegel dessen, was sie nicht imstande gewesen war zu vergeben. Doch ich erklärte ihr, dass es ohne Vergebensarbeit nicht möglich sein würde, zu einer Heilung zu gelangen. Drei Wochen brauchte sie, bis sie ihm vergeben hatte, dann rief sie mich noch einmal zu sich und seufzte entschlossen: „Es ist geschafft!"

Von diesem Moment an ließ die MS sichtlich nach und sie konnte sich langsam wieder bewegen. Für längere Einkaufsfahrten brauchte sie zwar immer noch ihren Elektroroller, aber ansonsten war sie weitestgehend selbständig. Mit der Genesung fing sie wieder eine ehrenamtliche Tätigkeit an. Damit sie diese aufrechterhalten konnte, brauchte sie einen Lebensunterhalt. So geschah es, dass sie einundfünfzig Wochen im Jahr praktisch beschwerdefrei leben konnte, aber in der zweiundfünfzigsten kam es immer wieder zu einem Schub, der so schlimm war, dass sie weiterhin ihre Rente bekam, um die Arbeit fortsetzen zu können. Kaum war sie aus der Praxis des untersuchenden Arztes wieder heraus, verließ der Schub sie und sie konnte ihrer ehrenamtlichen Tätigkeit, Trauerarbeit mit den Hinterbliebenen von Verstorbenen zu leisten, weiter nachgehen.

Der zweite Fall war einer, in dem keine Möglichkeit der Heilung bestand: Ich wurde zu einer Klientin gerufen, die nicht mehr mobil war und sich nur mit Hilfe ihres Mannes im Hause bewegen konnte. Sie war auch nicht selbst die Person, die mich gerufen hatte, also: es war ein für sie unfreiwilliger Besuch. Hier sieht man wieder, wie wichtig es ist, dass die Person selbst die Heilung will. Ich befragte sie nach dem Verlauf ihrer Krankheit und fragte sie dann, ob sie denn überhaupt gesund werden wolle. Sie antwortete zu meinem großen Erstaunen: Nein das wolle sie gar nicht. In dem Moment fragte ich mich, was ich überhaupt dort soll. Damit bekannte sie mir, dass eine dritte Person mich herbestellt habe, um ihr etwas Gutes zu tun...

Ich fragte sie, was sie denn an ihrer Krankheit so liebe, dass sie nicht gesund werden wolle. Und sie antwortete mir genau das, was ich schon seit langem über MS wusste: „Es ist so schön, wenn mein Mann mich jetzt auf Händen trägt. Jetzt ist er endlich für mich da!"

Aha, da hatten wir die seelische Ursache einmal plastisch vor Augen: Aus dem Rollstuhl auf Händen ins Bett getragen werden, vom Rollstuhl ins Auto getragen zu werden, das alles waren Situationen, die ihr so gut gefielen, dass sie davon nicht loslassen wollte. Und sich davon trennen zu müssen, bereitete ihr Angst. Dann wollte sie doch lieber nicht gesund werden, auch wenn ihr Mann sich das sehnlichst wünschte, damit er wieder mit ihr als normale Frau leben und auch Ferien machen konnte. Doch darauf wollte sie gar nicht eingehen. So blieb sie krank, und selbst die stärkste Heilkraft konnte ihr nicht helfen – weil sie es gar nicht wollte. Des Menschen Wille ist sein Himmelreich...

Das Gefühl des Verlassenwerdens in Verbindung mit negativen Gedanken wird stärker, wenn der Partner sehr aktiv ist und relativ wenig Zeit für einen hat. Davon berichtet der folgende Fall:

Eine junge Frau aus dem Westerwald bekam MS. Ihr Mann war Alleinunterhalter und dadurch viel unterwegs. Und je weniger er zu Hause war, umso mehr fühlte sie sich aus seinem Leben „vertrieben". Dieses Gefühl war in ihrem Körper gespeichert, und verschlimmert die MS immer mehr. MS-Patienten müssen ihrem Leben einen Sinn geben. Diese Frau hat nach der Durchlichtungsanalyse ihr Leben mit der Familie so eingerichtet, dass ihr Mann seine Auftritte machen konnte, und sie ihn nicht mehr mit ihren Forderungen nach Gegenwart einschränkte. Dadurch fühlte sie sich nicht mehr so sehr auf die Seite gedrängt, sondern sie fühlte sich allmählich genauso wichtig wie er, und lernte so ihren eigenen Lebensinhalt und Lebenssinn kennen, Nun ist sie auch zufrieden. Es ist ein oft dazukommendes Problem, dass gehäuftes Selbstmitleid auftritt. Dann kommen die Gedanken wie, „mich mag keiner, ich bin doch zu nichts nütze, wer braucht mich den schon, und ich habe im Leben meines Mannes sowieso keinen Platz mehr" u. s. w. Das ist das typische MS-Syndrom.

Dass Flüche die MS auslösen, erkannte ich in einem Fall, wo eine junge Frau auch mitsamt ihrem neugeborenen Baby vom Hofe vertrieben wurde. Aus den bisherigen Fällen wusste ich, dass aus diesem Grunde oft eine MS entstand, aber siehe da – die junge Frau hatte in diesem Leben keine MS und war auch in keinster Weise dazu disponiert. Was war anders? Diese junge Frau hatte zu der damaligen Zeit ihr Schicksal angenommen und sich an Gott-Vater um Hilfe gewandt. Daraufhin wurde ihr, weil sie ja ausgestoßen und geächtet war, eine ältere Frau im Wald gezeigt, die an einem Wasserfall in einer Höhle lebte. Die ältere Frau hatte keine Nachfahren. So war sie sehr glücklich, als die junge Frau zu ihr stieß und auch noch ein Kind mitbrachte. Die drei richteten sich ihr Leben so ein, dass sie gut, zwar bescheiden, aber dennoch glücklich leben konnten, und die junge Frau erlebte trotz Vogelfreiheit keine weiteren Übergriffe. (Vogelfreiheit hieß ja, dass sich jeder an einem vergreifen durfte, ohne je dafür bestraft zu werden.)

Wenn ich mich richtig erinnere, war sie diesmal auch mit dem Kindsvater von damals verheiratet und führte mit ihm auch eine glückliche Ehe. Also MS muss nicht sein, wenn man bereit ist, sein Schicksal anzunehmen und zu vergeben statt zu fluchen.

MS entsteht also durch das konkrete Vertreiben aus einem Vorleben, oft gepaart mit dem Gefühl, dass es jetzt wieder passieren könnte. Deshalb entsteht MS, weil die Seele möchte, dass man sich in diesem Leben aktiv um sie kümmert: Der Vergeltungs- oder Wiedergutmachungsgedanke, über den ich weiter oben gesprochen habe. Fast alle MS-Patienten leben in guten geordneten Verhältnissen, sie sind in diesem Leben gut versorgt und dürfen „in

Ganzkörperkrankheiten, *Multiple Sklerose*

ihrer Burg" bleiben. Sie haben ihr Leben so geplant, dass es immer genügend Menschen gibt, die sich um sie kümmern.

Alle Zivilisationsgifte wie Nikotin, Fleisch, Alkohol und sonstiges müssen vermieden werden. Auch das Passivrauchen in verrauchten Räumen schadet dem Nervensystem.

Die MS-Patienten sollten sich wieder das Gefühl geben „Ich werde noch gebraucht" und sich eine Aufgabe suchen, z. B. in eine Hospizbewegung gehen und dort einmal anderen Menschen zuhören und sich nicht nur um das eigene Leid kümmern. Dies wäre übrigens auch bei einigen anderen Erkrankungen eine sehr gute Möglichkeit, wieder ins Lot zu kommen. Die Menschen müssen begreifen, dass ihr Leben einen Sinn hat, dass sie gebraucht werden und dass sie das unnötige Selbstmitleid weglassen können.

Sie sollten auch das Wohlgefallenverhalten ablegen. Das kommt daher, dass die Frauen, als sie damals vertrieben wurden, oft dachten, sie wurden wegen ihrem Aussehen oder Verhalten vertrieben. Dieses Verhalten spiegelt sich heute wider. Sie würden am liebsten immer über sich selbst hinauswachsen. Sie sind oft sehr wohlerzogen, alles ist immer erstaunlich in Ordnung. Es ist ihnen auch wichtig, was andere Leute über sie sagen, denn man möchte keinen anderen mit seinem Aussehen oder Verhalten schockieren. Wichtig ist es für diese Patienten, eine gelassenere Haltung sich und der Umwelt gegenüber zuzulegen.

Nun sprachen wir über die weiblichen MS-Patienten. Wer sind nun die männlichen, welche die MS oft noch viel schlimmer auszutragen haben? Nach dem Gesetz von Ursache und Wirkung ist dies leicht zu erkennen: Es sind die Männer, welche die Frauen damals geschwängert haben, sich aber nicht bereiterklärten, diesen Frauen in diesem Leben zur Seite zu stehen und sie zu pflegen. Dadurch fiel das Leid der Vertreibung auf sie zurück.

Ein einziges Mal hatte ich einen Sonderfall: Es war ebenfalls ein Mann, der als Reitknecht vom Hofe vertrieben worden war, weil er seinem Herrn nicht mehr zuwillens war. Nun, was da bedeutet, kann sich jeder selbst ausmalen. Auch dort passierte leider dasselbe: Mit Flüchen und Schwüren verließ er den Hof und in der Innenschau der Durchlichtungsanalyse hatten wir zuerst einmal große Mühe, die Flüche und Schwüre alle zu neutralisieren, also „zurückzupfeifen". Für die Flüche musste er sich dann bei seinem damaligen Herrn entschuldigen, denn die lösten bei diesem auch sehr viel Übles aus. Als er das geschafft hatte, konnte auch seine MS sichtlich nachlassen. Anschließend konnte auch er seinem Herrn vergeben, dass er ihn zu seinem Geliebten gemacht hatte oder machen wollte. Dadurch klang die MS sehr schnell ab und heute ist der junge Mann so gut wie genesen.

Die MS-Patienten sollten sehr viel Sesamöl zu sich nehmen, da das Sesamöl die Nervenbahnen wieder aufbaut.

Laut Schulmedizin sollten sie Lecithin meiden, aber ich habe mit der Einnahme von Lecithin bei MS-Patienten bisher nur gute Erfolge gesehen. Wie die Theorie entstand, dass MS-Patienten Lecithin meiden sollten, ist mir bis heute schleierhaft.

Wichtig ist für sie auch, dass sie das Blut immer dünn halten, damit die verhärtenden oder ausfallenden Stellen gut durchblutet werden können. Dafür ist Petersilie wärmstens zu empfehlen

Muskelschwund

Muskelschwund bekommen Menschen, die andere innerlich getötet oder durch körperliche Verletzungen gedemütigt haben.

Wir müssen wissen, dass unsere Worte ebenfalls einen großen Schaden anrichten können oder aber, richtig eingesetzt, auch heilend sein können. Man sollte sich fragen: „Wie bin ich zu anderen, wo habe ich den anderen verletzt, dass es bis ins Knochenmark ging?"

Dies ist auch das alte Kriegsverteidigungsverhalten: „Ich schlage zurück, mit aller Gewalt."

Um die seelische Ursache für den Muskelschwund besser zu verstehen, folgt nachfolgend ein Auszug aus einer Geschichte. Bei dieser Geschichte handelt es sich um ein kleines Mädchen namens Amy, die mit Beinschienen laufen muss. Ihr wird von Chris der Grund ihrer Krankheit erläutert[1]:

Chris spricht mit Amy: *„Weißt du, Amy, Gott erschafft nichts Unvollkommenes. Mag sein, dass ein Käfer die Rosenknospe frisst oder ein Wurm die Tomate, doch als sie erschaffen wurden, waren beide vollkommen. Ebenso sind Würmer und Käfer vollkommene Geschöpfe. Das bedeutet aber auch, dass alles mit allem in Harmonie leben muss.*

Amy senkte den Kopf und sah auf ihre dünnen von Metallschienen und Lederriemen gestützten Beine. Hat Gott mich nicht unvollkommen geschaffen?

---

[1] aus dem Buch: David W. Frasure „Bluebirds, eine Liebesgeschichte", Reihe Undine, Spinx Verlag, ISBN 3-85914-512-6

Chris rückte näher zu Amy. *„Glaubst du, Gott würde eines seiner höchsten Geschöpfe unvollkommen erschaffen? Nie würde er das tun. Er schenkte uns ein vollkommenes Leben. Wir sind es, die missliche Umstände herbeiführen. Der Gott, den ich kenne, würde nie irgendjemanden etwas zu leide tun".*

„Aber was habe ich den getan, dass ich solche Beine habe? Mama sagt, sie sind von klein auf so." (...)

„Unser Leben ist verknüpft mit dem Leben anderer und mit allem, was wir ihnen antun und was sie uns antun. Wenn wir dann auf dieser Erde sterben so wie dein Großvater, begeben wir – das heißt unsere Seelen – uns an einem anderen Ort und lassen dort unser Leben wieder an uns vorbeiziehen, damit wir sehen, was wir falsch und was wir richtig gemacht haben. Das, was wir falsch gemacht haben, müssen wir zu einem späteren Zeitpunkt nochmals durchleben, und im nächsten Leben werden wir uns dann hoffentlich bemühen, es richtig zu machen."

Amy saß versunken da und lauschte seinen Worten. Sie saß vollkommen still, um auch nicht ein einziges Wort zu überhören. Chris fuhr fort: „Wenn wir z.B. jemanden töten, dann werden wir in einem späteren Leben umgebracht. Wenn wir Menschen verletzen, dann werden wir verletzt werden. So einfach ist das. Es gibt allerdings einen Weg, um begangenes Unrecht nicht selbst wieder erdulden zu müssen, und der ist, dass wir jetzt hier auf Erden lernen, falsches Handeln zu erkennen. Wenn wir also unser Unrecht einsehen, dann brauchen wir dafür nicht mehr zu leiden, denn damit haben wir unser Leben geändert. Das Wichtigste ist, aus allem, was wir tun, zu lernen. (...)

Amy schaute wieder auf ihre Beine und sagte dann: „Du sprachst vorhin über das Verletzen anderer Menschen - meinst du, ich habe irgendwann einmal jemanden an den Beinen verletzt?"

Chris blickte ihr fest in die Augen. "Ja das glaube ich, und deshalb heute dieses Leiden."

Julie [Anm.: ihre Mutter] wurde innerlich wütend, als sie Amys trauriges und verängstigtes Gesicht sah. Sie wollte Chris über den Mund fahren, brachte aber kein Wort heraus und konnte sich auch nicht von der Stelle rühren. Sie gab sich alle Mühe aufzustehen, aber es gelang ihr nicht.

Amys Gesicht war schmal und verkniffen, als sie Chris fragte: "Weißt du, was ich damals getan habe?".(...)

"Amy, vor gut zweitausend Jahren lebtest du als Soldat der römischen Armee. Du warst sehr tapfer und kämpftest in vielen Schlachten. Du warst mit einem anderen Soldaten befreundet, und ihr standet euch sehr nahe. Viele Male kämpftest du mit ihm Seite an Seite. Als dein Freund dann in einer Schlacht von einem Feind getötet wurde, drehtest du durch. Du zogst dein Schwert und bohrtest es dem feindlichen Soldaten von hinten in die Beine, wobei seine Muskeln durchgeschnitten wurden. Immer wieder hast du auf seine Beine eingestochen, bis sie ganz zerstückelt waren...

Julie schrie innerlich auf. Chris sollte endlich aufhören, aber sie konnte sich weder rühren noch sprechen. Etwas im Inneren hielt sie gefangen.

"Die Folge deiner Tat war, dass der Mann nie wieder gehen konnte. Du hast ihn nicht körperlich getötet, aber tief in seinem Inneren, in seinem Herz und Geist. Der Mann verlor seine Würde und seinen Stolz. Er konnte nur noch kriechen und musste überallhin getragen werden. Und so machten sich Hass und Verbitterung in seinem Herzen breit.

Siehst du, Amy, der physische Tod ist nicht so schlimm, aber innerlich zu sterben, ist der erbärmlichste Tod, den ein Mensch erleiden kann."

Ganzkörperkrankheiten, *Muskelschwund*

Amy weinte bittere Tränen. Sie schniefte und wischte sich mit dem Ärmel die Tränen weg. „Hab ich das wirklich getan, Chris?" fragte sie und versuchte die Tränen zurückzuhalten.

„Ja, das hast du getan. Ich hätte es dir nicht erzählt, wenn es nicht so gewesen wäre. - Und hast du daraus gelernt, Amy?"

„Oh, ja, ja Chris, nie wieder werde ich jemandem weh tun, nie mehr", beteuerte Amy mit weinerlicher Stimme.

Chris nahm wieder ihre Hände. „Jemanden nicht verletzen bezieht sich nicht nur auf dessen Körper. Unser Körper heilt in den meisten Fällen. Den größten Schaden richten unsere Worte und Taten an. Jemanden nicht weh tun heißt also auch, keine gemeinen oder überflüssigen Dinge zu sagen. Verstehst du das?"

„Oh, ja, Chris, ich verstehe" entgegnete Amy eifrig. Und während sie sprach, spiegelten ihre Hände das neugewonnene Wachstum wider, das sie eben erfahren hatte [Anm.: ihre Handlinien veränderten sich].

„Gut Amy, es ist wichtig, dass wir aus allem etwas lernen", sagte Chris, während er zu Amys Beinen herüberrückte. „Amy, ich hebe jetzt dein Kleid ein wenig an und nehme dir die Beinschienen ab - okay?"

„Warum, Chris? Warum?" fragte Amy mit ängstlicher, fast zitternder Stimme.

„Nun, jetzt, wo du aus deinen Fehlern gelernt hast, gibt es keinen Grund, diese Dinger noch länger zu tragen. Du wirst von nun an ohne sie gehen können."

Julie tobte innerlich, Chris möge endlich aufhören und ihr Kind in Ruhe lassen, Das ginge jetzt doch zu weit. Aber sie saß regungslos da und brachte kein einziges Wort heraus.

Während Chris die Lederriemen löste, redete er weiter: „Amy, weißt du, wer der Mann war, den du verletzt hast?"

„Nein", entgegnete Amy, während sie Chris nervös bei der Arbeit zusah.

„Nun, er hat dir vergeben und liebt dich heute sehr. Heute ist dieser Mann eine Frau, wie du, und ich werde dir sagen wer es ist", sagte Chris und schaute Amy an. „Es ist deine Mutter. Sie liebt dich so sehr, dass sie bei dir sein wollte, um dir dein schweres Los zu erleichtern, aber damit hat es nun ein Ende", sagte er und löste den letzten Riemen.

Chris schob zuerst die linke Schiene weg. Dabei fuhr er mit seiner Hand über ihr Bein. Dann folgte das rechte Bein. Amy starrte gebannt auf ihre Beine, während Chris die Schienen nahm und beiseite warf.

Chris lehnte sich zurück und sagte mit Bestimmtheit in der Stimme, jedoch ruhig und einfühlsam: „So, nun steh auf und gehe, Amy."

„Hilf mir hoch, Chris" rief Amy.

„Nein. Wenn du nun gehen willst, dann steh allein auf. Von jetzt an wirst du nie wieder fremde Hilfe beim Gehen brauchen."

Amy drehte sich auf den Bauch und drückte sich hoch auf die Knie, wie sie es gewohnt war mit ihren Schienen. Dann nahm sie ihr linkes Bein, hob es an und setzte den linken Fuß auf den Boden. Dann den rechten Fuß. Sie stand aus eigener Kraft! Sie drehte sich um und blickte ihre Mutter an. Julie richtete sich auf und Amy ging einen Schritt auf ihre Mutter zu, dann noch einen und noch einen. „Mami, Mami", rief sie, „ich kann gehen, ich kann gehen!"

Sie machte vier weitere Schritte, dann lagen sich Amy und ihre Mutter in den Armen. Beide weinten laut, und Tränen liefen ihnen *über die Wangen, während Chris – gelassen - damit beschäftigt war, Amys Alukrücken auseinander zu nehmen.*

„Amy", unterbrach Chris sie, „jetzt, da du jetzt laufen kannst, möchte ich, dass du als erstes deine Schienen und Krücken nimmst und sie zur Mülltonne hinter der Garage trägst."

Amy ließ ihre Mutter stehen, holte die Schienen und Krücken und ging dann langsam an der Garage entlang, bis sie dahinter verschwand. Chris hörte, wie der Deckel der Mülltonne angehoben wurde, die Metallgegenstände hineinfielen und der Deckel wieder zufiel. Kurz darauf kam Amy hinter der Garage hervorgeschossen. Sie sprang herum, ruderte mit den Armen und lachte lauthals. Als sie auf Chris und Julie zurannte, fiel sie zu Boden und wälzte sich auf den Rücken, lachend und auf den Boden schlagend. Sie rannte zu Julie und gab ihr einen dicken Kuss, dann hinüber zu Chris, der ein paar Schritte entfernt stand. „Ich liebe dich, Chris", rief sie ungestüm, „ich liebe dich!"

Chris schob sie ein wenig zur Seite und fragte: „Was hast du denn vor, jetzt wo du laufen kannst?"

„Zuerst zeige ich es Papi und Oma und Todd und Allison. Dann möchte ich in den Park gehen, um zu schaukeln und zu wippen, Und rennen will ich und das Karussell drehen. Das wollte ich schon immer. Alle Kinder im Park sollen kommen und sich ins Karussell setzen – und dann werde ich sie im Kreis drehen."

„Dann geh ins Haus, Amy und zeig allen, dass du laufen kannst. Und dann gehen wir zusammen in den Park."

Amy schoß los. Julie und Chris sahen ihr nach, wie sie die Stufen hoch rannte und ins Haus stürzte. Julie wäre gern bei Amy gewesen, um die Gesichter von Bob und Eleanor zu sehen, doch etwas war wichtiger. Sie wandte sich um und sah Chris an. „Chris, wer bist du? Und warum bist du in diesem Sommer hierher gekommen?"

„Ich bin nur ein Mensch und bin gekommen zu versuchen, ein wenig Liebe zu bringen."

So entsteht der Muskelschwund, wie wir hier in dieser Geschichte auch erfahren haben, durch starke Verletzungen mit der Lust, den Menschen auch wirklich heftigst verletzen zu wollen. So wie das Opfer auch damals am Muskelschwund dahinsiechte und schließlich verstarb, so siecht auch heute unser Täter dahin, bis die Muskeln des Brustkorbes versagen und er letztendlich daran verstirbt.

Die rechtzeitige Bitte um Vergebung hilft, die Krankheit enorm aufzuhalten, sie vielleicht sogar zum Stillstand zu bringen.

Morbus Bechterew

Morbus Bechterew ist eine Krankheit, die immer auf ungerechter Verurteilung, oft verbunden mit Folter, beruht. Die Schmerzen, die dem Opfer bei der Folter zugefügt wurden, fallen in Form dieser Krankheit auf den Menschen zurück, der die Folter veranlasst hat. Er erntet nicht nur die Schmerzen des Opfers, sondern auch dessen Demütigungen und dessen Nachtragendheit, dessen Groll und eventuell sogar dessen Rache. Deshalb kann der Bechterew so unterschiedlich stark ausfallen: Ich sah meine eigenen Folterknechte: Einer saß im Rollstuhl und hatte bereits eine Platte zwischen die Schulterblätter einoperiert bekommen, so stark war sein Zusammengerutscht-Sein nach vorne. Er wäre sonst wahrscheinlich durch das Zusammendrücken des Brustkorbes schon längst erstickt. Er hatte kaum noch aktives Lungenvolumen. Der zweite Folterknecht war wirklich von den Knien bis zum Hals hin steif. Er konnte nicht mehr normal sitzen, das war nur noch auf einem Tripp-Trapp-Stuhl möglich. Ins Bett zu legen war im Normalfall gar nicht mehr drin, er musste sein Bett auf eine Spezialhöhe einstellen und sich dann ab den Knien fallen lassen wie ein Brett. Der dritte hatte „nur" Schmerzen, die ihn aber auch ganz schön plagten, und eine Versteifung der Wirbelsäule bis zwischen die Schulterblätter.

Es war für mich nicht einfach zu beobachten, wie sie mich damals gefoltert haben. Aber dann kam die allumfassende Frage: „Kannst Du ihnen heute verzeihen?" Als ich dann ihren heutigen Zustand der Austragung betrachtete und sah, wie sehr sie heute unter ihren damaligen Taten zu leiden hatten, fiel es mir nicht mehr so schwer, ihnen zu verzeihen. Mitleid machte sich in mir breit, als ich ihre schmerzhafte Austragung sah. Dieses Mitleid half mit, ihnen zu verzeihen.

Ganzkörperkrankheiten, *Morbus Bechterew*

Nun war ich ja bei weitem nicht die einzige, die unter ihnen gelitten hatte. Es bleibt ihnen nicht erspart, sich bei den anderen auch zu entschuldigen. Aber meine Entschuldigung half ihnen schon einmal ein Stückchen weiter, einen kleinen Teil der Krankheit loszuwerden und ein bisschen weicher zu werden.

So ist es für jeden, der einen Bechterewler in der Familie oder im Umfeld hat, wichtig sich zu fragen: Trägt er/sie meinetwegen dieses Schicksal? Habe ich ihm / ihr noch nicht verziehen?

Bechterewler haben meistens noch einen gewissen Stolz in sich, der es ihnen schwer macht, um Verzeihung zu bitten. Das kommt daher, dass sie ja in früheren Zeiten für ihre Folterungen einen Ablass bekamen, der sie von allen vergangenen, gegenwärtigen und zukünftigen Sünden freisprach. Sie handelten ja im Auftrage der „Heiligen Mutter Kirche". Darum haben sie für die Taten, die sie damals angestellt haben, auch kein Unrechtsbewusstsein. Selbst heute ist es schwer, ihnen in der Innenschau klar zu machen, dass das Taten waren, die der Schöpfer nie unterschrieben hätte, und ihnen damit ein Unrechtsbewusstsein zu vermitteln, was ihnen hilft, sich bei ihren Opfern zu entschuldigen. Denn nur so kann der Bechterew nachlassen.

Der Täterbechterew hat eine Abtragungszeit. Das heißt, selbst nach der letzten Vergebung durch das letzte Opfer ist unser Täter noch nicht frei von seiner Krankheit. Die Krankheit wird erst langsam nach der selbstgewählten Zeit der Austragung der Schmerzen, die man den anderen zugefügt hat, allmählich nachlassen. Dennoch ist es der kürzeste Weg, die Belastung loszuwerden, weil in den Seelenreichen die Verfolgung durch die wütenden Opfer viel länger dauert und den Täter non-stop von einem Ende des Dunkeluniversums zum anderen jagt. Deswegen träumen die Täter als Kinder oft von diesen Verfolgungsjagden, in denen sie fliehen und fliehen und bekommen ihre Verfolger doch nicht los: Nein, in den

Ganzkörperkrankheiten, *Morbus Bechterew*

Seelenreichen gibt es keine Mauern und keine Wände und deswegen auch keinen wirklichen Abstand von den Racheseelen, die einem auf den Fersen sind. Doch bis diese Racheseelen in den Seelenreichen einmal loslassen, dauert es oft sehr lange. Da ist es für manchen Täter sicher der kürzere Weg, noch einmal über die Erde zu gehen und die Schmerzen halt 80 Jahre lang auszuhalten, aber dadurch das Mitleid der Opfer anzuregen und von ihnen die Vergebung zu erhalten – wenn man bereit ist, darum zu bitten.

Bisher hatte ich aus genau diesen genannten Gründen noch keine Ganzheilungen von Täterbechterewlern. Aber enorme Erleichterungen der Schicksale und der Schmerzen waren schon zu verzeichnen.

Doch wie wir schon öfters gehört haben, haben der Täter und das Opfer oft dieselbe Krankheit, wenn das Opfer dem Täter nicht verzeihen konnte. Der Opferbechterew ist genauso schmerzhaft wie der Täterbechterew und kann erst in einer Innenschau als solcher identifiziert werden. Beim Opferbechterew ist es so, dass das Opfer langsam seinen Groll ablegen sollte und Stück für Stück allen vergeben, die an seiner Verurteilung beteiligt waren. Das fällt auch dem Opfer nicht leicht, weil das Gefühl, ungerecht verurteilt worden zu sein und dafür Gerechtigkeit und Ausgleich einzufordern, sehr groß ist. Dieses Gefühl muss das Opfer ablegen. Wie wir ja bereits beim Täterbechterew gesehen haben, macht der Liebe Gott keine Fehler: Jeder muss durch die Austragung hindurch, die ihm zeigt, was er anderen angetan hat. Aber das Opfer kann sich selbst am meisten helfen, indem es dem Täter vergibt und sich dadurch von dem Groll lossagt, den es auf den Täter hat. Dadurch verschwinden seine Schmerzen unmittelbar! Ich weiß, ich kenne es aus meiner eigenen Krankheitsgeschichte genug, dass es auch für ein Opfer nicht immer sehr leicht ist zu vergeben, denn sonst hätte es den Bechterew ja gar nicht. Die Nachtragendheit und der

Ganzkörperkrankheiten, *Morbus Bechterew*

Groll können aus dem Gefühl, fürchterlich ungerecht behandelt worden zu sein, sehr lange anhalten!

Mein Schutzengel sagte zu mir wortwörtlich: „Kind, es war uns nicht möglich, Dich oben in den Seelenreichen zum Vergeben zu bewegen. Wir mussten Dich noch einmal auf die Erde schicken!"

Deswegen war ich auch nur widerwillig zur Erde gegangen und empfand sie wie eine Strafanstalt gegenüber dem, was ich doch an Schönem oben erleben durfte. Aber ich konnte wirklich mit keinem meiner Täter zusammengeführt werden, ohne dass in mir Groll und Rache hochkochten. Deswegen musste ich mit ihnen noch einmal in Liebe auf der Erde zusammenkommen, um ihnen vergeben zu können. Weitestgehend ist dieses auch gelungen: Meine Täter haben mich zwar noch nicht alle um Vergebung gebeten, weil ihr Stolz dieses noch nicht zuließ, aber ich konnte ihnen wenigstens vergeben, was mir Schmerzfreiheit eingebracht hatte, so dass ich nach 17 Jahren wenigstens schmerzfrei und wieder beweglich war.

Aber ich durfte und darf auch nicht zurückfallen: Ein kleines Stückchen im Lumbalbereich ist noch steif. Ich fragte Unseren Vater, warum das so sei und Er antwortete mir: „Kind, wenn Du wieder grollst, kannst Du gleich wieder Deine Krücken nehmen!" Ich verstand: Die Empfindsamkeit in dem Bereich, in dem unsere Belastung lag, muss Vater uns lassen, damit wir nicht wieder in dieselbe belastende Haltung zurückfallen. Denn wir wollen ja belastungsfrei von der Erde gehen und nicht uns weiterhin neu belasten. Deswegen: Sobald ich wieder einmal grolle, und sei es nur einen kurzen Moment lang, schießt aus dem Kopf durch die Wirbelsäule ein Schmerz hinunter, in den Ischias hinein, und ich stehe wie angenagelt da, ohne mich rühren zu können, bis ich mich innerlich für meinen Groll entschuldige. Dann verlässt mich der Schmerz sofort und ich kann mich wieder rühren.

Heute geschehen die Heilungen sehr viel schneller, meine Klienten müssen nicht mehr 17 Jahre warten, wie ich es noch tun musste: Ich hatte einen Klienten, dessen Fall ähnlich gelagert war wie meiner: Auch er hatte einen Bechterew, der eindeutig diagnostiziert worden war. Ich schaute mir die seelischen Ursachen an und fand heraus, dass es ein Grollbechterew war. Ich arbeitete lange mit ihm, bis auch er seinen Groll loslassen konnte, was nicht einfach für ihn war. Doch zwei Jahre später kam er wieder zu mir und verkündete ganz stolz und mit Tränen in den Augen, dass sein Bechterew nicht mehr nachweisbar sei – alle Schmerzen haben nachgelassen und er ist heute wieder voll beweglich. Wir waren beide so gerührt, weil beide Diagnosen auf lebenslanges Leid hindeuteten: Auch ihm hatten die Ärzte keine Hoffnung auf Genesung gemacht.

Doch es geht: Wenn man die Lebensaufgaben, die hinter einer Krankheit stehen, erkennt, so kann auch eine sogenannte unheilbare Krankheit verschwinden.

„Vererbbarkeit"

So, wie wir jetzt die Dinge betrachten, kann uns eigentlich nur klar sein, dass es keine „vererbten" Krankheiten gibt und damit auch keine „Vererbbarkeit". Warum? In den Familien treffen sich nur die Seelen, die tatsächlich dasselbe Schicksal miteinander auszutragen haben. Dass diese naturgemäß mit denselben Krankheiten behaftet sind, bis alle alles ausgetragen haben, was zu ihnen gehört, gehört mit zum Gesetz von Ursache und Wirkung. Deswegen sind die Krankheiten aber nicht erblich, sondern nur durch die Struktur der Seelen bedingt.

So erging es mir auch: Ich wurde, als mein Bechterew ausbrach, gewarnt, dass, wenn ich ein Kind bekommen würde, dieses auch höchstwahrscheinlich Bechterew haben würde. Ich bekam einen Sohn. Mehr als 20 Jahre haben wir uns zusammengerauft, er war und ist ein Rhetoriker ohne Ende, dem man vieles von Anfang an mit Worten nicht klarmachen konnte – man konnte nur handeln und ihn folgen lassen. Er hatte immer das letzte Wort und immer recht – auch wenn er nicht recht hatte.

Im Sommer 2006 geschah dann, was geschehen musste: Ich wurde aufgerufen, meinem Hauptinquisitor noch zu vergeben. „Kind, kannst Du Deinem Hauptinquisitor noch vergeben?" Bei den Gedanken an diesen „Typ" konnte ich es nicht unterdrücken, dass es in mir hochkochte, aber wie! Der Mann hat mich monatelang verhört, immer wieder dasselbe gefragt, immer wieder dieselben Fragen gestellt, immer doppelschneidige Fragen gestellt. Egal, wie man darauf antwortete, hatte man Unrecht, es war übel. Mürbe machte einen das! Müde war ich gewesen, geschlaucht durch die Folter, geschlaucht durch die Nächte, wo man nicht schlafen konnte, immer voller Angst vor der Verurteilung. Und diesem Mann sollte ich nun auch noch vergeben? Ich knirschte und trug das Thema über Monate mit mir herum. All die Demütigungen, die Müdigkeit, die Schmerzen der Folter, die versuchten Übergriffe der Folterknechte und schließlich doch diese hämische Verurteilung kamen in mir wieder hoch. Doch ich dachte immer wieder an Christus und wie Er in der Lage war, seinen Folterknechten zu vergeben: „Vater, vergib ihnen, denn sie wissen nicht, was sie tun!" Drei geschlagene Monate hatte es gedauert, bis ich bereit war, diesem Menschen zu vergeben. Und erst, als ich es endlich geschafft hatte, kam ein Anruf von meinem Jungen: „Mami, mir geht es so dreckig, ich habe solche Schmerzen, kannst Du mir nicht einmal eine Durchlichtung machen?" Oh, die erste seines Lebens, jetzt war mein Junge bereit dazu? Ich war erstaunt und erfreut zugleich. Er kam im Dezember und wir schauten in seiner Zellinformation nach, was der Grund für seinen starken Bechterewschub war. Kaum in der Hüfte angelangt, sah ich ihn hinter dem Inquisitorentisch sitzen! Mein Hauptinquisitor! Ich erschrak zu Tode, fasste mich aber sofort wieder, weil ich in derselben Sekunde daran erinnert wurde, dass ich ihm vor zwei Monaten vergeben hatte, und ich konnte in derselben historischen Situation auf ihn zugehen, ihm meine Hand auf den Rücken halten und ihm sagen: „Hauptinquisitor, in diesem Leben bist Du mein Sohn und ich will nicht, dass Du meinetwegen unnötig leidest. Von mir sollst Du die Vergebung erhalten, aber denke daran, ich war bei weitem nicht die einzige, die Du verurteilt hast!" Als mein Sohn dann aufstand und sich nach der Heilenergieübertragung wieder bewegte, war es schon um ein vielfaches leichter. Er fragte mich gleich: „Na, Mami, war ich Dein Hauptinquisitor?" Ich nickte bloß, aber mir war klar, dass ich es in den Seelenebenen nie geschafft hätte, ihm zu vergeben, doch durch die Mutterliebe ging es. Deshalb steckt Unser Vater uns in dieselben Familien, damit vieles, was sich in den Seelenebenen in Hunderten von Jahren nicht lösen lässt, auf Erden mit Hilfe der Liebe zueinander gelöst werden kann. Heute bin ich dankbar, dass wir es wenigstens geschafft haben, auch wenn ich seine Rhetorik immer noch fürchte. Aber verziehen habe ich ihm wenigstens, so dass sein Rücken sich bessern kann und meiner schon lange nichts mehr zeigt.

Wir sehen also daraus, dass die gesamte Vererbungslehre vom seelischen Standpunkt her gesehen nicht aufrechterhalten werden kann. Immer liegen seelische Ursachen den Krankheiten zugrunde, weswegen auch nur die Seelen die Krankheiten bekommen, die sie auch benötigen. Die anderen Seelen, die sich in eine Familie inkarnieren und mit dem Karma nichts zu tun haben, bekommen diese Krankheiten nicht. Deswegen ist auch nicht jedes Kind innerhalb einer Familie krank. Und deswegen muss auch keine Familie fürchten, dass ein zweites oder drittes Kind dieselbe Krankheit bekommt, wie sie vielleicht beim ersten Kind aufgetreten ist. Die folgenden Kinder bekommen sie nur dann, wenn sie mit dem gemeinsamen Karma ebenfalls etwas zu tun haben, und dann ist es auch der schnellste Weg der Abtragung für sie. Gemeinsam geht es tatsächlich leichter, weil man sich innerhalb der Familien- oder Freundesliebe schneller vertragen lernt als oben in den Seelenreichen, in denen die Situation immer wieder ungeschminkt an einem vorbeizieht und oft keiner den Anfang macht, der Situation einmal ein Ende zu setzen, indem er vergibt oder um Vergebung bittet...

Skoliose

Bisher hatte ich einige Skoliosepatienten, die alle dasselbe Bild aufzeigten: Christenverfolgung. Sie alle hatten ausnahmslos in der Zeit Christi und in der Zeit der ersten Christenverfolgungen gelebt. Sie waren daran beteiligt, die Christen aufzuspüren, sei's in den Katakomben, sei's durch Verrat. Sie standen in den Arenen und ließen die Löwen oder die Raubkatzen los, bis die Christen von ihnen zerfleischt worden waren. Dieses Zerfleischen der Wirbelsäule, unter großen Krachen in den Arenen oft hörbar (ich hörte es in den Zellinformationssichtungen, es war fürchterlich) schlägt sich in diesem Leben als Skoliose nieder. Der Rücken wächst schief, es entstehen dadurch Schiefstellungen anderer Körperteile, dadurch wächst alles schief und die Schmerzen, die in der Folge entstehen, sind denen der Christen, die den Löwen vorgeworfen wurden, nicht unähnlich.

Einen jungen Klienten mit diesem Krankheitsbild hatte ich und es ging ihm seelisch sehr schlecht, weil er sich einfach nicht unter Menschen traute. Er trug immer sehr voluminöse T-Shirts, damit man die Verkrümmung nicht sah. Ich macht ihm Mut, dass jeder von uns schon irgendwann einmal eine Inkarnation „in den Sand gesetzt hat", sonst wären wir alle nicht auf der Erde. Als er in der Innenschau selbst sah, wie viele Menschen in den Arenen getötet worden waren, kam zuerst seine große Reue über das, was geschehen war. Er bat die Menschen alle einzeln um Vergebung, dass er bei dem grausamen Szenario mitbeteiligt war. Danach wurde sein Rückgrat wieder so weich, dass eine wesentlich Verbesserung und Begradigung eintrat. Doch in dem Moment, wo er in seinem jugendlichen Leichtsinn die seelischen Ursachen wieder weit von sich schob, verhärtete sich der Rücken wieder und es wurde wieder schlechter. Aus diesem Fall ersehen wir, dass es tatsächlich wichtig ist, an die seelischen Ursachen auch zu glau-

Ganzkörperkrankheiten, *Skoliose*

ben und sie in seinem Leben mit in Betracht zu ziehen und entsprechend gegenzusteuern. Wenn man sie ignoriert, verhärtet sich alles wieder, weil die Seele innerlich nicht auf die Knie geht und aufhört, an den seelischen Ursachen zu arbeiten. Da ist der Seele auch nicht geholfen, wenn man sie schonen will und ihr deswegen sagt: „Das kann nicht sein..." denn es ist doch dieses Thema, wie der bessere Krankheitsverlauf im Falle von Reue und Wiedergutmachung zeigt.

Die Wahrheit bringt uns doch am weitesten...

Im Physischen hilft bei der Skoliose die Dorn-Breuss-Methode ganz gut weiter, sowie jede Art von Streckungen. Meinem jungen Klienten riet ich auch, sich eine Reckstange zwischen seine Tür zu klemmen und sich jeden Tag mehrmals daran zu strecken, was auch zu einem relativ guten Erfolg führte.

Schmerzen - Allgemein

Jede Art von Schmerzen ist eine nicht mehr zu ignorierende Botschaft unseres Körpers und möchte uns etwas mitteilen.

Die Seele greift über den Körper zu dieser Maßnahme, nachdem alle anderen Versuche der Kommunikation versagt haben. Diese anderen Arten der Kommunikation gehen über unsere innere Stimme, Gedanken, Gefühle, Hinweise von Menschen, Bücher, Berichte, Fernsehsendungen u.s.w.

Wenn die Schmerzen aufgrund von karmischen Ursachen herrühren, dann ist es jetzt an der Zeit, die Ursache über die Verzeihoder Vergebensarbeit aufzulösen. Denn das Karma meldet sich dann, wenn der richtige Zeitpunkt zur Auflösung gekommen ist.

Meist sind dann Opfer oder Täter in unmittelbarer Nähe.

Schmerzen, die keine physische Ursache erkennen lassen und trotzdem dauerhaft enorm wehtun, sind meist alte Folterschmerzen.

Wir bekommen auch Schmerzen, wenn wir eine Arbeit ungern verrichten und dabei Groll entwickeln. Denken wir nur daran, wie schwer wir an einer vollen Kiste zu tragen haben, die uns nicht gehört oder jemandem gehört, auf den wir einen Groll haben. Und wie leicht uns doch dagegen die Kiste mit unseren Lieblingssachen darin vorkommt. Also die Schmerzen entstehen nicht, weil die Kiste schwer ist, sondern weil wir einen Groll darauf entwickeln. Wenn man etwas widerwillig tut, wird man krank.

Es sollten die Schmerzen hinterfragt werden, auf was sie einen aufmerksam machen wollen. Einen ersten Hinweis gibt uns die Lokalisation des Schmerzes an.

Krebs

Die Krebserkrankung hat als seelische Ursache generell die Selbstaufgabe, d. h. man hat sich irgendwann selber aufgegeben.

Es gibt ein Gesetz des Himmels und das heißt: „Liebe deinen Nächsten wie dich selbst." Wenn dieses im Ungleichgewicht steht, dann entsteht bei dem Krebs, der sich selber weniger liebt und wertschätzt als seinen Nächsten. Die Menschen, die Krebs entwickeln, denken zuwenig an ihre eigene seelische Entwicklung.

Wir hatten einen Fall von einer Frau, bei der die Ärzte sagten, sie hätte nur noch 6 Wochen zu leben. Diese Frau hatte sich überlegt, warum sie diesen Krebs hat. Und sie hat festgestellt, dass sie immer für den Mann, die Kinder, die Eltern, Schwiegereltern und für andere gelebt hatte, nur nicht für sich selber. Nun kam die Diagnose: „Noch sechs Wochen zu leben, und dann ist Schluss für diese Erdenrunde." Also überlegte sie sich, dass sie ihre Familie jetzt schon auf die Zeit nach ihrem Tode vorbereiten wollte und ihnen die Verteilung der Aufgaben selbst überlassen möchte. Ihr Mann und ihre Kinder gingen auf den Vorschlag ein. Sie versorgten sich von nun an selbst und teilten die Aufgaben des Haushaltes, die sie bisher wie selbstverständlich übernommen hatte, unter sich auf.

Sie zog ebenfalls aus dem Elternschlafzimmer aus, richtete sich ein eigenes Zimmer ein, in dem sie gründlich ausschlafen konnte, solange wie sie wollte. Dann zog sie sich gemütlich an, frühstückte in Ruhe und ging anschließend ihren Hobbies nach, die sie schon jahrelang gern ausgeübt hätte. Sie ging viel spazieren, sang im Chor, besuchte Freunde, kurz, sie machte alles so, wie es ihrem Inneren entsprach und wie sie sich gerade fühlte. Im kreativen Bereich fing sie an zu malen und tat endlich alles, wozu sie wirklich gerade Lust hatte.

Ganzkörperkrankheiten, *Krebs*

Nach 6 Monaten konsultierte sie wieder einmal ihren Arzt und fragte ihn, wie weit der Krebs schon fortgeschritten sei. Zu ihrer Überraschung stellte der Arzt fest, dass der Krebs verschwunden war. Aber sie hütete sich, dies ihrer Familie mitzuteilen, und beließ es bei der neuen Aufteilung der Pflichten, zumal sich alle gut daran gewöhnt hatten und so auch die Gewissensbildung für die Übernahme eigener Pflichten ganz schön fortgeschritten war.

Sie war ruhig geworden und hatte alle Autoaggressionsmechanismen abgelegt. Sie hatte endlich den Mut aufgebracht, ihr Leben genauso zu werten, wie das des Partners, oder der Familie. Und dadurch hatte sie im wahrsten Sinne des Wortes ihr Leben gerettet.

Die Erkrankten müssen ihren eigenen Sinn im Leben suchen und sehen und von der Selbstaufgabe ablassen. Denn wenn wir uns aufgeben oder keinen Sinn mehr im Leben sehen, dann können sich die Zellen nicht mehr mit der Schöpferkraft auffüllen. Es ist wichtig, wieder Spaß am Leben zu haben und Freude zu empfinden. In den USA gibt es ein Krankenhaus, in denen die schwerkranken Patienten Aufgaben zugeteilt bekommen, d. h. einer darf kochen, ein anderer putzen, wieder ein anderer kümmert sich um Leidensgenossen u.s.w. Dieses Krankenhaus hat eine sehr hohe Genesungsrate von Krebs.

Des weiteren zählt das Lachen als wichtigste Therapieform. Diese Klinik hat einen riesigen Erfolg und wurde mittlerweile schon verfilmt. Der Film trägt den Titel des Arztes, der diese Klinik ins Leben gerufen hat - Patch Adams. Er wird gespielt von dem sehr guten Schauspieler Robin Williams.

Die größte Hilfe ist, wenn man sich wieder mit der Schöpferkraft verbindet und Urvertrauen aufbaut.

Hierzu hatte ich auch einen sehr prägnanten Fall: Eine junge Mutter kam mit Krebs. Sie hatte drei Kinder kurz hintereinander geboren und sah sich nicht mehr in der Lage, die gesamte Arbeit zu schaffen. Dazu kam, dass, wie sie meinte, ihr Mann ihr nicht genug unter die Arme griff, denn er war sehr fleißig und auch dementsprechend beschäftigt. Dadurch war er abends auch müde und konnte nicht mehr so stark helfen, denn er brauchte seine Erholung ja ebenfalls, um am nächsten Tag wieder fit für die Arbeit zu sein. Dadurch entstand die Verkennung, dass er sie nicht richtig liebte, was er aber tat – es war eine tatkräftige Liebe, die ihr zeigen sollte, wie sehr er sich um sie und um die Familie kümmerte. Er liebte auch seine drei Kinder sehr und verbrachte jeden freien Moment mit ihnen.

Trotz dem Fleiß ihres Mannes, den sie aber, wie gesagt, verkannte, entwickelten sich in ihr Todeswünsche: „Lieber Gott, ich kann nicht mehr, bitte hole mich doch!" Und auf einmal stand diese Perspektive ins Haus: Brustkrebs, mit der Option, dass Er sie wirklich in absehbarer Zeit holen würde. Auf einmal wurde ihr die Tragweite ihres Wunsches klar: „So habe ich das doch gar nicht gemeint! Ich liebe meine Kinder doch. Und ich liebe auch meinen Mann!"

Nun mussten wir als erstes einmal an dem Zurückpfeifen des Wunsches arbeiten. Erst, als sie Unserem Vater hoch und heilig versprochen hatte, ihr Leben wieder vollbewusst und in voller Verantwortung für sich und ihre Kinder in die Hand zu nehmen, wurde es im Inneren Auge wieder heller. Dadurch floss verstärkte Heilkraft in sie ein. Und erst, als sie daraufhin sehen lernte, dass ihr Mann ja auch alles tat, um sich und die gesamte Familie aufrechtzuerhalten, dass er sehr fleißig war und an seiner Verantwortung nichts fehlte, konnte sie ihn auch wieder achten und schätzen lernen. Das war der zweite Schritt zu ihrer Genesung. Der dritte war dann, dass sie Unserem Vater versprach, nie wieder Todeswünsche hinauszusenden, die dann von anderen Wesenheiten als von Ihm erfüllt würden und welche die Seele garantiert in niedrigere Ebenen führt, weil das Leben nicht erfüllt wurde. Ein unerfüllt abgeschlossenes Leben führt die Seele in niedrigere Seelenebenen. Über dem Lichttunnel leuchtet dann das Banner „unerfüllt" und die Seele muss in irgendeiner Weise, als Seele in den Seelenreichen oder noch einmal als Mensch in einer neuen Inkarnation auf der Erde, zeigen, dass sie in der Lage und bereit ist, ihre Aufgaben jetzt zu übernehmen und zu bemeistern.

Nun, sie tat es zu Lebzeiten, und dadurch konnte der Krebs tatsächlich verschwinden. Das ist harte Wirklichkeit: „Gib nicht auf! Bemeistere Deine Lebensaufgaben! Ändere Dein Umfeld und Deine Wirklichkeit so, dass der Schöpfer mit Dir zufrieden ist. Ändere Deine eigenen Haltungen, wenn nötig. Übertrage die Verantwortungen denen, die sie tragen lernen müssen. Übernimm Deine Verantwortungen so, wie sie gerade anstehen!"

Diese Leitsätze, gut umgesetzt, erbringen die Heilung von Krebs.

Dass keine Heilung von Krebs erfolgen kann, wenn diese Leitsätze nicht umgesetzt werden, musste eine Patientin auch leidvoll erfahren: Sie ächzte sehr unter der Willkür ihres Mannes. Daraufhin entwickelte sie Brustkrebs. Mit dieser Diagnose kam sie zu mir. Ich beschrieb ihr ihre Seeleninnenwelt und zeigte ihr auf, wie sehr ihre Seele unter der Willkür ihres Mannes litt. Es war eine Lösung für ihr Leben zu sehen, die aber bedingte, dass sie sich von ihrem Mann lösen musste, um diese Lösung leben zu können. Doch neben der Willkür bot ihr Mann durch das schöne Haus, in dem sie wohnten, auch einige Annehmlichkeiten, die sie nicht vermissen wollte.

Nun, beide Komponenten bekommt man selten unter einen Hut. Also muss man in manchen Fällen in den scheinbar sauren Apfel beißen und sich von den krankmachenden Haltungen des Partners lösen. Oft hilft nur, da genau diese Partner ihre Partnerin ja behalten wollen – sie ist ja eine gefügige Zielscheibe für ihre Aggressionen – der Weg über eine Trennung, in der auch genau gerichtlich festgelegt wird, wie viel Unterhalt der Partner der Partnerin zu zahlen hat. Denn das war das zweite, was sie fürchtete: Völlig ohne Unterhalt dazustehen, weil ihr Mann es ihr angedroht hatte, dass er keinen Unterhalt zahlen würde – und das nach 36 Ehejahren - , obwohl sie permanent in der Firma des Mannes gearbeitet hatte. In solchen Fällen darf man sich getrost auf das Wort des Gerichtes verlassen, ehe dass man seinen Körper aufgibt.

Zu Beginn der Therapie hatte sie noch die Kraft, all dieses auch durchzuziehen, auszuziehen und zu ihrem Quälgeist Distanz zu halten – und war genesen. Der Brustkrebs bildete sich zurück, die Knoten waren bis auf ein Minimum zusammengeschrumpft. Die Ärzte bestätigten, dass man nicht mehr operieren müsse.

Doch dann ließ sie sich von ihm wieder breitschlagen, ins Haus zurückzuziehen, und das war ihr Todesurteil. Nach einer kurzen Zeit, wo er gut zu ihr war, verfiel er wieder in seine alten Verhaltensweisen. Dadurch wuchs ihr so schön zurückgebildeter Krebs wieder. Trotz guter Säfte und vorsichtigem Essen schaffte sie es nicht, wieder zu genesen, weil sie mit seinen Verhaltensweisen nicht zurechtkam und es einfach nicht schaffte, ihm Kontra zu geben. 2 Jahre hielt ihr Körper diese Belastungen noch aus – und dann gab er auf. Schade. Es hätte nicht sein müssen. Sie war ja noch so jung.

Daraus sieht man, wie wichtig es ist, sich aus dem karmisch belasteten Umfeld, welches einem nicht mehr gilt (!!!) herauszuziehen. Ist man karmisch noch mit belastet, so wird einem dieses kaum gelingen. Aber wie im Falle dieser Frau sind manche mit dem Karma des Partners/der Partnerin gar nicht mehr verbunden und dürfen genesen, wenn sie sich von ihm/ihr lösen.

Ein weiterer Fall von Krebsheilung ist Dr. Norman Walker, selbst Arzt, der mit 32 Jahren die Diagnose erhielt: „Schwarzkrebs!", eine der aggressivsten Krebsarten, die es überhaupt gibt. Dr. Norman

Walker wollte sich dem Krebs aber nicht hingeben und überlegte, wie er seinem Leben das Optimum an Lebenskraft zuführen konnte, damit der Körper nicht aufgab. Er kam darauf, dass frisch gepresste Säfte die reinste Lebenskraft erhalten. Er wusste allerdings, dass diese Säfte nicht zu schnell gedreht werden durften, denn sonst zerschlagen sich die Enzyme. So besorgte er sich eine langsam den Obst- und Gemüsebrei ausquetschende Saftpresse, die „Champion". Mit dieser bereitete er sich verschiedene Säfte zu, die aber fast alle Karottensaft enthielten. Karottensaft hat die Eigenschaft, die freien Radikale aus dem Körper zu entfernen und damit zur Genesung von Krebs zu helfen.

Wie kam er ausgerechnet auf Karottensaft? In China existierte ein Mann, dem die Ärzte ebenfalls gesagt hatten, sie könnten nichts mehr für ihn tun. Er sei so voller Krebs, er solle nach Hause gehen zum Sterben. Das tat er dann auch. Das alles geschah im Oktober. Aber weil er keine Angehörigen hatte, musste er sich trotz dem Körper voller Krebs selbst versorgen. Er besaß aber nur ein Feld voller Karotten, was er während des Sommers angebaut hatte. Nun blieb ihm nichts anderes übrig, als seine Karotten zu verzehren. Aber da er nicht mehr richtig kauen und schlucken konnte, rieb er sie sich ganz fein und presste sie in einem Mulltuch aus. So entstand ein feiner frischer Karottensaft, den er, so oft er konnte, zu sich nahm. Er rechnete ja sowieso nur noch mit ein paar Wochen, wie die Ärzte es ihm gesagt hatten. Es wurde Winter und er überstand den Winter. Seine Karotten reichten zum Glück aus. Es wurde Frühling und er fühlte sich eigentlich gut erfrischt. So ging er im April wieder zu seinen Ärzten und fragte sie, wie weit denn sein Krebs nun fortgeschritten sei. Diese waren zunächst einmal nicht schlecht erstaunt, als sie ihn so rüstig zu Fuß daherkommen sahen, denn sie hatten mit seinem Ableben spätestens im November gerechnet. Sie untersuchten ihn gründlich und kamen zu der Diag-

Ganzkörperkrankheiten, Krebs

nose: „Kein Krebs mehr!" So hatten die Ruhe, das Nicht-Aufgeben und der Karottensaft seine Heilung bewirkt.

Davon musste Dr. Norman Walker[1] wohl gehört haben. Denn er tat es ebenso: Er gab sich nicht auf. Er trank Karottensaft mit verschiedenen Früchten und Gemüsen gemischt 2 (!!!) Jahre lang. Zum Erstaunen seiner Kollegen lebte er immer noch. Von da an ging er auch sachte über, seinen Speiseplan um frische Salate zu erweitern, über die er sein zweites Buch geschrieben hatte. Wenn Nahrung wirklich ein Lebensmittel sein soll, so plädierte er, dann muss sie Leben enthalten. Und nur Rohes enthält wirklich Leben.

So ging es weiter, er ernährte sich gesund und lebendig und wurde damit zu einem lebenden Vorbild für seine eigenen Patienten. Mit 120 Jahren ließ er sein Passfoto machen, was auf seinen Büchern zu sehen ist. Er überlebte seine Diagnose um mehr als 80 Jahre. Na, wenn das kein Erfolg ist!

Beim Krebs gilt es zu beachten, an welcher Stelle der Körpers er ausbricht. Das Thema ist dann immer das Thema des Körperteils, wie in Buch eins „Heilung von der Seele her, Von Zeh bis zur Haarspitze durch den ganzen Körper" beschrieben.

Krebskranke Kinder haben sich das unbearbeitete Thema aus dem letzten Leben mitgebracht. Oft sieht man in den Zellinformationen, welches Thema im letzten Leben zum Krebs geführt hat. Man sieht, wo sie aufgegeben haben. Diesem Thema begegnen sie in diesem Leben noch einmal. Dann heißt es: Kann ich das Thema jetzt bewältigen oder gebe ich wieder auf? Bewältigen sie das Thema, so kann es zu einer Genesung kommen. Bewältigen sie das Thema nicht, so kommt es zu einem raschen Tod. Manchmal

---

[1] Dr. Norman Walker: Frische Frucht- und Gemüsesäfte

Ganzkörperkrankheiten, *Krebs*

wollen sie auch nur den Rest eines Themas austragen und gar nicht unbedingt lange auf der Erde verweilen. Das ist dann der Grund, warum sie nur kurz auf der Erde bleiben und anschließend wieder auf den Kinderplaneten gehen, auf den sie sich gewünscht haben zu kommen.

Bei Gebärmutter- oder Prostatakrebs liegt die Ursache in der Aufgabe der Beziehung zueinander. In so einem Fall sollte die Beziehung überdacht, und entweder neu belebt oder beendet werden.

Der Brustkrebs entsteht bei Frauen, die ihre Kinder abgeben müssen und nicht wollen. Sie würden am liebsten ihre Kinder noch mit zwanzig stillen. Die Frauen sehen dann plötzlich keinen Sinn, keine Aufgabe mehr in ihrem Leben. Denn die Knoten entstehen durch die Trauer, das Kind loslassen zu müssen.

So hatte ich eine Brustkrebsklientin im Anfangsstadium, die sich partout nicht erklären konnte, woher der Brustkrebs kam. Ich befragte sie, seit wann der Brustkrebs aufgetaucht war. Sie erzählte mir, dass er seit 2 Monaten diagnostiziert worden sei. Ich fragte zurück, was seit 2 Monaten in ihrem Leben anders sei. Sie berichtete, dass ihr Sohn im Frühling das Abitur gemacht habe und nun seit 2 Monaten ausgezogen sei. Sie mache sich so Sorgen um ihn, wie es ihm wohl in der großen Universitätsstadt gehen würde. Jeden Tag rufe sie an, um zu hören, wie es ihm ginge. Manchmal sei er bis Mitternacht noch nicht zu Hause. Dann könne sie überhaupt nicht schlafen, so arge Sorgen mache sie sich um ihn.

Ich lehrte sie zuerst einmal, dass Kinder auch Schutzengel haben und dadurch so geschützt sind, dass sie ihr Leben als junge Erwachsene sehr wohl vollbewusst führen können. In dem Moment, wo sie ihrem Jungen alle Erziehung hat angedeihen lassen, dass er Gut von Böse unterscheiden könne, brauche sie sich keine Sorgen mehr zu machen. Man kann den jungen Erwachsenen nicht alles abnehmen, sie müssen durch gewisse Erfahrungswerte auch selbst hindurch. Unter Tränen nahm sie diese Tatsachen an, die ich ihr auch deswegen so gut vermitteln konnte, weil ich durch dasselbe Thema ebenfalls schon hindurch musste. Ich riet ihr, ihrer Ehe auch einen neuen Sinn zu geben und sich wieder mehr auf ihren Mann und die Gemeinsamkeiten, die man mit ihm zusammen leben konnte, zu konzentrieren. Denn die Zukunft mit ihrem Mann liegt noch vor ihr, ihr Junge wird sich abnabeln und eine eigene Familie gründen, wenn er mit dem Studium fertig ist. Ihr Junge ist im Laufe seines Lebens ein wenig an die Stelle des Mannes gerutscht. Ihm gab sie wesentlich mehr Liebe und Fürsorge, was auch das Auftreten des Brustkrebses links zeigt, welches eigentlich die Partnerschaftsseite ist.

Nun, sie schaffte es, sie gab ihren Jungen frei wie eine Adlermutter ihre Jungen aus dem Nest schickt, sich selbst zu versorgen, und dadurch konnte der Brustkrebs sich zurückbilden. Sie konzentrierte sich mehr auf ihre Hobbies, die sie schon immer gern gepflegt hätte. Sie widmete ihrem Mann wieder mehr Aufmerksamkeit, wodurch auch er sich wieder mehr gewertet fühlte. Nach einiger Zeit rief sie mich an und erzählte mir, dass ihr Brustkrebs sich zurückgebildet hätte und die Ärzte hocherfreut über diese Entwicklung seien.

Physisch läuft bei Krebs im Körper folgendes ab: Der Körper versucht sich zunächst vor einem Überhandnehmen von Giftstoffen im Körper zu schützen indem er diese zeitweise einkapselt, so dass sie nicht frei im Körper sind. Dies geschieht z.B. in den sich verdickenden Lymphknoten oder eben in den Krebsgeschwüren. Dort werden sie erst mal eingekapselt und dann, sobald der Mensch wieder in den Lebensfluss, in die Freude kommt, durch die nun wieder optimal arbeitende Bindegewebsflüssigkeit abtransportiert, wodurch diese Geschwülste wieder kleiner werden, bis bei einer Krebsgeschwulst nur noch eine kleine harmlose verhärtete Stelle übrigbleibt. Die Zellen der Krebsgeschwulste werden wie alle Zel-

Ganzkörperkrankheiten, *Krebs*

len des Körpers im Rückenmark gebildet. Diese Tatsache beweist, das Krebszellen nicht, wie so oft behauptet wird, krankhafte wildwuchernde Zellen, sondern vom Körper in bester Ordnung angeforderte Universalzellen mit speziellen Sonderaufgaben sind.

Das Problem bei Menschen, wo es soweit kommt, dass der Körper als letzte Notmaßnahme Krebsgeschwüre bilden muss, ist, dass sie nicht so schnell z.b. aus eingefahrenen Angst-, oder Selbstaufgabeprogrammen herauskommen, weshalb hier als Therapie zusätzlich zur Entgiftungsunterstützung mit z.B. viel Wasser und Fruchtsäften (Möhrensaft) trinken die Schlaftherapie zum Einsatz kommen sollte, in welcher der Mensch in Eigenregie einfach sich ganz viel Ruhe und Schlaf gönnt. Denn im Schlaf agiert der Mensch nicht in seinen eingefahrenen Verhaltensmustern wie am Tage, so dass der Körper in dieser Entspannung mit einer gut funktionierenden Bindegewebsflüssigkeit entgiften kann. Die Bindegewebsflüssigkeit reagiert ja augenblicklich auf unsere Gemütslagen, was auch Anfang des 20. Jahrhunderts noch zum Allgemeinwissen von Ärzten gehörte. (siehe auch den Artikel: „Krebs in der Tiefe verstehen - und gesund werden" in Band 1 von „Heilung von der Seele her") Wesentlich zur Heilung ist immer ein grundsätzlicher Bewusstseinswandel, wie an den hier aufgeführten Fallbeispielen deutlich wird.

Leukämie

Die Leukämie ist eine Flucht in den Tod, wenn die Seele keinen Ausweg mehr sieht, weil der Mensch nicht mitmacht, das heißt: Die Seele gibt Impulse über Impulse und der Mensch handelt nicht danach. In vielen Fällen entsteht die Leukämie, wenn einer der Partner sich nicht in der Lage sieht, mit dem anderen Partner die Partnerschaft weiterzuführen. Dann wird die Leukämie zu dem „Bis dass der Tod uns scheidet!". Doch das ist gar nicht gefragt, denn was wirklich gefragt ist, ist, dass die Partner ihre Konflikte miteinander bearbeiten und, falls dieses nicht gelingt, lieber das Scheitern ihrer Ehe besiegeln. Ihre Ehe besteht ja sowieso nur noch auf dem Papier. Der Tod der Ehe ist sowieso der freie Wille des Partners, die Ehe nicht weiterzuführen. Manchmal wird dieser Wunsch gar nicht einmal ausgesprochen, sondern der Partner ist sich seiner Handlungsweise dann gar nicht bewusst, wenn er sich einfach anderen Sachen wie Hobbies, Computer, Fernsehen, Vereine, Alkohol oder sogar Drogen mehr widmet als seiner Partnerin/ihrem Partner. Sobald diese Faktoren in der Ehe mehr Raum einnehmen als das eheliche Leben, ist die Ehe schon gebrochen. Insbesondere ist es dann der Fall, wenn diese suchtähnlichen Verhaltensweisen auch nach mehrmaliger Aufforderung des Partners / der Partnerin nicht aufgegeben werden und **vor** die Anliegen der Partnerschaft gestellt werden.

Den Partner, der sich gegen diese Verhaltensweisen nicht wehren kann, ereilt in der Folge oft die Leukämie. Im Grunde wollen die Befallenen gar keine Trennung von ihrem Partner, aber sie halten dessen Verhaltensweise auch nicht mehr aus.

Aus diesem Konflikt entsteht und besteht die Leukämie.

Leukämieklienten sind meistens ganz zartbesaitete Menschen, die es kaum schaffen, sich durchzusetzen oder ihren Standpunkt zu verteidigen. Doch irgendwann müssen sie auch diese Stärke entwickeln lernen, und wenn es im nächsten Leben ist.

Wenn Kinder eine Leukämie bekommen, dann haben sie genau dieses Problem aus dem vergangenen Leben mitgebracht. Sie bringen dieses Problem aus dem vergangenen Leben wieder mit und gehen mit dem Problem in die Austragung. Sie dürfen jetzt lernen, nicht zu nachgiebig zu sein, denn zu viel Nachgiebigkeit erzeugt zu viel Egoismus im anderen Menschen. Sie dürfen lernen, Widerstand gegen das zu leisten, was ihrem eigenen Wesen zuwiderläuft. Meistens ist es als Kind einfacher, denn die Eltern achten eher darauf, dass es dem Leukämiekind gut geht und dass es die Sachen bekommt, die es braucht. Als Kind hat es die Aufgabe, zu dem Leben „Ja" zu sagen. Bejaht es das Leben und nimmt es die Aufgaben, die ihm das Leben stellt, gern an, so wird es sich von der Leukämie auch erholen können. Voraussetzung dazu ist eine naturgemäße Ernährung und Heilweise dieser Krebsart, da die Chemotherapie garantiert zum Tode führt. Chemotherapie ist Tod auf Raten, da sie ein fürchterliches Zellgift enthält, welches früher zu Kriegszwecken eingesetzt wurde. Die Bestrahlung dient ebenfalls nur der Zerstörung der Zellen, aber die seelische Ursache ist mit beiden Therapien bei weitem nicht bearbeitet und aufgelöst, weswegen beide Therapieformen keine definitive Therapieform darstellen können.

Was natürlich physisch die Leukämie und andere Krebsarten beeinflusst, sind die Handy- und Radartürme und andere Arten von Strahlungen. Diese Strahlungen zersetzen regelrecht das Blut. Man sieht dies ja mittlerweile ganz deutlich bei den Soldaten, die ohne Schutzanzüge die Radarüberwachungen durchgeführt hatten. Auch das Telefonieren mit den Handys schädigt unser Blut und unser gesamtes Immunsystem und ist auch für viele Tumore verantwortlich. Dies kann tatsächlich als moderne Art der Kriegsführung gesehen werden. Wenn jetzt flächendeckend diese Türme

Ganzkörperkrankheiten, *Leukämie*

aufgestellt werden, sind wir ständig diesen Strahlen ausgesetzt. Dasselbe gilt für die **schnurlosen** digital arbeitenden Telefone. Durch diese Telefone hat man dann einen ständig strahlenden Handyturm in der eigenen Wohnung. Am besten sollte man ein Telefon mit Schnur verwenden. Auch ist es wichtig, sämtliche Stromquellen aus dem Schlafbereich zu entfernen. Es gibt mittlerweile genügend wissenschaftliche Studien über diese angesprochenen Themen, und jeder sollte sich darüber informieren, wie sehr diese Strahlen unsere Gesundheit beeinflussen und auf unser Blut und dessen Zusammensetzung einwirken..

Wenn wir uns leichtsinnig verhalten, und trotz unseres Wissens nichts ändern, kann Gott-Vater uns auch nicht mehr schützen.

Eine positive Lebenseinstellung, gesunde Ernährung, gute Gedanken, einen Sinn im Leben sehen und jedem seine Verantwortung und Aufgabe geben, ist ein gutes Rezept gegen Krebs.

Naturheilkundlich kann man u. a. mit der Misteltherapie, mit der Frischsaftkur nach Breuß[1], oder aber auch mit der indianischen Tee-Rezeptur Flor Essence gute Erfolge erzielen.

Des weiteren gibt es eine Vereinigung von Krebskranken, die ihre Ernährung zu 100% auf Rohkost umgestellt haben. Denn der Krebs ernährt sich von Gekochtem. Und somit wird dem Krebs der Nährboden entzogen. Auch mit dieser Methode kann man sehr gute Erfolge erzielen. In den siebziger Jahren bereits erzielte diese Methode massive Durchbrüche in der Krebstherapie. Ich habe Menschen aus dieser Rohköstlergruppe in Lausanne kennen gelernt, die allesamt von ihren Ärzten seit Jahren todgeschrieben waren, manche bereits seit 25 Jahren. Eine Frau berichtete: Ich

---

[1] Rudolf Breuß, „Krebs, Leukämie und andere scheinbar unheilbare Krankheiten mit natürlichen Mitteln heilbar"

Ganzkörperkrankheiten, *Leukämie*

hatte vor 25 Jahren Krebs bekommen, bin dann in die Gruppe der Rohköstler eingetreten. Dort habe ich meine Lebensfreude und meinen Mut wiedergefunden. Mein Mann hat es immer nicht verstanden, wie ich so konsequent sein konnte. Heute hat er selbst Krebs, aber er will immer noch nicht zu uns kommen, obwohl er unsere Heilerfolge die ganze Zeit mitbekommt. Ich glaube er, der sich immer der Gesunde dünkte, stirbt schneller als ich..."

Ein weiteres naturheilkundliches Mittel ist die Kondorangorinde. Diese Rinde sollte man kauen, denn sie enthält krebsauflösende Stoffe.

Organverpflanzung

Wie wir anhand der seelischen Ursachen gesehen haben, hat jedes Organ sein spezielles Thema. Und somit hat jedes Organ, aufgrund der Zellspeicherung, sein eigenes Programm. Wird jetzt ein Organ verpflanzt, so werden die Programme mit verpflanzt. Und das ist der wahre Grund, weshalb der Körper die Organe abstößt und nicht wie immer angenommen, durch die Eiweißunverträglichkeit o. ä.

Der Körper wird auf einmal mit fremden Programmen konfrontiert, die nicht zu ihm passen, und mit denen er nicht fertig wird.

Somit kann man auch verstehen, warum viele Menschen mit transplantierten Organen schwere Depressionen bekommen. Diese Depressionen sind das Wehren des Körpers gegen die fremden Programme.

Wir hatten jetzt vor kurzem einen Jungen von 18 Jahren, dessen Körper schon zwei fremde Nieren abgestoßen hatte. Seine Seele war wirklich bereit zu gehen, nur seine Mutter ließ ihn nicht.

Heute hat er schwere Depressionen und wartet mittlerweile auf die dritte Niere, während er an der Dialyse hängt.

Deswegen wäre es gut, wenn Eltern zu ihren Kindern sagen könnten: „Gut, dein Karma ist abgetragen, ich lasse dich jetzt gehen." Nur ist es schwer, so zu denken und zu handeln. Für viele ist einfach das materielle Leben so wichtig, weil sie nichts anderes zu kennen meinen, und die Kinder am physischen Leben erhalten wollen. Ich würde es übrigens auch tun. Aber es ist wichtig zu verstehen, warum ein Kind eine Kurzinkarnation gewählt hat. Dann kann man auch besser verstehen, warum die Kinder gerne gehen. Wir müssen also in der Medizin das Thema Organverpflanzung wirklich überdenken, um zu verstehen, was der Mensch wirklich eingepflanzt bekommt. Bei manchen Organen, mag es ja vielleicht

Ganzkörperkrankheiten, *Organverpflanzung*

noch gehen, aber bei Herztransplantationen wird es sehr problematisch.

Ein Patient mit einem stark verkleinerten Herzen, der sehr ruhig lebte, aber laut Ärzteaussagen nicht mehr lange zu leben hätte, bekam ein organverpflanztes Herz. Die OP gelang, er wurde gesund aus dem Krankenhaus entlassen. Auf einmal erkannte er sich nicht wieder, er hatte plötzlich eine riesige Lust zu rasen. Er sprach mit seinem Arzt, und er sagte zu ihm: „Herr Doktor, ich könnte mir dieses Herz herausreißen, wenn ich doch mein altes kleines Herz behalten hätte, und von wem ist dieses gespendete Herz?" Und der Arzt klärte ihn auf, dass das gespendete Herz, von einem beim Rasen verunfallten Motorradfahrer stammte. Man muss sich jetzt den Konflikt vorstellen, der jetzt entstand, zwischen dem organverpflanzten Herz, und diesen auf Ruhe und Reduktion gepolten Mensch, der ganz in Ruhe sein Leben abschließen wollte.

Das fehlt oft bei Verpflanzungen, dass nicht berücksichtigt wird, dass die Programme mit verpflanzt werden.

Der Konflikt im Mensch, der dann entsteht, ist oft größer, als wenn der Mensch in Ruhe sein Leben abgeschlossen hätte. Dieser Mensch stand jetzt im Konflikt, diese übertragenen Programme zu leben, aufzulösen, oder zu überwinden, aber er wusste nicht wie.

Eine große Hilfe ist die Organverpflanzung für den Menschen noch nie gewesen, keine karmische zumindestens. Sie hat nur das physische Leben verlängert, aber nichts am Karma oder Verständnis geändert. Es bedeutete oft für den Menschen eine verlängerte Leidenszeit. Und oft hat der Mensch nachher sein Leben nicht mehr in den Griff bekommen. Auch bei Blutübertragungen bekommt man die Programme des Spenders mit übertragen. Und man weiß nie, wer das Blut gespendet hat. Deshalb sollte man vor großen Operationen sich selber Blut abnehmen und für die OP aufbewahren lassen. Üblicherweise wird Gott sei Dank heute so verfahren.

Behinderungen

Mongolismus

Selbst Mongolismus ist eine Behinderung, welche die Seele sich vorinkarnatorisch ausgesucht hat. Sie hilft dem Menschen, in schnellstmöglicher Form Inkarnationen abzulegen, in denen abgewertet, gemogelt und gelogen wurde. Oft ist es dem Menschen zu Erdzeiten gar nicht so bewusst, wie sehr ihn das Abwerten anderer Menschen, das Mogeln und Lügen belasten kann und wird.

So sehen die Seelen in dem Lebensfilm ihre Belastungen, die sie sich durch ihre Haltungen selbst zugefügt haben. In Ländern, in denen diese Verhaltensmuster gang und gäbe sind, ist der Anteil an mongoloiden Behinderten dementsprechend hoch.

So verwundert es nicht, dass in der Schweiz fast jedes Dorf eine Behindertenschule hat, in Deutschland sind es auch nicht wenige, in der die mongoloiden Kinder und Kinder anderer Behinderungen zusammen aufgezogen werden, um Rechtschaffenheit und Gradlinigkeit sowie gegenseitige Mithilfe zu lernen. Die Haltungen der mongoloiden Menschen sind nämlich immer sehr bestimmend und oft auch fordernd, weswegen es nicht immer einfach ist, sie zu einem sozialen Verhalten zu bewegen. „Mongölchen" lügen gern, sagen bei vollem Augenaufschlag die Unwahrheit und lachen sich nachher ins Fäustchen, wenn sie dem Menschen geschadet haben. Schadenfreude spielt eine große Rolle bei der Ausbildung der Charakterzüge eines mongoloiden Kindes.

Wie prägnant die Charakterzüge aus der Vorinkarnation in der Inkarnation als mongoloides Kind wieder auftreten, durfte ich anhand von meiner Lehrtätigkeit in einer Behindertenschule in der Schweiz erfahren:

Behinderungen, *Mongolismus*

Dort hatten wir in einer Parallelklasse zu meiner Klasse zwei mongoloide Kinder. Eines war Peter (Name geändert).

Peter kam jeden Tag mit einem seidenen Jackett und Krawatte in die Schule. Unter seinem Arm trug er eine Mappe voll Steuererklärungen, unter dem anderen Arm sein Telefon. Es war ein graues Telefon mit Wählscheibe und abgerissenem Draht.

Peter setzte sich majestätisch hin und sagte zu seinem Lehrer: „Herr Fuchs", (Name geändert), „jetzt müssen Sie mal...aufhören zu unterrichten, i....ich muss te...telefonieren!" Sagt's und nahm den Telefonhörer: „Kommen Sie heute Nachmittag zu mir zum Termin, aber p..p...pünktlich." Seine „Telefonate" waren stets begleitet von Schimpfwörtern und Flüchen, an denen man abmessen konnte, wie er über die Menschen, mit denen er „telefonierte", wirklich dachte. Anschließend knallte er den Telefonhörer wieder auf und sagte: „So, Herr Fuchs, jetzt...jetzt können Sie w...weitermachen!"

Gab es Arbeiten der Küche, so war Peter sich zu schade auch nur ein Geschirrtuch anzufassen. „Weiberkram!" Er drehte sich jedes Mal weg und rümpfte verächtlich die Nase. Mit sehr viel Mühe bekam man ihn dahin, dass er verstand, dass auch er zu teilen hatte und dass die Arbeit für alle gleich war.

Das ist der Grund, warum die Mongoloiden sich eine solche Situation aussuchen: Ihre Seele schreit nach dem „Lehrstuhl für Gleichheit", aber der Mensch und das Oberbewusstsein sind noch dermaßen beeinflusst aus den Haltungen aus der alten Inkarnation, dass es sehr schwer ist, sie umzustellen.

Wie ich darauf kam, dass Mongolismus aus der Vorinkarnation resultiert, ergab sich dann durch ein besonderes Ereignis: Mein „Peter" kam in einer Pause auf mich zu und sagte zu mir, als ich auf der Bank auf dem Pausenhof saß: „ Frau X, jetzt hören Sie mir mal zu!" Ich hörte. Peter zog einen Prospekt mit Büromöbeln aus seiner Tasche. Er hielt mir diesen Prospekt unter die Nase und befahl: „Jetzt...jetzt bestellen Sie mir mal...sofort diese Büromöbel. Ich will...ein n..n...eues Büro haben. K...K...Konferenz beendet!" Sagt's, klappte seinen Prospekt wieder zu, schob ihn in seine Mappe und stand auf. Ich schmunzelte, ließ das Spiel aber über mich ergehen. Später fragte ich seine Schwester, was er denn noch für Besonderheiten ausweise. Sie erzählte, dass er jedes Mal genau wusste, wann ein Dorffest war. Jedes Mal musste seine Mutter ihm einen Blumenstrauß besorgen und sobald die Musik im Dorffest fertiggespielt hatte, ging Peter auf die Bühne, überreichte dem Dirigenten den Blumenstrauß, verbeugte sich zur Musikkapelle und zum Dirigenten, verbeugte sich zum Publikum und überreichte unter dem Gelächter des ganzen Saales dem Dirigenten den Blumenstrauß.

Dann fragte ich sie, ob denn zwischen ihnen, den drei ersten Kindern der Familie, die alle normal waren und studierten, und dem vierten Kind Peter jemand gestorben sei. Sie überlegte kurz: „Ja, der Opa!" Aha! Ich fragte, wie der Opa denn gewesen sei. Er habe das Steuerbüro angefangen, das dann sehr gut gelaufen sei. Schimpfen hätte er können wie ein Rohrspatz, auch Flüche waren dabei. Frauenarbeiten habe er rundweg abgelehnt, das sei Weiberkram und seiner nicht würdig. Er sei sehr durchziehend und dominant gewesen. Leute, die er habe leiden können, hätten von ihm alle Vergünstigungen bekommen, während Menschen, die er nicht leiden konnte, keine Steuererleichterungen gesagt bekommen hätten. Aber was er sehr gern gemacht hätte: Er habe sich sehr für das kulturelle Leben in dem Dorf engagiert. Er habe immer die Dorffeste organisiert und sei dann nach der Musikaufführung auch stets auf die Bühne gegangen, um dem Dirigenten und der Musik zu danken...mit einem Blumenstrauß.

Hat es dann noch Fragen? Unschwer zu erkennen, wer da ein paar Jahre nach dem Tode des Opas wiedergekommen ist. Dieselben Haltungen, dieselben Charakterzüge, nur jetzt in Form einer Karikatur durch den Mongolismus. Jetzt muss **er** lernen, sich einzuordnen, „unterwürfige" Arbeiten zu leisten und auch einmal den Spott der Mitmenschen auszuhalten, wenn sie über sein „Gehabe" schmunzeln oder lachen. **Stolz abbauen, Gleichheit wieder lernen und auch anwenden, sich einordnen lernen, Spott abbauen, den man anderen hat zukommen lassen, all das sind Lernstufen, welche die Seele nach einer hochtrabenden und ungleichen, sowie mit Verachtungen und Verschmähungen bestückten Inkarnation wieder lernen darf.** Und dennoch ist es Liebe, als mongoloides Kind diese Charakterzüge abbauen zu können, denn nie könnte eine Seele all diese Haltungen in **der** Geschwindigkeit wieder aufarbeiten, wenn sie sie in den Seelenreichen aufarbeiten müsste! Deswegen schreien viele dieser Seelen danach, noch einmal eine zweite Chance zu bekommen, auch wenn es als hochbehindertes Kind ist, damit diese Seelenlast möglichst rasch durch eine „Spiegelinkarnation" (der Seele wird das gespiegelt, was sie in einer früheren Inkarnation selbst einmal angestellt hat) der Abtragung aufgearbeitet und durch das Erlernen von neuen, göttlichen Fähigkeiten und Charakterzügen abgelegt werden kann. Deswegen haben die Lehrer an Behindertenschulen auch diese hohe Verantwortung, genau dieses Verhalten ihren Zöglingen zukommen zu lassen und auch – trotz Behinderung – nichts durchgehen zu lassen. Denn das genau ist ja das Ziel, warum Seelen sich eine solche Behinderung wie den Mongolismus ausgesucht haben: Sie wollen Wohlverhalten lernen, aber sie **müssen** es auch, oft mit sehr viel Mühe von Seiten der Lehrer, gelehrt bekommen.

Ein weitere Charakterzug ist bei den Mongoloiden auch immer wieder zu beobachten: Das ist die **Schadenfreude** und die Häme. Sich an etwas zu erfreuen, was einem anderen Menschen Schaden zugefügt hat, ist schon ein besonderer Charakterzug...

Behinderungen, *Mongolismus*

Unsere kleine mongoloide „Gisela" (Name geändert) konnte mit ihren strahlendblauen Augen einen ganz groß anschauen und behaupten: "Ich war es nicht!" Nein, wie könnte ich nur! Wie könnt Ihr mir nur so etwas unterstellen...

Wieder einmal hatte Herr Fuchs seine Autoschlüssel, Schulschlüssel, kurz das ganze Schlüsselbund leichtsinnigerweise offen auf dem Pult liegengelassen. Er vergaß, dass er es offen hatte liegen lassen und zum Ende der Schulzeit suchte er es überall: In seiner Schultasche, auf dem Schrank, in seinem Schubladen, überall, wo er es üblicherweise abzulegen pflegt. Nichts!

Dann fragte er die Kinder, ob sie die Schlüssel irgendwo gesehen oder gar hingelegt hätten. „Wir? Nei....n! Niemals!" Nach dem Motto: „Wir sind doch ganz brav!" Und dann ging das große Gesuche los: Zwei Stunden suchten alle Lehrer die gesamte Klasse ab, bis schließlich, einer Eingebung folgend, Herr Fuchs die Couch des Klassenzimmers vorzog. Und siehe da: Hinter der Couch, leicht darunter gefallen, lag der Schlüssel. "Gisela!" „Hihihi...!"stand sie da in der Ecke und kicherte sich „tot" darüber, dass Herr Fuchs jetzt so lange hatte suchen müssen. Schadenfreude über Schadenfreude!.

Also seien wir vorsichtig: Wenn wir nach dieser Inkarnation nicht als mongoloides Kind wiederkommen wollen, sollten wir Schadenfreude und die vorher genannten Charakterzüge besser lassen, das ist gesunder für unser Seelenwohl...

Zerebrale Schädigung

Zerebrale Schädigungen entstehen oft, wenn ein Mensch in einem früheren Leben zu viel mit Strom umgegangen ist. So hatten wir in der Behindertenschule einen Jungen, bei dem in der Zellinformation zu sehen war, dass er früher vehement die Elektrizitätsversorgung vorangetrieben hatte. Er setzte sich dafür ein, dass Stauseen gebaut wurden, so dass die Flüsse ihren normalen Lauf nicht mehr hatten und dadurch die Landschaft nicht mehr regelmäßig bewässert und durchspült werden konnte. Für uns alle ist es in der heutigen Zeit undenkbar, sich ein Leben ohne Strom vorzustellen, aber wir werden uns alle daran gewöhnen müssen, denn Strom wird es in dieser Form nicht mehr lange geben.[1] Und ich glaube, uns allen ist auch nicht bewusst, welchen Schaden der Strom wirklich angerichtet hat. Man merkt es erst, wenn man einmal wieder das Wohlgefühl erlebt, in einer stromfreien Situation zu wohnen und das Prickeln in den Zellen nicht mehr spürt, was wir heute schon fast alle überhören, weil es so „normal" geworden ist.

Dieser Junge war dann im letzten Leben im Zuge einer Reparatur der Hochspannungsleitungen, die vereist waren und voller Eiszapfen hingen, von der Elektrizität erfasst worden, erlitt einen Schock und landete auf dem Boden – durch Elektroschlag getötet. Er war leichtsinnigerweise doch auf den Masten geklettert, obwohl ihn die Freunde schon gewarnt hatten, dass die Eiszapfen, die er dann berühren würde, elektrisch geladen sein würden.

Weitere zerebrale Schädigungen erlebte ich bei Menschen, die in früheren Leben andere mit Macht und Gewalt und viel Herrschersinn vom Pferd gestoßen haben und oft grausamst zerstückelt und

---

[1] hierzu erscheint bald das Buch: Claire La Belle, Buch 5: Schicksalswege.

Behinderungen, *Zerebrale Schädigung*

getötet haben. Diese Zerstückelungen zeigen sich dann in den Verkrampfungen, welche die Muskeln in diesem Leben aufweisen.

Zu den zerebral Geschädigten gehört auch immer der Charakterzug, dass die Menschen diese Taten selbst vollbringen wollten. Sie haben sie nicht auf Befehl getan, sondern aus eigenem freien Antrieb. Deswegen liegen die Ursachen bei ihnen im Gehirn (=Unbarmherzigkeit) und zeigen sich nicht nur in fehlenden Gliedmaßen wie bei denen, die Verstümmelungen auf Befehl vornahmen.

In dem Moment, wo sich die Kinder von der Seele her (die Seele ist ja erwachsen) bei den Getöteten und Verstümmelten entschuldigen, lässt der Spasmus etwas nach, und nach und nach entspannen sich die Muskeln, der Mensch wird geruhsamer und sein Gesichtsausdruck und auch die Laute nicht mehr so verzerrt und schreiend.

Behinderungen, *Epilepsie*

Epilepsie

Epilepsie ist eine Krankheit, wo Menschen andere Menschen zu Fall gebracht haben. Epilepsie wird im deutschen ja auch als Fallsucht bezeichnet. Bei der Epilepsie ist es so, dass es oft stolze Turnierritter mit funkelnden Rüstungen waren, die aufeinander zuritten und sich gegenseitig vom Pferd stießen. Hier war es nicht nur die Tatsache des Tötens, sondern es war vor allen Dingen der Hochmut und der Stolz.

Eine Bekannte heiratete einen epileptischen Mann. Ihr Mann raste mit seinem Auto, dass es schon unverantwortlich war. Es war wieder dieselbe Haltung wie damals beim Reiten, galopp, galopp immer im galopp und auf den anderen zu, egal was passiert. Entweder gehe ich drauf oder der andere, das war seine Einstellung zum Leben. Nach solchen Attacken brach dann ein epileptischer Anfall aus. Er war auch noch sehr hochmütig, und immer waren die anderen an allem Schuld. Durch die Epilepsie musste er seinen Führerschein abgeben und konnte deshalb nicht mehr Auto fahren.

Eine große Heilung von Epilepsie möchte ich Ihnen jetzt erzählen, weil sie so symptomatisch ist. Meine Freundin hatte in einer Behindertenfreizeit einen schwerstbehinderten Jungen zu pflegen, der über 70 (!!!) epileptische Anfälle pro Tag hatte. Bereits vor dem Frühstück hatte er einige, und viele unter Tags. Dazu kam ein Irrsinnsgeheul von ihm, welches er vollbewusst von Zeit zu Zeit ausstieß, welches einem durch Mark und Bein ging. Sein Vater mochte ihn wegen dieses Kriegsgeheules schon gar nicht mehr zu Hause behalten und hatte auch Mühe, eine Beziehung zu diesem Jungen aufzubauen. Seine Mutter war sehr hingebungsvoll und probierte auf alle Arten, diesem Jungen das Leben zu erleichtern und etwas Lebensqualität in sein Leben zu bringen. Meine Freundin fragte nach dem Grund der Epilepsie und bekam zur Antwort: „Hunnenkönig Attila!" Ach du Schreck, ihr fuhr es durch alle Glie-

Behinderungen, *Epilepsie*

der. Damit hatte sie nicht gerechnet, wollte es aber zuerst sich selbst nicht glauben. Jedoch begann sie mit der Seele des Jungen Verzeiharbeit zu machen und erzählte ihm, obwohl er hochbehindert war, wer er gewesen sei. Sie sprach in seine Seele, dass er sich jetzt bei jeder einzelnen Person, die er damals als Hunnenkönig Attila uns Leben gebracht hatte, entschuldigen müsse. Bereits am ersten Tag wurde dieser Junge viel ruhiger und hörte ihr aufmerksam zu. Die epileptischen Anfälle ließen etwas nach, kamen jedoch bald wieder, wenn auch nicht so stark und nicht so oft. Die anderen Betreuer wunderten sich, wie gut sie mit dem Jungen umgehen konnte, den niemand von ihnen wirklich betreuen wollte.

Nach der Ferienfreizeit sprach sie mit der Mutter des Jungen und bat sie, doch einmal zu mir in eine Durchlichtung zu kommen, um zu schauen, ob das Gehörte wirklich stimmte und um wirklich mit den Seelen Frieden zu schließen, die noch einen gewaltigen Groll auf ihn hatten.

Er kam, seine Mutter erzählte mir seine Geschichte und ich begann, in seiner Hüfte das erste Bild zu sehen. Und wahrhaftig! Es staubte, die Horden unter seiner Leitung fegten über den staubigen Balkan, wirbelten den Sand auf und töteten alles was ihnen in den Weg kam. Ich erschrak! Zuerst musste ich es schaffen, ihn erst mal vom hohen Ross zu bekommen. Ich erzählte ihm, dass dieses Leben als Attila bereits lange zu Ende war und er sich jetzt einmal bemühen müsse, seinen Zustand zu ändern. Er sei jetzt in einer Inkarnation, wo er austrägt, und wenn er noch lange so hochtrabend sei, könne er nichts bearbeiten und müsse wieder in eine so kriegerische Ebene abwandern. Au weh, das passte ihm überhaupt nicht. Allmählich stieg er von Pferd ab und nahm den dargereichten Büßermantel. Dann bat ich Michael, doch bitte einmal alle seine Opfer um ihn herum zu versammeln. Ich hatte vor, seine Seele dazu zu bewegen, dass er sich bei all seinen Opfern entschuldigte. Als ich aber sah, welche Unmengen von Menschen das gewesen waren, sie standen bis zum Horizont und weit drüber hinaus, war ich ratlos. Ich konnte doch mit ihm hier nicht eine Woche oder noch länger verbleiben, bis er sich bei allen entschuldigt hatte. Da kam mir Michael zur Hilfe und sagte: „Lass ihn sich auf diesen Hügel stellen, so dass alle ihn sehen können. Er soll eine Bitte um Entschuldigung an alle aussprechen und dann schauen, ob sie ihm vergeben können." Das tat ich dann. Er zierte sich ein wenig, aber als er die aufgebrachte Menge sah, die ihm sonst in der Zukunft sicher nichts Gutes gebracht hätte, fing er doch an, stockend und leise, sich bei ihnen zu entschuldigen. Einige riefen ihm zu: „Weißt Du jetzt, wie Du uns zugerichtet hast? Weißt Du jetzt, was Du uns angetan hast?" Er antworte kleinlaut: „Jaaa...", als er sich den Schaden besah, menschlich und auch von der Zerstörung der Lebensräume her, den er mit seinen Mannen angerichtet hatte. Doch schließlich konnten sie vergeben und in den Saal deren gehen, die vergeben haben. Einige wenige blieben zurück, sie wollten noch speziell angehört werden, weil er mit ihnen besonders grausam verfahren war. Nachdem er sich bei ihnen persönlich entschuldigt hatte und ich sie auch ermahnt hatte, ihren Groll aufzugeben, sonst würden sie nicht mit in den Festsaal deren gehen können, die vergeben haben, konnten auch sie gehen.

Und siehe da: Die Anzahl der epileptischen Anfälle sank von dem Tage an auf ca. 24 – 25 pro Tag und pendelte sich dort ein. Daraufhin fragten meine Freundin, seine Mutter und ich uns, warum es dieser Anzahl epileptischer Anfälle immer noch bedurfte? Wer war denn noch durch ihn ums Leben gekommen?

Inzwischen war das Kriegsgeheul weggefallen, und selbst sein Vater mochte sich ihm etwas annähern. In der Betreuung wussten sie wirklich nicht, was dieses Wunder des Rückganges der epileptischen Anfälle bewirkt hatte.

Behinderungen, *Epilepsie*

Nun, irgendetwas musste ja wohl noch hängig sein. Seine Mutter brachte ich ein zweites Mal und ich schaute mir an, wer nun noch unter ihm „gefallen" war. Und siehe da – die zweite Art von Übergriffen, die so oft in Kriegssituationen die Leidtragenden sind: Die Frauen. Ich sah Szenen, in denen er sie in sein Zelt schleppte, erst vergewaltigte und hinterher noch aufschlitzte – schlimm für mich, dieses mitanzusehen.

Aber nichts bleibt unerlöst, und so bat ich wieder alle Frauen, sich um ihn herum aufzustellen. Raphael, der Erzengel des göttlichen Heilens, zeigte ihm kurz die Schmerzen, die diese Frauen auszuhalten hatten, und dann war auch er bereit, um Vergebung zu bitten. Raphael half, indem er den Frauen das Bewusstsein der Schmerzen nahm, so dass es ihnen leichter fallen würde, dem jungen Mann zu vergeben. Schließlich gelang das auch und sie konnten allmählich loslassen.

Daraufhin begann der Junge, der bisher immer ein verzerrtes Gesicht hatte, auf einmal zu lächeln. Obwohl seine starke physische Behinderung nicht zurückgehen konnte, bzw. nur wenig, wie mir seine Mutter berichtete, wurde er aber zu einem angenehmen Kind. Er lächelte und Dank stand oft in seinen Augen. Er suchte auch Augenkontakt mit seinem Vater.

Von nun an war das Kriegsgeheul entgültig verschwunden und Verständnis und Nachdenklichkeit zogen in seine Augen ein. Er wurde ein lieber Junge, der sich nun auf 4 – 5 epileptische Anfälle pro Tag einpendelte. Aber diese waren längst nicht mehr so schwer und zerstörten auch seine positiver werdende Haltung nicht. In der dritten Freizeit war der Junge für alle eine rechte Freude. Seine Verkrampfungen hatten sich auch ein wenig gelöst, er wirkte entspannt und zuversichtlich. Er schlug und trat nicht mehr, er ließ sich pflegen und nun konnte auch jeder mit ihm umgehen. Dennoch schauten wir noch einmal in seine Zellinformatio-

Behinderungen, *Epilepsie*

nen, woher die letzten vier bis fünf Anfälle pro Tag kamen. Und siehe da, wir wurden fündig: Es waren die Hinterbliebenen, die aufgrund der Ausrottung der Männer und der teilweisen Ausrottung der Frauen nicht mehr überleben konnten: Kinder, Waisenkinder, und alleingelassene ältere Menschen standen in einem großen Halbkreis um ihn herum. Diesmal rollten ihm selbst die Tränen, er empfand Mitleid mit den Hinterbliebenen und Reue über seine eigenen Taten.

Nachdem wir auch diese Seelen noch um Vergebung gebeten haben, ist die Epilepsie verschwunden – hin und wieder noch ein kleiner Erinnerungsstupfer, wenn seine Gedanken vielleicht wieder einmal etwas kriegerisch werden, aber im Prinzip kann man ihn als von der Epilepsie geheilt betrachten. Seine Glieder haben sich auch entkrampft und er ist ein rundherum gemütlicher junger Mann geworden, den jetzt sogar sein Vater gern einmal in seinem Buggy spazieren fährt! - Hochmut, Stolz, Eroberungswahn und der Zorn der Vom-Pferd-Gefallenen oder ansonsten Gefallenen: Das ist die Mischung, aus der sich die Epilepsie zusammensetzt. Doch auch sie ist heilbar – von der Seele her und wenn die Seele dessen mitmacht, der diese Charakterzüge und karmischen Gebundenheiten ablegen will. Epilepsie ohne seelische Einsicht über das, was falsch gelaufen ist, ist nicht heilbar. Also: Wenn Stolz und Hochmut bleiben, so bleibt auch die Epilepsie. Aber wenn diese Charakterzüge abgebaut werden und auch im heutigen Leben nicht mehr gepflegt werden, so kann die Epilepsie gehen. Hier muss man an den Haltungen arbeiten. Die Epileptiker müssen von ihrem Hochmut herunterkommen. Denn niemand ist beim Vater höher oder niedriger. Vor dem Vater sind wir alle gleich. Sie müssen lernen, dass sie in jedem Moment ihres Lebens voll bewusst und verantwortlich handeln und auch dementsprechend mit ihren Mitmenschen umgehen und sie nie in Gefahr bringen, auch nicht durch Leichtsinn. Das ist das „zu Fall bringen".

Fehlende Gliedmaßen

In dem Kapitel über Kinderlähmung sprachen wir schon über das Thema des Abhackens von Gliedmaßen. Heute ist es oft so, dass sich diese Seelen genau das zur Abtragung ausgesucht haben, was sie in früheren Zeiten anderen zugefügt haben: Das Körperglied, welches sie anderen abgehackt haben, fehlt ihnen heute. So ist es zu erklären, dass zum Beispiel Mittel wie Contergan zwar Auslöser waren, aber die Ursache war dennoch in der Seele vorhanden und die Seele hat zu dem Fehlen des Körpergliedes Ja gesagt, um einmal zu erleben, wie es ist, wenn man ohne dieses Körperteil leben muss. So geht der Täter ein Leben lang durch diese Abtragung hindurch und erlebt am eigenen Leibe, wie schwierig es ist, ohne dieses Körperteil zu leben.

Oft hat er heute ja sogar noch die Gnade, dass er diese Austragung im relativ geschützten Rahmen einen Körperbehindertenschule oder -werkstätte austragen darf, wo ihm die Austragung relativ leicht gemacht wird. Das hatte das verstümmelte Opfer früher sicher nicht!

Missbildungen

Missbildungen habe dieselbe Ursache wie fehlende Körperteile: Auch hier finden wir einen Täter vor, der genau das, was er heute an Missbildungen trägt, einem anderen Menschen in früheren Zeiten zugefügt hat. Nur geht es in diesem Falle nicht immer uns Abhacken, sondern oft auch um Brechen der Knochen, so dass der Knochen des Opfers oft gar nicht oder nur schief wieder zusammenwuchs und das Opfer ein Leben lang auf den Gebrauch des gebrochenen Körperteiles verzichten musste. Daher kommen verdrehte Füße, verdrehte Arme, schiefe Gelenke usw. Alle diese Dinge passierten ebenfalls in den Folterkellern sowie bei der Inquisition und den Conquistadores und sind deshalb fast überall auf der Welt vorhanden. Aber auch unter Eingeborenenstämmen sind diese Dinge zu finden...die Menschheit war halt schon immer ziemlich grausam miteinander, seit es das Streben nach Macht gibt. Wann hört das endlich auf?

Verdrehte Wirbelsäulen resultieren aus „Streckbänken", in denen die Wirbel regelrecht auseinandergezogen wurden und dann nicht mehr in ihre Position zurückfanden, wenn der Mensch nach so einer Behandlung überhaupt noch lebte. Stellt Euch einmal vor, der Rücken wird so weit auseinandergezogen, dass sich die Wirbel voneinander trennen und nicht mehr zusammenkommen können – könnt Ihr Euch die elenden Schmerzen vorstellen?

Querschnittslähmung: Paraplegie/ Tetraplegie

So kann man sich auch vorstellen, was ein Opfer erlebt, wenn es aus der Streckbank kommt und seinen Rücken nicht mehr bewegen kann: Es ist querschnittsgelähmt! Was geschieht dem Täter in seinem nächsten Leben? Er trägt die Querschnittslähmung aus und erlebt es am eigenen Leibe, wie es ist, wenn man nicht mehr gehen kann. Nun, große Gnade ist es, dass heute so viel für die Rollstuhlfahrer gesorgt wird: Überall werden Hilfsmittel eingebaut und Rampen gelegt, Toiletten gebaut, speziell für sie. Deswegen haben so viele Seelen gewartet, bis sie dieses Karma auf sich nehmen: Denn nun, in dieser Zeit, haben sie wenigstens trotz ihres Karmas ein halbwegs lebenswertes Leben. Viele Seelen nehmen sich die Paralysie auch erst in einem Teil ihres Lebens vor, wo sie mit dieser Behinderung zurechtzukommen gedenken. Also ist auch kein Unfall, der mit einer Querschnittslähmung endet, ein Zufall oder könnte gar „dem lieben Gott angekreidet werden, warum Er das zugelassen hat". Der kann am wenigsten dafür und ist auch nicht glücklich über diesen Zustand Seines Kindes. Aber Er muss es durch seine selbstgewollte Abtragung laufen lassen, weil es so am schnellsten aus seiner Belastung herauskommt. Auch sind oft nur so die Racheseelen zu beruhigen, die fordern, dass der Täter einmal das durchstehen muss, was er ihnen zugefügt hat, denn es wurde in früheren Zeiten ja meistens nicht nur eine Person von ihm auf dieselbe Art zugerichtet.

Besonders eingehen möchte ich hier noch einmal auf die Besonderheit der Motorradunfälle mit paraplegischen Folgen:

Oft steht das Motorrad von heute für das schnelle Pferd von früher. Das schnelle Pferd wird durch „die schnelle Maschine" ersetzt. Man sieht richtig dieselbe Haltung, die etwas draufgängerische oder über die Vernunft gehende Haltung, welche die damaligen Ritter und die heutigen Motorradfahrer beseelt. Wenn ich dann oft

Behinderungen, *Querschnittslähmung*

beobachte, wie sie sich auf den Autobahnen gebärden, braucht man nicht mehr weit zu suchen... Passiert dann ein Unfall, so ist er in vielen Fällen eine Parallelsituation zu etwas, was früher passierte: Man ritt mit dem Spieß oder Schwert aufeinander zu und einer fiel – tot oder verletzt und durch den Sturz vom Pferd oft querschnittsgelähmt. Hohn und Spott waren dessen Folge und die Entehrung, keinen Adelstitel mehr tragen zu dürfen – der Tod galt damals als eine größere Gnade, als verletzt und entehrt am Boden liegen zu bleiben. Deswegen fordern die so verletzten Seelen oft dasselbe Schicksal von ihrem Täter: Auf einmal passiert scheinbar aus dem Nichts ein Motorradunfall und der Täter erleidet dieses Mal die Querschnittslähmung, die er den anderen in früheren Zeiten zugefügt hatte. Verständlich?

Erst, wenn der Täter von seinem Stolz ablässt und den/die damals Geschändeten um Vergebung bittet, kann die Querschnittslähmung in manchen wenigen Fällen wieder heilen, aber dazu gehört schon sehr viel Einsicht von beiden Seiten. Manchmal ist es jedoch so, dass sie nicht wieder heilt – eigentlich fast der Regelfall – weil der Täter sich ein Leben im Rollstuhl tatsächlich als Abtragung vorgenommen hat. Da gilt es nun: Nicht verzweifeln – Du hast dasselbe einem anderen auch einmal zugemutet, nur hatte der mit Sicherheit nicht so einen modernen Rollstuhl wie Du, sondern musste sich oft elend auf dem Bauch krauchend durch die Gegend schleppen. Stell Dir einmal vor, Du hättest heute so ein Schicksal? Da kann man fast nur dankbar sein, dass es einem heute noch so relativ gut geht...

Ganz falsch wäre es, wenn die Schuld auf irgendeine andere, wenn auch auslösende Person geschoben wird. Diese Person ist im günstigsten Falle eine der Racheseelen, die vorher geschädigt wurde, oft aber auch nur ein von Racheseelen benutzter Mensch, der das ausführen sollte, was sie wollen.

Auf keinen Fall ist diese Person aber „schuld an dem Schicksal", weil sie eben nur Handlager für etwas war, was sowieso auf die eine oder die andere Art passiert wäre.

Deswegen ist es auch äußerst unklug, wenn sich ein Mensch aufgrund von einer Querschnittslähmung das Leben nimmt. Einmal ist die Austragung damit nicht beendet und muss noch einmal aufgenommen werden, in günstigsten Falle durchs Abdienen: Dann wird dieser Mensch im nächsten Leben Pfleger in einer Paraplegikereinrichtung. Aber zusätzlich landet seine Seele erst mal in der Selbstmörderebene, und wie „anheimelnd" es darin aussieht, habe ich ja ausführlich in meinem zweiten Buch beschrieben: Anthrazitgrauer, schwarzer wabbelnder kalter Nebel, eine Masse von Bösem, was Gestalt angenommen hatte. Um einen herum lauter autistische Gestalten, alle versunken in Selbstmitleid oder einer Dumpfheit von leeren Augen, ausdruckslos. Kein Licht, keine Pflanze, kein Tier, kein offenes Ohr, keinen, mit dem man reden könnte, und das für lange Zeit, oft Jahrtausende...Prost Mahlzeit, möchten Sie da landen? Dann ist es doch sicher gescheiter, 80 Jahre hier durchzuhalten und dann von diesem Karma befreit zu sein und sich während dieser Zeit mit den Racheseelen zu versöhnen, indem man um Entschuldigung bittet. Was, jetzt ist man schon querschnittsgelähmt und muss noch um Entschuldigung bitten? Ja, denn das ist die Lösung der Frage: Warum bin ich denn überhaupt querschnittsgelähmt?" Wenn man diese Bitte um Entschuldigung an alle die Seelen, denen man irgendwann einmal dasselbe zugefügt hat, ausgesprochen hat, dann hat man es wirklich geschafft und kann am Ende seines Lebens aus dem Körper gesund herausfliegen...im Himmel gibt es keine Rollstühle, da brauchen wir keine mehr.

Eine weitere Frage wird auch oft gestellt: Was haben denn Tetraplegiker angestellt? Die „Armen" sind ab der Halswirbelsäule gelähmt. Auch da kommt immer wieder in ihren Zellinformationen zum Vorschein, dass sie Menschen einmal ab der Halswirbelsäule zur Lähmung gebracht haben, entweder auch durch Aufhängen an Ketten oder Seilen in Kerkern, in dem ihre Opfer langsam hochgezogen wurden und sich den Hals brachen, ohne zu sterben. Oder durch dieselbe Aktion draußen an Bäumen oder auf dem Galgen, die ebenfalls in einem Halswirbelbruch endete. Schauen Sie sich einmal in den Folterbüchern an, welche Scheußlichkeiten erfunden wurden, um Menschen zu quälen – Sie werden erschreckt sein. Da wundert einen nichts mehr, woher das kommt, was viele Menschen heute austragen (müssen). Dieses Wissen würde auch manchem Arzt helfen, seine Patienten wieder mit ihrem Schicksal zu versöhnen oder ihnen zumindestens Verständnis für ihr Schicksal einzuflößen und ihnen auf die Frage antworten zu können: „Warum habe ich das?"

Psychische Krankheiten

Depressionen

Depressionen sind entgegen dem, was sie immer zu sein scheinen, eine Täterkrankheit. Sie entstehen dann, wenn der Mensch in früheren Inkarnationen anderen Menschen Leid zugefügt hat. Die Trauer, die diese Menschen in der Folge empfunden haben, werfen sie in Form des Traurigwerdens auf den Täter zurück. Deshalb ist eine Depression scheinbar unbegründet, das heißt, der Mensch selbst weiß gar nicht, warum er so traurig wird, und erkennt auch keine zugrundeliegende Ursache. Die Depression kommt ja auch oft morgens, wo es eigentlich überhaupt gar keinen Grund gäbe, traurig zu sein, und definiert sich ja auch als Todtraurigkeit.

Nehmen wir ein klassisches Beispiel einer Depression:

Ein Ritter zog mit seinen Mannen ins Feld, Eroberungs(kreuz)züge zu machen. Seine Mannen und er waren siegessicher und euphorisch, geladen voll mit Tatkraft und Eroberungswillen. Sie eroberten, töteten die „Feinde" und die „Heiden", hinterließen ein Blutbad ohne Ende und einsame Hinterbliebene, die sich oft nicht mehr selbst versorgen konnten: Alte Leute und Kinder sowie Witwen und Waisen. Ihnen war das in der Inkarnation egal: Sie hatten ja gesiegt. Ruhmreich und siegessicher kamen sie nun nach Hause.

Doch nach ihrem damaligen Leben sah auf einmal alles ganz anders aus: In ihrem Lebensfilm, von dem ich ja ausführlich in Band zwei berichte, sahen sie das Elend und den Tod sowie das Leid der Verletzten und Hinterbliebenen und deren Trauer. Sie wünschten sich nichts sehnlicher, als deren Trauer, Rache und Vergeltung möglichst bald loszuwerden. Denn die Seelen bleiben in den Seelenreichen nicht inaktiv: Viele rasen dem Täter, dem „Siegreichen", nach, er flieht und flieht und weiß nicht wohin. Nun verspricht der

Psychische Krankheiten, *Depressionen*

Täter, sich zu bessern, ein anständiges Leben zu führen und denen zu helfen und zu dienen, die er damals ums Leben gebracht hatte. Solch eine Gruppe inkarniert sich wieder, Täter und Opfer möglichst dicht beieinander, damit sie den Ausgleich und die Verzeiharbeit auch schaffen. So werden die Familien und die engsten Freundeskreise und Schulklassen sowie die Lehrherren- und Ausbildungsverhältnisse zusammengestellt. Doch nun geht es an die Arbeit. Der Täter erntet zuerst einmal die gesamte Trauer seiner Opfer und **das ist die Depression.**

Er sieht auch den Hass und die Lust der Racheopfer, ihn kleinzukriegen und zu verfolgen. Zuerst zeigt sich diese Lust in Alpträumen, in denen er verfolgt und verfolgt wird, er rennt und rennt und rennt, eine Horde von Verfolgern hinter ihm her, und er kommt an kein Ziel, wacht schweißgebadet auf. Dieser Traum ist sehr viel konkreter, als man es allgemein annimmt: Er zeigt die Lust der Opfer, der Täter „bis ans Ende der Welt" zu treiben, was in den Seelenreichen vorher auch passierte. Nur dass es eben kein Ende der Welt gibt, sondern eben nur ein endloses Treiben und Getrieben-werden. Deswegen fühlen sich die Depressiven oft auch so getrieben. Sie denken: "Keiner mag mich", weil die Opfer von damals sie tatsächlich nicht mochten. Sie hatten ihnen ja auch genug Grund geliefert, sie nicht zu mögen.

Jetzt verstehen wir gut, warum Depressive so oft Angstträume haben, in denen sie verfolgt und bis aufs Messer bekämpft werden. Es ist ihre eigene Kampfeslust, die ihnen jetzt gespiegelt wird, indem die Opfer sich an ihnen rächen wollen. So entstehen ebenfalls die unerklärlichen Unfälle, die immer wiederkehrenden finanziellen Einbrüche, die Schwankungen zwischen Aggression und Depression, die beruflichen Missgeschicke. Die Seelen fordern einfach ihre Rache.

Psychische Krankheiten, *Depressionen*

Wo liegt nun die Lösung dieses Problems: Eigentlich ganz einfach: Man dreht sich um und entschuldigt sich bei denen, denen man weh getan hat. Einfach, oder?

Nur wie setzt man das um? Am einfachsten geht das in der Innenschau: Man versetzt sich noch einmal zurück in die Zeit, in der man anderen weh getan hat, schaut sich sein Dilemma an und bittet alle um Vergebung, denen man je wehgetan hat. Oft sind die Seelen jedoch nicht bereit zu vergeben. Da haben wir zum Glück die Hilfe unserer Rückführungsengel: Urerzengel Michael bringt die Opferseelen auf unsere Bitte hin zu der Einsicht, dass ihnen ihre Nachtragendheit nur selber weh tut. Raphael heilt ihre Wunden und Gebrechen, wenn wir ihn darum bitten. Mit Hilfe dieser zwei Erzengel sehen wir, dass es in unserem Inneren wieder heller wird, dass die Depressionen sich in dem Maße lösen, in dem die Opfer bereit sind zu vergeben und ihren Täter loslassen. Durch diese Vergebensarbeit harmonisiert sich auch wieder unser gesamtes Schicksal, Berufswege öffnen sich wieder, Unfälle lassen nach und Alpträume verschwinden. Antidepressiva können allmählich abgesetzt werden und das gesamte Leben des Menschen wird freudiger, zuversichtlicher und fröhlicher. Damit ist der Mensch von seiner Depression geheilt.

Die einzigen Hindernisse, die bei der Heilung der Depression hinderlich sind, sind Stolz, etwas nicht zugeben zu wollen, was man einstens getan hat ("Ich doch nicht! Ich war doch immer so gut!" Tja, in diesem Leben war man das vielleicht, aber wie sah es in früheren Leben aus? Gleicht man in diesem Leben vielleicht nicht nur das aus, was man in früheren Schlimmes getan hat?) und Hochmut, etwas zugeben zu wollen. Den Menschen, die so vor sich selbst ausweichen, kann man wirklich nicht helfen. Sie müssen ihre Depression austragen.

Psychische Krankheiten, *Depressionen*

Doch wenn nach einer Durchlichtungsanalyse mit Innenschau ein Klient/eine Klientin mit der Bestätigung herauskommt: „Dann kann ich ja froh sein, dass es mir in diesem Leben noch so gut ging!", dann hat er/sie es wirklich begriffen und geht voller Dankbarkeit in den nächsten Lebensabschnitt, der die wirkliche Freiheit bedeutet: Freiheit von karmischen, alten Gebundenheiten, die unser Schicksal beeinflussen. Dieser Mensch wird wirklich bewusste anfangen zu leben und diesmal schauen, dass er niemandem mehr etwas zuleide tut, nicht einmal verbal. Denn auch das, so weiß er fällt auf ihn zurück.

So kann ein ganzes Leben korrigiert werden und die Depression fällt weg.

Hinweise für die Therapie und die Psychiater:

Depressionen lassen sich nur heilen, wenn der Mensch wirklich in die Knie geht und diese Seelen um Vergebung bittet, auch wenn der Mensch in diesem Leben scheinbar nichts getan hat. Es sind ja oft die jetzt lieben oder guten Menschen, die unter Depressionen leiden. Und deswegen reagieren die Psychiatrien falsch, wenn die Patienten sagen: „Ich habe Schuld, ich habe Schuld, ich weiß gar nicht, was ich machen soll, die sind mir alle auf den Fersen und verfolgen mich und ich weiß, ich habe etwas ganz Fürchterliches angestellt." Die Ärzte sehen sich nämlich nur dieses Leben an und sagen dann: „Nein Sie sind nicht Schuld, Sie haben doch überhaupt nichts getan, Sie sind doch ein guter Mensch, alles ist in Ordnung." Sie geben dann den Patienten eine Beruhigungsspritze, die dann das frisch erwachte Schuldbewusstsein wieder zuschüttet. Das ist das schlimmste, was einem Depressionspatienten passieren kann. Wenn schon die Information in der Seele hochkommt, dann ist der Mensch auch bereit, sie aufzuarbeiten.

Psychische Krankheiten, *Depressionen*

Wie soll ein Patient da wieder gesunden? Würde man diese Aspekte in die Therapie mit einbeziehen, so wären die Psychiatrien allmählich überflüssig.

Wir hatten schon einige Patienten mit Depressionen, die durch solch eine Arbeit wieder gesund wurden und denen es heute sehr gut geht.

Hier hilft auch kein positives Denken, welches meiner Meinung nach eher schadet. Denn durch das positive Denken werden die sogenannten negativen Gefühle und Gedanken, die in einem hochkommen, verdrängt. Durch dieses Verdrängen entsteht mit der Zeit ein regelrechter Druck und irgendwann platzt dann die Bombe und endet nicht selten in einer schweren Depression oder in der Psychiatrie.

Es ist auch Vorsicht geboten bei den esoterischen Kreisen, wo alles lieb und nett und toll ist und wo mit Affirmationen und Mantren gearbeitet wird, bis man alles nur noch in einer lila Wolke sieht. Dort entsteht dieselbe Verdrängung wie beim positiven Denken.

Durch solche Techniken wird die ganze Situation nur noch verschlimmert. Das Gefährliche daran ist, dass es am Anfang scheinbar hilft und dass man sich dadurch besser fühlt und deshalb mit all den Techniken weiter macht, bis es dann irgendwann zu einem Zusammenbruch kommt.

Aggressionen

Aggressionen haben verschiedene Ursachen: Auf der einen Seite zeigen sich immer wieder völlig unbearbeitete Sieges- und Herrscherallüren aus kriegerischen und höfischen Zeiten. Wie wir es unter dem Kapitel Epilepsie gesehen haben, bleiben die Aggressionen aus kriegerischen Zeiten sehr oft im Charakter des Menschen stecken und müssen bewusst und mit sehr viel Arbeit verbunden, abgebaut werden.

Wie schafft man es, sich in diesem Falle in die Kontrolle zu bekommen? Auf der eine Seite hilft einem der Satz: "Was ich nicht will, was man mir tu', füg ich auch keinem anderen zu." Dieser Satz, ernstgenommen, hilft uns, unsere Reaktionen so einzudämmen, dass wir wirklich nicht mehr überschäumend, aufbrausend und damit ungerecht reagieren. Er hilft uns auch, unsere Taten so zu zügeln, dass wir anderen wirklich nur das antun, was wir selbst an uns vollzogen sehen möchten.

Hat man Menschen mit Aggressionspotential in der Familie, im Bekanntenkreis oder im Beruf, so nützt es auch manchmal, diesen Menschen auf die Austragung aufmerksam zu machen. "Schau einmal, wie Du die Menschen behandelst. Wundert es Dich da noch, dass Du dauernd Geld verlierst, angepöbelt wirst oder gewisse Stellen nicht bekommst?" Oder wasimmer unserem Mitmenschen laufend passiert. Wenn unser Mitmensch erst einmal das Gesetz von Ursache und Wirkung verstanden hat, so wird er anfangen, darüber nachzudenken, was er anderen antut. Ich wurde, als ich neunzehn war, von meiner Gastschwester auf Französisch so belehrt: „Merke Dir eins: Wer in die Luft spuckt, bekommt es auf den Kopf." Genau so. Zeit meines Lebens habe ich diesen Satz nie vergessen.

Psychische Krankheiten, *Aggressionen*

In Zeiten, wo die aggressiven Handlungen als Depression wieder zurückschlagen, wird es Zeit, unseren Mitmenschen darauf aufmerksam zu machen, warum die Depression jetzt kommt, siehe vorheriges Kapitel. Sie ist die Austragung der Ängste und Schmerzen der Menschen, denen man mit Aggression begegnet ist. Vielleicht baut unser Mitmensch allmählich die Aggressionen ab.

Ganz wichtig ist es, diese auf keinen Fall durchgehen zu lassen. Selbst als „Untergebene/r" ist es wichtig, den „Höhergestellten" auf diese Zusammenhänge aufmerksam zu machen, am besten auf eine positiv-konstruktive Art wie: „Denken Sie einmal darüber nach: Möchten Sie auch gern so behandelt werden, wie Sie mich gerade behandeln?" Einer Klientin von mir begegnete in der Folge ihr Chef so würdevoll, dass sie nie wieder Ärger mit ihm bekam. Er war zuvor so gelagert gewesen, dass sie um ein Haar ihren Job aufgegeben hätte. Anschließend machte es ihr wieder Spaß, zur Arbeit zu gehen und sie wurde auch von ihren psychosomatischen Krankheiten gesund. (Magenprobleme, Schulter-Hals-Syndrom).

Ein Sonderfall ist die Aggression im Rauschzustand. Dort passiert nämlich etwas, was der Süchtige selbst nicht kontrollieren kann: Eine Seele hockt ihm auf, die irgendwann ebenfalls an Alkoholproblemen verstorben ist. Deren Verhalten lebt der Süchtige nun. Er wird quasi zur Marionette der durch Sucht verstorbenen Seele. Durch diese Überschattung weiß der Alkoholsüchtige nicht mehr, was er im Rauschzustand gesagt oder getan hat. Deswegen sagen Angehörige von Süchtigen auch so oft, dass sich der Süchtige im Normalzustand benimmt wie ein völlig anderer Mensch. Sie verstehen oft nicht, warum er so verändert ist, wenn er sich im Rauschzustand befindet und dann auch sogar Worte benutzt, die er im Normalzustand nie in den Mund nehmen würde. (Fäkalsprache). Auch die Handlungen werden aggressiver, und zwar genau so aggressiv, wie die Seele ist, die ihn im Rauschzustand überschattet. Zum besseren Verständnis zitiere ich noch einmal, was im Rauschzustand passiert:

[1] „An dieser Stelle führte mich das Licht in das Innere einer schmierigen Bar in der Nähe von einem, so wie es aussah, großen Marinestützpunkt. Eine Menge Leute, viele von ihnen Matrosen, standen zu dritt an der Bar, während sich andere in die mit Holz getäfelten Sitzgruppen an der Wand zwängten. Obwohl einige Bier tranken, schienen die meisten von ihnen so viel Whisky herunterzukippen wie zwei schwitzende Barkeeper nur eingießen konnten. Danach beobachtete ich etwas Sonderbares: Eine Anzahl der Männer, die an der Bar standen, schienen unfähig zu sein, die Gläser an ihre Lippen zu setzen. Immer wieder beobachtete ich es, wie sie nach ihren Gläsern griffen, wie sie mit ihren Händen durch massive Becher hindurchgriffen, hindurch durch die schwere hölzerne Theke, hindurch durch die Arme und Körper der Trinker um sie herum. Und diese Männer, so war es bei jedem zu beobachten, hatten nicht die Lichthülle, mit der die anderen umgeben waren.

Demnach musste der Lichtkokon nur zu den lebenden gehören. Die Toten, wir, die wir unsere feste Materie verloren hatten, hatten damit diese „zweite Haut" ebenfalls verloren. Und es war offensichtlich, dass nur diese lebenden Menschen in Wirklichkeit tranken, redeten, durstig miteinander anstießen.

Sie sahen weder die verzweifelt durstigen körperlosen Wesen um sie herum, noch fühlten sie ihr wahnsinniges Stoßen, um an eines jener Gläser heranzukommen. (Trotzdem war mir beim Beobachten klar, dass die körperlosen Wesen sich sehen und gleichzeitig hören konnten. Immer wieder entstanden **wütende** Streitereien

---

[1] George Ritchie: „Rückkehr von Morgen", Larman Verlag, Seite 46

wegen der Gläser, die niemand von ihnen tatsächlich an die Lippen brachte.)

Ich meinte, ich hätte schon schwere Trinkgelage bei den Partys der Verbindungen in Richmond erlebt, aber was ich hier von Zivilisten und Angehörigen der Armee an der Bar erlebte, stellte alles bisherige in den Schatten. Ich sah, wie ein junger Matrose schwankend vom Barhocker aufstand, zwei oder drei Schritte ging und dann schwer zu Boden stürzte. Zwei von seinen Kumpeln griffen ihn und zogen ihn von der Stelle weg.

Aber das war es nicht, was ich mir ansah. Ich starrte mit Verwunderung auf den hellen Kokon um den bewusstlosen Matrosen, der sich einfach öffnete. Er teilte sich über seinem Kopf und fing an, sich vom Kopf und den Schultern abzuschälen. Gleichzeitig, schneller, als ich niemals jemanden in Bewegung sah, war eines der körperlosen Wesen über ihm, das in seiner Nähe an der Bar gestanden hatte. Wie ein durstiger Schatten hatte es an der Seite des Matrosen gelungert und gierig jeden Schritt verfolgt, den der junge Mann nahm. Jetzt schien es auf ihn zu springen, wie ein wildes Tier auf die Beute.

Im nächsten Augenblick war zu meiner großen Verwunderung die springende Figur verschwunden. Das alles passierte noch, bevor die Männer ihre bewusstlose Ladung unter den Füßen derer wegzogen, die an der Bar saßen. Ich hatte ganz bestimmt eine kurze Zeit zwei Einzelpersonen gesehen; als sie den Matrosen an die Wand lehnten, waren es nur noch eine.

Noch zweimal, während ich verblüfft hinstarrte, wiederholte sich dieselbe Szene: Ein Mann wurde bewusstlos, blitzschnell riss die Hülle um ihn herum, eines der körperlosen Wesen verschwand, indem es sich in die Öffnung stürzte, so, als wäre es in das andere Wesen hineingekrochen."

Psychische Krankheiten, *Aggressionen*

Nun, wen wundert es angesichts dieser Tatsachen und dieser Zusammenhänge, dass die Wesen, die in einen Volltrunkenen hineinschlüpfen, dann durch ihn handeln und reden? Genau das passiert. Deswegen können die Volltrunkenen sich auch absolut nicht mehr an das erinnern, was sie an Aggressivem gesagt oder auch getan haben: Die zweite Seele handelte durch sie. Das soll jetzt keine Entschuldigung sein und auch nicht so verstanden werden, aber es soll uns zu denken geben, was Volltrunkenheit mit uns macht und uns dazu bewegen, vom Alkohol lieber die Finger zu lassen. Ganz abgesehen davon, dass er den Körper zerstört und der Leber schadet, kann man sich, wenn man das Verhalten dieser Seelen genau studiert, vorstellen, dass sie öfters versuchen, einen Menschen dazu zu animieren, doch zu trinken, damit sie wieder in dessen Körper hereinschlüpfen und durch ihn das ausleben können, was sie zu Lebzeiten nicht ausleben konnten...was natürlich nicht sehr schön ist!

Daher kommt diese aggressive Haltung bei Volltrunkenheit, mit der manche Familienmitglieder überhaupt nicht zurechtkommen können. Daher kommt es auch, dass die Reaktionen unberechenbar sind und vom Angehörigen überhaupt nicht verstanden werden können, auch in keinem Verhältnis zu dem persönlichen Bezug der Originalpartner stehen. In diesem Moment handelt durch unseren Angehörigen eine fremde Person, die wir absolut nicht kennen, nicht zuletzt deshalb, weil sie schon tot ist:

„War denn diese Lichthülle so etwas wie ein Schild? War sie Schutz gegen ... gegen körperlose Wesen wie mich? Es war anzunehmen, dass diese unwirklichen Kreaturen einst feste Körper hatten, wie ich selbst einen gehabt hatte. **Angenommen, dass sich zu der Zeit, als sie noch in ihrem Körper waren, sich eine Abhängigkeit vom Alkohol entwickelt hatte, die über das Physische hinausging bis zum Psychischen, ja sogar Geistigen. Als sie dann ihre Körper verloren, waren sie für alle Ewigkeit von** dem abgeschnitten, nach dem sie sich ständig gesehnt hatten, es sei denn, sie wären noch kurze Zeit in einem anderen Leib gewesen.

Eine Ewigkeit wie diese – der Gedanke durchzuckte mich wie ein kalter Schauer, musste in Wahrheit eine Art Hölle sein."

Nun ist es auch nicht mehr verwunderlich, dass mit dem Verhalten der Seelen, welche diese auf der Erde an den Tag legten, auch das Verhalten unseres Angehörigen oder Freundes Hand in Hand geht. So, wie die Seele agierte, welche die Erde verlassen hat, so handelt nun unser Freund oder Angehöriger, wenn er volltrunken von dieser Seele überschattet ist. Deswegen kennen wir ihn nicht.

Manisch-Depressiv (bipolare Störung)

Manisch-depressive Menschen haben immer eine sehr besondere Schicksalskette hinter sich: Sie waren oft in sehr hohen Positionen, in denen sie sich maßlos überschätzt haben und dadurch das Volk oder Menschen ins Unglück gestürzt haben. Das spiegelt ja auch genau diesen Wechsel zwischen dem Himmelhoch-Jauchzendem, in dem sie überzeugend sind und den Mitmenschen vorgaukeln, wunder was sie können und wunder wer sie sind und was sie alles auf die Beine stellen können. Doch alles zerfällt sehr schnell in Staub und Asche und übrig bleibt nur das Leid. Die mitleidenden Seelen werfen anschließend ihr Co-Leid auf den Maniker, und so entsteht die Depression. Erinnern wir uns: Depression ist immer eine Täterkrankheit und besteht aus der Trauer derer, die man ins Leid gestürzt hat und die nun ihr Leid auf einen selbst zurückwerfen. Deswegen ist sie ja auch so unerklärlich und es ist nicht von außen erklärbar, warum der Depressive jetzt gerade depressiv ist, weil die Seelen, die diese Trauer verursachen, meistens nicht inkarniert sind, sondern aus den Seelenebenen ihr Leid auf den Depressiven werfen.

So wechselt der Manisch-Depressive von seiner hochtrabenden Haltung immer wieder zur Depression, und zwar, weil die Seelen auf diese Weise verhindern wollen, dass er in seiner Manie noch weiteren Menschen Schaden zufügt. Die Manie ist eine vertrackte Krankheit, weil den Menschen in dieser Zeit meist die Krankheitseinsicht fehlt. Ihnen geht es ja gut. Sie fühlen sich super. Sie können Bäume ausreißen und die ganze Welt verändern. Sie wissen, wie man etwas angehen könnte und bringen jeden dazu, ihren Überzeugungen zu folgen. Sie nehmen Kredite auf und bekommen sie auch genehmigt, weil sie so überzeugend wirken. Dass sie oft bis morgens um 6 Uhr nicht schlafen können, darauf nehmen sie meistens wenig Rücksicht und schreiben es ihren verstärkten geistigen Aktivitäten zu.

Doch genau darauf sollte man achten: Wenn diese beschriebenen Haltungen auftreten und zusätzlich die Nächte zum Tag werden und der Mensch nicht schlafen kann, so besteht die Gefahr einer Manie. Ich hatte einmal eine Klientin, die aufgrund ihrer Manie zu mir kam. Sie war schon so weit, dass sie nicht schlafen konnte und anfing, ihre Schränke auszuräumen und alles völlig durcheinander zu werfen. Ihr Vorleben zeigte, dass sie eine hochtrabende Madame war, wenn auch im Moulin rouge. Auftritt war alles. So gestaltete sie sich auch diesmal wieder: Sie trug überdimensionale Hüte, kleidete sich in Mini und knallrot und fand alles Normale an Kleidung abstoßend, kitschig und viel zu brav. Exklusives holte sie sich aus ihrem Schrank und war schon dabei, ihre Garderobe entsprechend aufzupäppeln, als ihre Schwester, welche Psychiatriekrankenschwester war, ihrem Treiben ein Ende setzte. Sie brachte sie dazu, sich selbst in die Psychiatrie einzuweisen, wo sie erst einmal in eine künstliche Depression versetzt wurde, um dem Treiben ein Ende zu bereiten. Das ist zwar auch nicht gerade ein sanfter Weg, aber was auf jeden Fall gemacht werden muss: Den Manikern fehlt der Katalysator Lithium, und der muss in allen Fällen nachgeliefert werden. Durch das Lithium behalten sie in ihren Gedanken die „goldene Mitte" und fallen weder in die Manie noch in die Depression.

Man erkennt die Maniker an ihren seltsam glühenden Augen. Diese Augen sehen fordernd aus, sie schauen drein, als ob sie die ganze Welt erobern könnten. Vor solchen Augen nehme ich mich sehr in acht, weil ich weiß, dass diese Menschen mehr versprechen, als sie je zu halten imstande und in der Lage sind. Erst, wenn die Augen wieder weich und demütig sind und urvertrauensvoll in das Schicksal schauen, sind sie für mich weitestgehend vertrauenswürdig.

Psychische Krankheiten, *Manisch-Depressiv*

Manisch-depressiv wird nicht immer behandelt, weil die Krankheit als solche nicht oft von Familienmitgliedern erkannt wird. Oft heißt es nur: „Ja, der Papa hat mal wieder seine aktiven fünf Minuten. Kommt dem bloß nicht in die Quere, ihr macht es ihm doch nicht recht!" Und kurz darauf liegt er in der Ecke, bemitleidet sich selbst und kann nicht mehr, will von allen bemitleidet werden, er sei ja so ein lieber und aktiver Mensch, aber keiner werte und achte ihn. Also, was soll das? Dann tut er halt gar nichts mehr...bis die nächste überaktive = manische Phase kommt. Dies ist die kleinere Form der Krankheit, welche die Mitmenschen in ein ständiges Schaukelbad stößt, was sich der Manisch-Depressive selbst nicht erklären kann. Er möchte gern wissen, woher diese Umstürze von Launen und Gefühlen kommen, und erkennt es selbst nicht.

Bei unserer Moulin-Rouge-Dame haben wir die Lösung gefunden: Wir sahen sie im Moulin Rouge auftreten und baten sie, sich doch bei all denen zu entschuldigen, denen sie ein Liebesleben vorgegaukelt hatte. Denn viele Männer hatten sich definitiv in sie verliebt, aber bei ihr war die „Liebe" nur ein Spiel. Merkwürdigerweise, bzw. charakteristischerweise hatte sie in diesem Leben viele Liebhaber gehabt, für die sie nur ein Spielball gewesen war, sie erlebte also das genau Umgekehrte, und genau mit dieser Frage kam sie, warum dieses Muster in diesem Leben so oft der Fall gewesen war. Als sie die Menge von verliebten Liebhabern aus der alten Inkarnation sah, wurde ihr ganz anders zumute, zumal sie sehen durfte, dass diese Herren sie größtenteils wirklich geliebt hatten. Sie entschuldigte sich bei ihnen und entschuldigte sich auch für die Verschmähungen, die sie ihnen geliefert hatte. Dadurch konnte ihre Manie so weit eingegrenzt werden, dass sie, soweit ich informiert bin, nie wieder kam. Jedoch nimmt sie zur Ausgleichung immer noch Lithium.

In schwächeren Fällen haben wir es schon erlebt, dass Lithium auch homöopathisch hilft. Es hilft insbesondere bei Menschen, die

Psychische Krankheiten, *Manisch-Depressiv*

in der Krankheit nicht so weit fortgeschritten sind und nur „wechselnde Launen" haben, von himmelhochjauchzend bis zu Tode betrübt. Dort gleicht das homöopathische Lithium sehr gut aus.

Aber dennoch sollte der Mensch sich fragen: Wo habe ich Menschen mit meiner himmelhochjauchzenden Art einmal ins Leid getrieben? Wer wirft noch seine Trauer darüber auf mich? Wo habe ich, vielleicht ohne Rücksicht auf Verluste, meinem Ego gefrönt und die Mitmenschen vergessen? Wo habe ich die Gleichheit der Menschen einmal gründlich mit Füßen getreten und mich dafür schuldig gemacht?

Es können frühere Inkarnationen gewesen sein, in denen man geprasst hatte und das Volk hungern ließ. In diesem Falle wird man heute finanziell wohl kaum auf einen grünen Zweig kommen, weil die Seelen das zu verhindern wissen. Das sind die Menschen, die immer wieder gute Ideen haben, es umzusetzen versuchen und dann auf einmal die schwersten Abstürze erleiden, oft ohne selbst zu wissen, warum und ohne wirklich in diesem Leben Schuld daran zu tragen.

Diese Seelen, die unter einem gelitten haben, zusammenzurufen und um Vergebung zu bitten, das bringt des Rätsels Lösung. Damit verschwindet die Manie (das frühere hochtrabende Leben) und auch die Depression (das Leid derer, die unter einem gedarbt oder gelitten haben).

Neurosen

Neurosen entstehen aus starken eigenen Belastungen, die man nicht in der Lage ist abzubauen. Die Neurose wird quasi zum Ventil für Haltungen, die man nicht in den Griff bekommt. Die Haltung verändert sich, wird neurotisch und gerät außer Kontrolle, das heißt, der Mensch ist nicht mehr in der Lage, diese Haltung mit dem Verstand zu kontrollieren. Die Haltung wird zwanghaft.

Die Lösung für die Neurosen besteht darin, dass man dem Patienten Mut macht, doch in die ursprüngliche Haltung noch einmal hereinzuschauen. Das ist für den Klienten schmerzhaft und wird deswegen meistens vermieden. Oft sind diese Haltungen auch schuldbeladen, das heißt: Der Klient macht sich Komplexe darüber, dass er überhaupt so denkt, dass solche Gedanken überhaupt in seinen Kopf kommen. Er findet sie an sich selbst verwerflich und kann doch nichts dagegen tun – sie kommen einfach.

Bei Neurosen ist es wichtig, dass man sie in der Therapie entmystifiziert, das heißt, die Haltung des Ursprungs als normal ansieht. Erst, wenn der Klient von sich selbst überzeugt ist, dass die ursprüngliche Haltung normal war, kann man an den Exzessen arbeiten und sie Stück für Stück abbauen. Ein Beispiel hierzu ist der

„Putzfimmel"

Der Putzfimmel entsteht dann, wenn dem Menschen gesagt wurde, dass gewisse Sachen, die er an sich am Körper hat und die mit Lustgefühlen verbunden sind, „Ihhh" und „Bäh" sind. Als Kind wurden ihm die Lustgefühle bezüglich Ausscheidungen, bezüglich Selbstberührung mit „Pfui" und Klatschen auf die Finger und Händchen ausgetrieben. Die Ausscheidungen werden als unsauber deklariert, eine hysterische Art und Weise, mit den Ausscheidungen umzugehen, trägt noch das Ihrige dazu bei. Dadurch lernt das

Kind, dass alles, was mit dem Körper zu tun hat, schmutzig ist. Eine Überbetonung der Hygiene führt dann dazu, dass der Mensch in der Folge alles von sich abstreift, was sich lustvoll anfühlt. Er stellt all dieses unter das Vorzeichen von „Bäh" und „dreckig", später auch von „klebrig" und „schmierig". So entzieht er sich selbst die Erlaubnis, das Lustvolle auch einmal spüren zu dürfen, und belegt es mit den negativen Worten und Haltungen, die er von Kindheit an eingetrichtert bekommen hat.

Statt dessen kompensiert er seine „saubere Haltung" auf seine Umgebung: Alles soll schön sauber sein, so sauber, dass einem niemand vorwerfen kann, man sei ein Schmutzfink. Also wird geputzt, geschrubbt und gewienert, bis dass das ganze Haus glänzt. Es ist aber kein fröhlicher Glanz, der daraus entsteht, sondern ein zwanghafter. Man merkt es daran, dass man das Gefühl hat, man tritt in ein Kataloghaus ein. Man hat das Gefühl, man darf sich kaum setzen, ohne die Überzüge der Sofas zu zerknautschen. Eintritt mit Schuhen ist sowieso verboten, es müssen die Puschen angezogen werden, die nichts verdrecken (wobei gegen das Schuhe-Ausziehen im Prinzip ja nichts einzuwenden ist, es kommt aber nur darauf an, wie es gewertet wird). Die schönen Sachen in den Vitrinen sind nur zum Anschauen da und werden auch beim höchsten Feiertag nie herausgeholt. Ein Staubkörnchen auf einem Nippes löst schon eine ganze Lawine aus: „Schon wieder alles dreckig! Ich schaffe das nicht mehr!" Nur: Keine Putzhilfe der Erde könnte das Niveau erreichen, was der Mensch mit Putzfimmel erreicht sehen möchte.

Hinterfragt man dann die zwischenmenschliche Beziehung zwischen dem Menschen mit Putzfimmel und seinem Partner (Nicht geschlechtsspezifisch gemeint), so wird man stets darauf stoßen, dass im besten Falle der Partner die Ordnung mag, aber ansonsten der zwischenmenschliche Kontakt eher dürftig ausfällt. Im Normalfalle ist es oft so, dass dem nicht „putzfimmeligen" Partner die Putzerei auf den Geist geht, zumal er sieht, dass das Putzen ein Kompensierung für anderes ist, was er oft nicht einzuordnen vermag. Er merkt nur, dass der Partner/die Partnerin das Putzen bis in die Nacht herein als Alibi nimmt, um sich ihm nicht schenken zu müssen. Denn anschließend ist der Mensch mit dem Putzfimmel „kaputt", er hat ja „soooo viel Arbeit" gehabt, und entzieht sich so den Stunden der Zärtlichkeit, die der Partner mit ihm/mit ihr verbringen möchte.

Im therapeutischen Bereich ist es aus dem Grunde völlig müßig, an dem Putzverhalten etwas ändern zu wollen. Man muss ganz woanders anfangen: Man muss den Menschen wieder dazu bringen, sich und seinen Körper, egal wie der aussieht, zu lieben und zu akzeptieren. Er ist halt so: So hat man ihn sich ausgesucht, und so ist es im Laufe der zeit geworden. Schwangerschaften haben an ihm gezehrt, haben ihn rundlicher werden lassen, aber dafür hat man auch sein geliebtes Kind und eventuell seine Enkel. Und schaut man heraus in die Natur, so ist ein Baum mit 60 Jahren auch nicht so schmal wie einer mit 30 Jahren. Man setzt halt auch seine Jahresringe an. Deswegen ist man doch nicht weniger wert?! Kein Partner darf den anderen wegen seiner Figur rügen, denn sie ist, wenn der Partner auf sich aufpasst, oft auch ein Produkt des Arbeitsplatzes (zu häufiges Sitzen verformt den Körper auch) oder eben der Familienplanung. Akzeptanz des ganzen Köpers auf der ganzen Linie bringt schon einmal den ersten Schritt der Heilung.

Der zweite Schritt der Heilung ist die Akzeptanz der eigenen Gefühle. Wenn ich Lust habe, mich meinem Partner zu schenken, so darf ich das auch ausdrücken. Verweigert er/sie sich mir, so kann das eigene Berühren Schlafstörungen fernhalten, wenn mein Partner einmal nicht disponiert ist, sich mir zu schenken und mein Liebespotenzial so hoch ist, dass ich mir seine/ihre Gegenwart wünsche und deswegen nicht schlafen kann. Die Schleimhäute unseres Körpers sind kein „Ihhh", sondern ein guter, geschaffener, gut

Psychische Krankheiten, *Neurosen*

funktionierender Teil unseres Fortpflanzungssystems. Wären sie nicht da, so wären wir bestimmt nicht auf der Welt... Ebenso die Menstruation: Wäre sie nicht vorhanden, so gäbe es keine Kinder.

Und wer kennt nicht das gute Gefühl der Erleichterung, wenn man auf dem WC eine erfolgreiche Sitzung abgeschlossen hat? Man kommt lächelnd wieder heraus. Was soll daran falsch sein?

An diesen Haltungen muss der Therapeut mit seinem „Putzfimmelklienten" arbeiten, damit der sein zwanghaftes Verhalten einmal loswird. Denn erst dann, wenn diese Haltungen sich wieder in eine normale Haltung der Selbstakzeptanz der eigenen Gefühle gewandelt haben, kann der Putzfimmel allmählich einem normalen Niveau an Ordnung, in dem sich auch jeder wohlfühlt, weichen. Dann kann sich auch die zwischenmenschliche Beziehung zwischen den Partnern wieder normalisieren. Es muss in der Folge therapeutisch auch daran gearbeitet werden, dass der Partner im gesunden, gewaschenen, nüchternen und eventuell frisch rasierten Zustand (bei Männern) auch kein „Ihhh" und „Bäh" ist, sondern sehr wohl auch angefasst und berührt werden darf, auch und gerade an den Stellen, die Lust erzeugen. Erst dann kann die Liebe wieder fließen und erst dann kann der gesunde Partner mit dem „Ex-Putzfimmel-Partner" wieder ein glückliches Eheleben führen.

Mich machte es immer ganz traurig, wenn ich in so übergeputzte und puppenstubenmäßig aussehende Häuser kam. Denn dann sah man schon bei einem der Partner die traurigen Augen, die darauf schließen ließen, dass die Liebe nicht lebendig ist, sondern so eingeschlafen und immer gleichförmig ist wie das frischgeputzte Haus. Man hat das Gefühl, man ist dort gar nicht erwünscht, sondern gewünscht wird nur die Ordnung, und dass sie nicht zerstört würde. Alles andere wird als lästig empfunden. Lebendigkeit wird als störend empfunden, denn sie könnte ja hinterfragen und dann müsste man ja zugeben, dass es mit der Lebendigkeit der Liebe auch nicht so weit her ist.

Ganz schlimm ist es bei Alleinstehenden, die aufgrund des „Putzfimmels" den Partner schon verloren haben. Wie soll man es ihnen schmackhaft machen, den Putzfimmel und die dazugehörigen Haltungen abzulegen? Sie haben ja eh keinen Partner mehr, den sie glücklich machen könnten. Ihnen zu erklären, dass sie die Haltungen auch für ihr eigenes Seelenheil ändern und ablegen sollten, damit sie sich selbst gegenüber gemütlicher und akzeptierender werden, wird meistens nur mit einem Seufzer beantwortet. „Ja, ich weiß es ja eigentlich, aber wofür denn?"

Der Putzfimmel ist nicht geschlechtsspezifisch! Er kommt zwar bei Frauen häufiger vor, aber das hat seine Geschichte: Wie oft wurden Frauen gegen ihren Willen genommen, bespritzt, verlacht, bespuckt, vergewaltigt? Unsere Geschichte ist voll davon. Wundert es einen da, dass sie oft Aversionen gegen alles, was schleimig, klebrig, dreckig und schmierig ist, haben? Wundert es einen da noch, dass gerade die Frauen mit „Putzfimmel" Mühe haben, ein männliches Glied in die Hand zu nehmen und dabei auch noch Freude und Lust zu empfinden?

Merkt der Therapeut, dass hier die Ursache dieser zwanghaften Haltung liegt, so ist eine Reinkarnationstherapie das Mittel der Wahl. Denn in der Reinkarnationstherapie können wir noch einmal in die Situation gehen und feststellen, wo die Aversion gegen alles, was klebt und schmierig ist, herkommt. Dann müssen wir ganz vorsichtig vorgehen, wie schon mehrmals in diesem Buch beschrieben:

- Zuerst müssen wir unser Opfer fragen, ob es generell bereit ist zu vergeben.

- Danach können wir Raphael bitten, es loszumachen und erst einmal zu heilen.

Psychische Krankheiten, *Neurosen*

- Durch die Heilung zieht zuerst einmal Licht in den Körper ein und das Trauerdunkel verflüchtigt sich

- Anschließend bitten wir Raphael, ob er das weiße Kleid der Vergebung bringen würde. Je nachdem, wie weiß das Kleid ist, kann man erkennen, ob unser Opfer unschuldig ist oder auch einen Teil Mitschuld an seinem Schicksal trägt.

- Mit dem weißen Kleid der Vergebung angetan bitten wir nun unser Opfer, ob es Michael bitten kann, die Täter einmal zu holen.

- Oft stehen sie schon „bedröppelt" vor dem Opfer, weil sie in der Zwischenzeit gemerkt haben, dass ihre Handlungsweise nicht unbedingt die Edelste war. Manchmal genügt es, wenn das Opfer ihnen noch einmal ins Gewissen redet, was sie denn damals gemacht haben. Dann bitten sie oft schon reumütig um Vergebung.

- Manche Therapeuten lassen die Täter mit heilenden Händen über die Schmerzen der Opfer gleiten oder das Opfer saubermachen. Das hat den therapeutischen Effekt, dass der Täter dann eher merkt, was er für eine fürchterliche Narbe in der Seele des Opfers hinterlassen hat. Eine Therapeutin hat auch den Seelen der Täter aufgetragen, den Ort wieder so zu reinigen, bis das Opfer zufrieden war.

- Erst, wenn der letzte Täter sich bei seinem Opfer entschuldigt und wiedergutgemacht hat, kann der Ekel verschwinden, der letztendlich die Ursache für das Putzverhalten in diesem Leben ist. Denn das Putzverhalten entsteht aus der Aversion gegen all das, was man damals am Körper und im Umfeld des Kerkers oder des Ortes, an dem man sich befand, erlebt hat.

Einmal hatte ich auch eine andere Situation, die zu einem verstärkten Putzdrang führte: Wir kamen in das industrielle Zeitalter, in dem es noch keine Abwasserleitungen gab. Das Wasser schwamm einfach in den Strassen der Städte und verunreinigte sie dementsprechend. So tummelten sich in dieser Gülle auch Mäuse und Ratten. Man kam auch mit den entsprechend verschmutzten Schuhen an seinem Haus an. Aus diesem Ekel vor der Haustüre entstand ein entsprechender „Sauberkeitsfimmel" für das Haus selbst. Bei dieser Klientin musste wirklich alles, was von draußen kam, vor der Haustüre bleiben, und sie wunderte sich über sich selbst, warum sie darauf einen so großen Wert in einem Zeitalter legte, wo die Straßen doch relativ sauber waren und die Abwässer in geschlossenen Rohren unter der Erde liefen. Doch diese Programme sind nicht ohne weiteres aus dem Körper herauszubekommen: Sie musste auch den nachlässigen Industriellen verzeihen, die das gesamte Geld für sich beanspruchten, ohne wirklich etwas für die Gemeinschaft zu tun. Erst, als sie das getan hatte und dabei sah, dass die damaligen Großindustriellen heute relativ arme „Schlucker" waren, die sich über ihr Elend aufregten und sich ständig fragten, warum gerade ihnen so viel Leid und Elend zustößt, konnte sie ihnen vergeben. Denn sie sah, dass auch diese in der Austragung waren, denn sonst ginge es ihnen besser. Sie mussten jetzt einmal das durcherleben, was sie ihren eigenen Arbeitern damals zugemutet hatten. Das war für sie in diesem Zeitalter nicht einfach! Armut, Unrat, vom Arbeitsplatz verjagt werden wegen Nichtigkeiten, unschuldig den Arbeitsplatz verlieren, kaum genug zum Leben für sich und die Kinder haben...all das waren die Schicksalsschläge, welche die ehemaligen Großreichen in diesem Leben durcherleben mussten.

Da lohnt es sich doch zu teilen...

Psychische Krankheiten, *Neurosen*

Waschzwang

Der Waschzwang ist das Gegenstück zum „Putzfimmel". Der Waschzwang befällt die Menschen, die in früheren Zeiten andere Menschen verunreinigt, bespuckt, auf die übelste Art und Weise genommen haben.

Oft tauchen bei Menschen mit Waschzwang diese Phantasien wieder auf. Da sie aber niemanden haben, an und mit dem sie diese Phantasien ausleben können, wenden sich diese Phantasien ins Gegenteil um. Diese Menschen fangen an, ihr Gewissen zu spüren. Oft ist auch der Partner/die Partnerin nicht bereit, solche abartigen Sachen mitzumachen. Es geht dort um solche Sachen wie Urinieren auf den Körper, Ejakulieren zwischen die Brüste, alles was mit Schleim oder Ausscheidungen **gegen den Willen des Partners** auf seinem Körper passierte. (Mag ein Paar diese Spielarten, so ist das ihre gemeinsame Übereinstimmung. Dagegen ist nichts einzuwenden. Hier geht es nur um die **erzwungene** Handlung, die einer vollzog und die der andere erdulden musste).

Der Partner, der dieses vollzog, trifft nicht selten wieder auf den Partner, an dem er es vollzogen hat. Das sind die vorinkarnatorischen Absprachen zur Wiedergutmachung. Doch hier ist der kritische Punkt: Geht der Partner, an dem dies vollzogen wurde, wieder in die absolute Abwehrhaltung und verurteilt alle diese Phantasien als abartig und wider die Natur, so werden die Phantasien des anderen Partners oft immer stärker. Er bekommt sie nicht unter Kontrolle. Er will sich aber davon reinwaschen – und fängt an sich zu waschen. Zuerst 10 Mal pro Tag, dann sich steigernd bis auf 100 Mal pro Tag..., bis die Hände es kaum noch aushalten.

Eine Bekannte, deren Mann unter Waschzwang litt, konnte es kaum aushalten, wenn später jemand den Wasserkran aufdrehte, um sich die Hände zu waschen. Sie reagierte fast mit einem

Psychische Krankheiten, *Neurosen*

Schreikrampf, weil sie dieses Geräusch, zusammen mit dem exzessiven Waschen ihres Mannes, so lange hören musste.

Da sie ihm aber auch nicht geben konnte, was seine Phantasien befriedigte, wuchsen seine Phantasien ins Unendliche. Sie war ja seine Geschädigte aus früheren Zeiten und hatte zur Sexualität ein normal-puritanisches Verhältnis. Das heißt, sie konnte sich ihm schenken, aber nur wie eine normale, gesunde Frau sich ihrem Mann schenkt, ohne Exzesse und abartige Spielarten. Doch das befriedigte ihn nicht. So lud er sich Videos herunter, die seine Phantasien befriedigten, und verlangte von ihr, dass sie in etwa diese Spielarten mit ihm ausführte, was sie vehement ablehnte. Dadurch verschlimmerte sich sein Waschzwang immer mehr, weil er sich immer schmutziger fühlte in all seinen Phantasien und Handlungen.

Als er dann zum Schluss sogar Videos mit ihr anschaute, in denen Menschen Kontakt mit Tieren hatten, war bei ihr das Maß voll. Er zwang sie dazu, sich diese Videos mit ihm anzuschauen, doch ihr Ekel war wieder so gewachsen, dass sie es nicht mehr aushielt. In diesem Moment war die Ehe zu Ende. Er hatte sein Versprechen, seine Phantasien unter Kontrolle zu bekommen, nicht gehalten.

Das wäre möglich gewesen. Es gibt eine Grenze, an der das Göttliche Schluss macht. Diese Grenze ist der schöpfungsübergreifende Kontakt zwischen den Arten. Kein Stier der Welt würde eine Stute decken. Nur der Mensch probiert solche Abarten. In diesem Moment ist die Langmut des Schöpfers zu Ende und der geschändete Partner darf den anderen verlassen.

Eigentlich liegt die Göttliche Grenze schon viel früher: Sie liegt in dem Schöpfungsgesetz „Gott schuf sie als Mann und Frau!" Beides ist in der Einzahl. Also lautet das Schöpfungsgesetz so, dass jeweils ein Mann eine Frau zu der Seinigen erwählen darf. Er hat die Pflicht, ihr auch treu zu bleiben. Das gilt für die Frau ebenso. Die

Psychische Krankheiten, *Neurosen*

Tiefe der Vereinigung, das Sich-immer-wieder-neu-finden ist dann der Ansporn in der Ehe. Es ist gar nicht so einfach, sich immer wieder neu und interessant zu zeigen und den Partner auch immer wieder neu zu entdecken, aber das macht den Reiz einer langjährigen treuen Ehe aus. Wenn man die Partner sieht, die glücklich ein Leben lang treu zusammen waren, so wird man eine hohe Lebendigkeit in ihnen finden, ein permanentes Auseinandersetzen mit den Reifungsprozessen des anderen und eine hohe Nächstenliebe. Sie sind wirklich innerlich gereift und haben ihr Scheinglück und ihre Scheinliebe nicht im Äußeren gesucht, wie es die Partner tun, die oft wechselnde Beziehungen oder neben der eigentlichen Beziehung noch eine Schar von Geliebten haben. Das bringt immer Konflikte, auch seelischer Art. Die eigentlichen Partner spüren das und mögen sich gar nicht mehr voll hingeben. Ihre Seele geht automatisch auf Rückzug und lässt sich von den untreu gewordenen Partner nicht mehr entdecken.

Ganz schlimm wird es, wenn der auf Lust ausgerichtete Partner auf solche Ideen kommt wie einen „flotten Dreier" oder so etwas. Dann kann der geschändete Partner überhaupt nicht mehr Vertrauen in seinen Partner haben, der sich wandeln wollte. Auch an diesem Punkt sind die Beziehungen eigentlich zu Ende und werden von dem geschändeten Partner durchweg beendet.

Wie der Waschzwang zu beheben ist? Nun, als erstes müsste sich der Mensch über seine Phantasien und deren Göttlichkeit im Klaren werden. Ist er bereit, sie unter diesem Aspekt noch einmal anzuschauen, so kann ihm geholfen werden. Michael wird ihm helfen, sie einmal von der anderen Seite zu betrachten, von der Seite des Geschändeten. Er überspielt diesem Menschen die Gefühle, die der Geschändete beim Vollzug der Aktionen empfunden hatte. Das hilft dem Menschen zuerst einmal, die Gefühle des anderen nachzuvollziehen.

Gleichzeitig arbeitet er mit seinem Lichtschwert an der Verfeinerung des Gewissens. Er zeigt ihm auf, welche Belastungen sich durch seine Handlungsweisen ergeben haben. Christus zeigt ihm auf Wunsch, in welcher Seelenebene seine Seele sich zur Zeit befindet, falls er jetzt die Erde verlassen würde. Das allein reicht manchmal schon als Schreckmoment aus: Die Ebene ist wüst und leer und voller Perversionen. Die Seelen spielen immer noch das, was sie sich wünschen, aber, obwohl sie es nicht wirklich vollziehen können, sieht man ihrem Geschrei und ihren verzerrten Gesichtern an, dass sie sich nichts sehnlicher wünschen, als diese Akte vollziehen zu können. Doch das geht nicht mehr, und so verbleiben sie in ihrer ohnmächtigen Wut und Sehnsucht, bis sie eines Tages diese Gelüste überwunden haben.

Georg Ritchie beschreibt diese Ebene in seinem Nahtoderlebnis so:

„Wir waren wieder in einer anderen Gegend dieser Ebene. Wir standen auf einer hohen Veranda vor dem riesigen Gebäude. Was ich hier sah, entsetzte mich mehr als alles andere, was ich jemals in meinem Leben gesehen hatte. Da man die Gedanken der Wesen in dieser Ebene sehen konnte, wusste man, dass sie angefüllt waren mit Hass, Betrug, Lügen, Selbstgerechtigkeit, die an Größenwahn grenzte und liederlichen sexuellen Aggressionen, die sie veranlassten, aneinander jede mögliche Art abscheulicher Taten durchzuführen."[1]

Wer also keine Lust hat, in dieser Ebene zu landen, sollte sich schon zu Lebzeiten überlegen, ob es sich nicht lohnt, diese Verhaltensweisen abzulegen und zu einem höheren, reineren Bewusst-

---

[1] George Ritchie: „Mein Leben nach dem Sterben", S.44, Mellinger-Verlag, 70376 Stuttgart, ISBN 3-88069-339-0

sein aufzusteigen. Dann ändert sich auch die Ebene, in der man bewusstseinsmäßig landet, das ist dann nach diesem Leben auch die Bewusstseinsebene, in der man nach dem Leben sein wird.

Dazu noch einmal ein Auszug aus George Ritchies Buch: „Mein Leben nach dem Sterben":

„Auch hier waren wieder Engel am Werke, die versuchten diese Wesen zum Ändern ihrer Gedanken zu bewegen. Da sie aber nicht zugestehen konnten, dass es höhere Wesen als sie selbst gab, konnten sie die Engelwesen auch nicht sehen oder hören. An diesem Orte gab es weder Feuer noch Schwefel noch tiefe Abgründe, sondern etwas von meinem Gesichtspunkt aus tausend Mal Schlimmeres. Das war ein von der Liebe völlig verlassener Ort. Dies war die HÖLLE (...) Dieser Ort war von allen anderen Wesen verlassen außer den Engeln, die verstanden, warum Christus in die Welt gekommen war."

Als „Bonbon", um zu sehen, wohin ein Sinneswandel einen Menschen als Seele führt, zeigt Christus dem suchenden Menschen, der wirklich an sich arbeiten will, oft die nächste Ebene:

„Dieses Gebiet wischte die Vorstellung hinweg, dass man mit dem Tod aufhört zu lernen und Wissen zu entwickeln. (...) Dieses ist das Gebiet, von dem ich glaube, dass hier die Seelen eingehen, die das höchste Interesse für eine Sache, die des Lebens Mühen fordert, entwickelt haben, diejenigen, die auf ihrem Feld suchen und lernen wollen. Das gibt all jenen Hoffnung, die bestrebt sind, weiterzulernen, bereits genügend Weisheit gesammelt haben, um zu erkennen, dass wir, auch wenn wir auf der Höhe unserer jetzigen Entwicklung sind, welche die Erde uns bietet, auf allen Gebieten lediglich die Oberfläche angekratzt haben. (...) Ich merkte, dass diese Wesen weit fortgeschrittener waren als die meisten Menschen, die ich im Bereich von Kunst und Wissenschaft auf der Erde gesehen habe. Ich begriff, dass ihre Arbeit nicht durch Geld und

Psychische Krankheiten, *Neurosen*

Ruhm motiviert war, sondern durch ernsthaftes Interesse an dem, was sie lernten, und durch das Verlangen mitzuhelfen, das Universum zu einem besseren Ort zum Leben zu machen."[1]

Das ist die nächste Ebene, die Christus ihnen zeigt. Wenn sie die Unterschiede zwischen den zwei Ebenen sehen, wünschen sich viele Seelen, in diese zweite Ebene aufzusteigen. Das gibt ihnen Mut, an ihren Phantasien zu arbeiten und sie Christus zu übergeben. Michael zieht sie auf Wunsch des Menschen aus ihrem Körper heraus. Nach so einer geistigen Operation versteht der Mensch oft sich selbst nicht mehr: Warum hat er nur so lange so einen geistigen Schrott gedacht und gepflegt? Der Mensch hat jetzt nur selbst die Aufgabe, diesen Bewusstseinschritt auch beizubehalten und nicht wieder in dieselben Ebenen zurückzufallen.

Mit dem Auflösen der Phantasien löst sich auch der Waschzwang. Denn nun gibt es nichts mehr, was einen dazu bringen würde, die Hände von dem erdachten Schmutzigen freiwaschen zu wollen. Zeitgleich löst sich meistens auch im Partner / in der Partnerin der Ekel und damit auch die Kritiksucht an dem gezeigten Verhalten. Auf die Art und Weise kann das Paar wieder zu einem glücklichen Paar werden und das Sexualverhalten sich auf ein normales Maß einnivellieren.

Pyromanie (Feuer legen wollen)

Pyromanie ist eine alte suchtähnliche Verhaltensweise. Gehen wir einmal zurück in die Geschichte: Wir sehen die alten Kämpfer, wie sie über Land reiten, wie sie Dörfer einnehmen, alles herausplündern, was sich mitzunehmen lohnt – und anschließend stecken sie das ganze Dorf an. So loderte manches Dorf, manche Stadt.

---

[1] George Ritchie: „Mein Leben nach dem Sterben" S. 45 - 47

Psychische Krankheiten, *Neurosen*

Auch, wenn sie eine Stadt einmal belagert hatten und die Belagerung ging ihnen zu lange, so wurden oft mit brennenden Fackeln diese Städte in Brand gesetzt. So entwickelte sich die Haltung, dass immer dann, wenn die Belagerer etwas als zu lange empfanden und voran machen wollten, sie das Feuer legten.

Schauen wir heute unsere kleinen und großen Feuerleger an, so merken wir, dass auch sie die Tendenz zum Feuerlegen haben, wenn sich in ihnen eine Spannung, eine Ungeduld aufgebaut hat. „Ich will, dass mal wieder was los ist!", sagte mir einmal ein Mann als Schlüsselsatz zum Feuerlegen. Das „Knistern" entspannt sie, wenn sie es „in sich knistern" spüren.

Im guten Falle ist diese Haltung ja auch in Ordnung: Ein knisterndes Lagerfeuer, an einem sicheren Platz angezündet, entspannt alle, darum hat man ja rund um das Knistern des Lagerfeuers oft eine so entspannte Ruhe. Die Nerven entspannen sich und man spielt Gitarre, singt oder schaut ins Feuer.

Im schlechten Falle wird diese Haltung zu einer Katastrophe: Der Mensch bekommt seine Unruhe nicht in den Griff und zündet etwas an, was richtigen Schaden verursacht. Er überlegt sich vorher auch nicht einmal, wie übergreifend der Schaden sein kann. Das Gehirn, der Verstand und das Gewissen sind völlig ausgeklickt, der Mensch konzentriert sich nur noch auf das Feuerlegen und kann später auch gar nicht mehr beschreiben, was er überhaupt dabei gedacht hat, als er das Feuer gelegt hat. Der Trieb, das Feuer zu legen, war weit mächtiger als er selbst.

Schaut man sich die Austragung an, so sind diese Feuerleger von früher oft die Feuerwehrleute von heute. Die freiwillige Feuerwehr oder Berufsfeuerwehr ist ihr ein und alles. Einen Brand zu löschen und dabei noch möglichst viele Menschenleben zu retten ist ihr ein und alles, ihre höchstgewollte Wiedergutmachung. Sie sind auch zu 100 % dabei, wenn es so etwas wie Maifeuer zu bewachen gilt.

Psychische Krankheiten, *Neurosen*

Sie haben zu dem Feuer oft eine gespaltene Beziehung: Sie lieben es, aber gleichzeitig ist ihnen die Gefahr bewusst, die ein Feuer auslösen kann. Dann sind sie in diesem Leben unmittelbar bereit einzugreifen und den Schaden in Grenzen zu halten.

In manchen Fällen gelingt es ihnen aber nicht, die Tendenz zum Feuerlegen in Schach zu halten. So hatte ich einmal einen Patienten, der ebenfalls bei der freiwilligen Feuerwehr war und der mir gestand, dass er eine Scheune, die sie kürzlich löschen mussten, selbst angezündet habe. Es sei aber bei einem Gewitter gewesen, so dass niemand später habe feststellen können, ob es tatsächlich ein Blitzschlag gewesen sei oder Brandstiftung. Es lief auf einen Blitzschlag hinaus. Nun, der Schaden sei nicht zu groß gewesen, die Feuerversicherung habe auch gezahlt, aber sein gewissen ließe ihn nicht in Ruhe. Er habe auch Angst vor sich selbst, dass es ihn noch mal so überrennen würde. Und das wollte er auf keinen Fall.

In diesem Fall hat das Gewissen angeschlagen und wir konnten miteinander arbeiten. Wir gingen zurück in die Zeit, in der das Feuerlegen seinen Anfang genommen hatte. Er sah sich in einer Stadt in Südfrankreich, Bezier, die eine feste Stadtmauer hatte. In der Stadt wohnten normale Bürger, die aber katharerfreundlich waren und zu der Zeit vielen Katharern Schutz geboten hatten. Seine Kumpanen und er lagerten außen vor der Stadtmauer:

[1]*„Im Auftrag des Papstes ließ Abt Amarich von Citeux nun seine Zisterzienser einen „heiligen Krieg" gegen die Ketzer predigen und brachte mit dieser Propaganda den Abschaum Europas unter seine Fahnen. Im Juni 1209 versammelte sich ein raubgieriges „Kreuzheer" vor den Toren der Stadt Lyon, darunter so erlesene*

---

[1] Thomas Ritter: „Abbé Sauniere und der Schatz der Templer", Kopp Verlag, Seite 162

Psychische Krankheiten, Neurosen

Zeitgenossen wie die „Ribautz" und die „Truands" – die „Hurenböcke" und „Leichenfledderer". Zeitgenössische Chronisten sprechen von 20.000 Rittern und 200.000 Fußsoldaten, die gegen Okzitanien marschierten. Angelockt wurden sie durch Aussicht auf reiche Beute, da alle Besitzungen der südfranzösischen Edlen, denen eine „Konspiration" mit den Katharern nachgewiesen werden konnte, „zur Jagd freigegeben" wurde. Diese Ländereien gehörten also dem Kreuzritter, der sie eroberte. Ferner wurde die Vergebung aller Sünden versprochen. Den im Kampf Gefallenen winkte die sofortige Aufnahme ins Paradies.

Die Stadt Beziers, gewarnt von ihrem jugendlichen Vicomte Ramon Roger de Trenceval, war das erste Ziel der Kreuzfahrer. Am 21. Juni 1209 schlug das Heer sein Lager vor den Toren der Stadt auf. Die Kreuzfahrer forderten die Auslieferung sämtlicher Ketzer, die sich innerhalb der Stadtmauern aufhielten. Die Bürger Beziers wiesen dieses Ansinnen empört zurück. „Sie wollten lieber als Ketzer sterben, denn als Christen leben." [Anm.:. ... als das leben, was diese im Irrwahn gebundenen Menschen unter Christen verstanden] Und so starben sie – als die Stadt erobert wurde, begann „ein Morden, wie es seit der Sarazenenzeit wohl niemals so wild beschlossen worden ist und ausgeführt ..."

Als ein Feldhauptmann während des Angriffes den Abt Arnold Amalrich von Citeux fragte, wie man denn Katholiken und Katharer voneinander unterscheiden könne, da soll der „Gottesstreiter" lakonisch geantwortet haben:

„Erschlagt sie alle" Gott wird die Seinen schon erkennen."

Und so geschah es denn auch. Das mittelalterliche Beziers starb in einem Meer aus Blut und Feuer. Die Glocken der Kirchen schmolzen in ihrem Türmen, Leichen brannten lichterloh und die Kathedrale explodierte wie ein Vulkan. Rinnendes Blut, brennende Tote, eine lodernde Stadt, zusammenbrechende Mauern, singende

Mönche, mordende Kreuzfahrer, plündernder Mob – aus diesem Inferno gab es kein Entrinnen. Zwanzigtausend, nach anderen Quellen sogar sechzigtausend Einwohner und Flüchtlinge aus der Umgebung sollen in diesem beispiellosen Massaker ermordet worden sein.

„Ich glaube nicht ein einziger von ihnen ist mit dem Leben davon gekommen", schrieb der Chronist Wilhelm von Tudela über die Tragödige von Beziers. So begann jenes finsterste Kapitel des Mittelalters, das unter dem unzutreffenden Namen „Albigenserkriege in die Geschichte eingehen sollte.

(...) Und so ging es weiter – **zwanzig Jahre lang**. Überall verbrannten die Reinen, die Guten Menschen auf den Scheiterhaufen, da sie „lieber sterben, den als Christen leben wollten".

(...) Okzitanien büßte seine Unabhängigkeit für immer ein. Seine Kultur war zerstört, die Wirtschaft lag am Boden, viele Bewohner waren tot oder geflohen. Bis zum sogenannten Albigenserkreuzzug erschien Okzitanien als ein „mitten im stürmischen Meer ruhig und heiter blühendes Eiland" Die Greueltaten des so genannten „Heiligen Krieges" gegen die Katharer bilden eines der größten und furchtbarsten Verbrechen das die Welt je gesehen hat. Ein reiches und schönes Land, ein tolerantes, freies und nicht in mittelalterlicher Dumpfheit und Weltuntergangsangst befangenes Volk, vielleicht die einzige wirklich christliche Kultur Europas, wurde von machtbesessenen Theokraten und neidischen, beutelüsternen Nachbarn vernichtet." (Zitat Ende)

Als er nun diese Szene wiedersah, musste er zusehen, wie die Seelen an ihm vorbeizogen: Fürchterlich verbrannt, die Brandwunden und Schwerthiebe noch in ihren Seelenkörper eingemeißelt. Elend waren sie, oft konnten sie diesen Tod über die achthundert Jahre, die seitdem verstrichen waren, nicht verzeihen und vergessen. Sie standen anklagend vor ihm, zeigten auf ihre Wunden, husteten den Rauch wieder aus – ein Bild des Elends und des Jammers. Er bat Raphael, ihm zu helfen, dass die Seelen wieder gesund werden mögen. Raphael stand ihm zur Seite und gemeinsam heilten sie die Seelen: Er entschuldigte sich bei den Seelen und Raphael konnte, wenn die Seele ihm auch vergeben konnte, diese vollständig heilen. So wurde Stück für Stück die ganze Seelenschicht über Bezier frei. Aus seiner Seele verlor sich die Tendenz, Feuer legen zu wollen immer mehr. Er kam zur Einsicht, wie weh er den Seelen getan hatte. Diese Einsicht sank so tief in seine Seele, dass er nie wieder ein Feuer legen würde.

Zum Schluss rief er noch alle seine Kumpanen, die während der ganzen Zeit neben ihm standen und seiner Verzeiharbeit zugesehen hatten, auf, sich auch bei den Opfern zu entschuldigen. Da sie das Schauspiel der Geplagten schon miterlebt hatten, brauchte es wirklich nicht mehr viel, sie zum Entschuldigen zu bewegen. Einige meinten: „Wir haben doch nur auf Befehl gehandelt!" Andere sagten: „Wir hätten es aber trotzdem nicht tun müssen. Wir hatten ja auch ein eigenes Gewissen."

Und genau das konnten sie jetzt lernen: Es ist immer wichtig, auf das eigene Gewissen zu hören, egal, wie ein Befehl von oben lautet. Mit diesem Akt des Aufrufens erreichte er viele Freunde, die er kannte, sowie all die, die er in diesem Leben nicht kannte, und die bei der Belagerung ebenfalls dabei waren. Ein solcher Akt des Vergebens setzt sich auch durch die Chronik fort, und es wäre einmal interessant zu erfahren, wie viele Pyromanen durch diesen Akt ihre Pyromanie verloren haben.

Ängste und Phobien

Die Ängste sind ähnlich zu bewerten wie die Träume. Sie zeigen uns an, wo etwas noch nicht in Ordnung ist. Die Angst ist wie ein Seismograph: Wenn wir in ähnliche Situationen geraten, wie wir sie vielleicht schon einmal erlebt haben, macht sie sich durch unsere Zellerinnerung bemerkbar. Unerklärliche Ängste stammen eigentlich immer aus früheren Leben.

Ängste vor Feuer

Die Angst vor Feuer ist das Gegenstück zu der eben beschriebenen Pyromanie. Wie man sich vorstellen kann, betrifft sie zwei Arten von Menschen: Die einen sind naturgemäß die Opfer, die durch ihren Feuertod eine Riesenangst vor Feuer in sich entwickelt haben. Das sind die Menschen, die nicht einmal mehr ein Streichholz anzünden können, ohne zusammenzuschrecken, geschweige denn einen Ofen anmachen, ohne dass sie bald vor Angst sterben. Mit ihnen muss man ebenfalls in die Rückführung gehen: Sie müssen den Menschen, die damals das Feuer gelegt haben, vergeben, sonst können sie nicht frei werden. Es nützt auch nichts, sie sachte ans stabile und sichere Feuermachen zu gewöhnen: Solange die Bilder in ihrer Seele nicht gelöscht sind, wird sich keine definitive Verhaltensänderung ergeben, weil die Bilder spontan bei jedem Feuermachen-Üben wieder auftauchen können. Der Mensch kann sich gegen das Auftauchen der Bilder auch nicht wehren, weil die Bilder ihm ja signalisieren wollen, dass noch etwas im Argen liegt, noch unaufgelöst ist und zur Auflösung drängt. Sonst würde der Mensch ja nach diesem Leben mit den Bildern in der Seele wieder den Körper verlassen, und dann ist nichts gewonnen. Denn dann hätte er ja das Karma, was er sich zur Austragung mitgenommen hätte, nicht bewältigt und nimmt es wieder mit zurück in die Szenen der Seelenreiche: Es brennt in seinem Inneren weiter und er landet wieder in der Ebene, in der er den Brand wieder spürt und sieht.

Denn das ist ja der Sinn und Zweck der Erdeninkarnation: Dass wir das, was wir uns zur Auflösung mitnehmen, auch schaffen, aufzulösen. Denn nur dann können wir die Erde nach diesem Erdenleben verlassen und sagen: „Geschafft!"

So müssen wir mit unseren Feuerlegern Frieden schließen. Das geht nur, indem wir in die Situation noch einmal hineingehen. Wir bitten Raphael, sobald wir bereit sind, zu vergeben, dass er unsere Schäden in der Lunge und auf der Haut heilen möge. Dann erst gehen wir auf unsere Feuerleger zu. Wir dürfen ihnen ruhig noch einmal ins Gewissen reden, wie viele Schäden sie angerichtet haben und wie stark die Schmerzen sind, die sie uns zugefügt haben. Sind die Feuerleger noch nicht bereit, um Vergebung zu bitten, so zeigt Christus ihnen noch einmal ihren Lebensfilm aus der Zeit und lässt sie dabei kurzzeitig das Leid spüren, das sie ihren Feueropfern angetan haben. Oft wissen sie gar nicht, wie weh das tut! Doch dann, wenn sie die Schmerzen spüren, merken sie erst, wie weh sie den Menschen getan haben. Erst dann fällt es ihnen nicht mehr so schwer, um Vergebung zu bitten.

Wenn nun unser Feueropfer es schafft, ihnen zu vergeben, und sie in Frieden ziehen lassen kann, dann erst kommt für es auch wieder die Zeit, wo es angstfrei mit dem Feuer umgehen kann. Vorher geht das nicht. Der Schreck, die Schmerzen und die Nöte müssen vollständig aus der Seele gelöst sein.

Dann wird es sehen, dass es auch wieder Freude macht, in gutem Sinne mit dem Feuer umzugehen. Von nun an kann es die Wärme auch genießen, auch wenn ein gewisser Vorbehalt und eine gewisse Hab-acht-Stellung durchaus noch vorhanden sein können und vielleicht auch bleiben werden. Aber die sind dann nicht mehr panisch.

Die zweite Gruppe, die sicher heftige Angst vor dem Feuer haben wird, sind die Feuerleger von damals selbst, wenn sie durch die Schmerzen der Opfer schon durchgegangen sind. Sie wollen nie wieder etwas mit Feuer zu tun haben. Viele von ihnen haben sich in der Austragung auch verbrannt. Dazu gehört die glühendheiße Kaffeekanne, die ein Baby sich an einer Tischdecke heranzieht und die sich über seinen Körper ergießt. Diese Brandwunden zeigen ihm sein ganzes Leben lang, was er dereinst seinen Mitmenschen angetan hat. Kein Unfall, und sei der Mensch noch so klein, passiert ohne Grund. Immer, wenn man in die Zellinformation hereinschaut, warum etwas passiert ist, wird man auf irgendeine seelische Ursache oder Austragung stoßen.

Jetzt verstehen wir auch, warum sich so viele Kinder Brandwunden zuziehen. Die Schwere der Brandwunden zeigt auch die Schwere der karmischen Belastung, die zu dem Brandgeschehen gehörte.

Um dort der Angst vor Feuer Herr zu werden und weitere karmische Austragungen zu vermeiden, ist es unbedingt nötig, dass sich unser alter Feuerleger, wie in dem Kapitel „Pyromanie" beschrieben, bei seinen Opfern entschuldigt. Erst, wenn er noch einmal in diese Situation hineingeht, sich noch einmal bei seinen Opfern entschuldigt, kann in ihm die panische Angst vor Feuer gelöst werden.

Viele Ängste haben regelrecht kulturelle Hintergründe und treten in gewissen Kulturen immer wieder auf. So zum Beispiel die

Spinnenphobie

Die Spinnenphobie hat als Hintergrund sehr oft eine Inkarnation in Afrika, genauer gesagt in Ägypten. Die Pharaonen hatten sehr viele Geliebte, die oft wesentlich jünger waren als sie selbst. Es galt damals als Ehre, dem Pharao in dieser Beziehung zu dienen.

Psychische Krankheiten, Ängste und Phobien

Doch der Nachteil an dieser Stellung war der: Wenn der Pharao starb, wurden ihm seine Geliebten als Grabbeigabe mitgegeben. Sie kamen ebenfalls in einen Sarkophag, aber lebendigen Leibes. Damit sie nicht so lange leiden mussten, gab man ihnen einen Sack Taranteln dazu. Eine Tarantel ist nicht lebensgefährlich, aber ein ganzer Sack voll kostet einen ziemlich bald das Leben. Nun muss man sich vorstellen: Als junges Mädchen wurde man an den Hof geholt, um dem Pharao zu dienen, der oft wesentlich älter war. Welche Aversionen – oder Sympathien haben sich dort zeitgleich aufgebaut? Die Aversion oder Sympathie für ein Liebesleben mit älteren Männern. Dann kam man lebendig in diesen Sarkophag: Daraus entwickelt sich eine wahnsinnig starke Klaustrophobie. Diese Menschen halten es heute nicht aus, in irgendetwas Kleinerem eingesperrt zu sein. In einen Lift hineinzugehen und die Türen hinter sich schließen zu sehen kommt für sie einem Todesurteil nahe. Diese Gefühle, den Sarkophag bei lebendigem Leibe sich schließen zu sehen, spiegeln sich in der Angst vor dem sich schließenden Lift wider.

Und dazu kommt diese heillose Angst vor Spinnen. Spinnen, und seien sie noch so klein, bedeuten für diese Menschen das Todesurteil. Deswegen kann man ihnen auch nicht verdenken, dass sie bei der kleinsten Spinne Todesschreie loslassen und Todesempfindungen haben.

Wenn ich in der Anamnese mit meinen Klienten höre, dass sie Spinnenangst haben, so stelle ich die dazugehörigen Fragen immer dazu. Meistens rundet sich das Bild schon beim Erzählen der einzelnen Phobien und Ängste, und ich kann schon erkennen, um welche kulturellen Hintergründe es wieder geht.

Bestätigt sich der Hintergrund in der Zellinformation, so nützt es wenig, mit Verhaltenstherapie an die Spinnenphobie heranzugehen. Wir müssen wirklich an der Wurzel arbeiten. Dazu führe ich in der Innenschau meine Klienten erst einmal aus dem Sarkophag heraus. Sie dürfen mit Hilfe von Michael den Sarkophag wieder verlassen. In diesem Moment sehen sie auch die Taranteln davonlaufen. Das gibt ihnen erst mal ein gutes Gefühl der Beruhigung und das Gefühl, wieder zu leben. Anschließend bitten wir Raphael, den Erzengel der Heilung, dass er die Vergiftungen durch die Taranteln aus dem Körper lösen möge. Das gelingt aber erst dann, wenn unser/e Klient/in in der Lage ist, dem Pharao und all denen zu vergeben, die diese kulturellen Gepflogenheiten vollzogen haben. Dann geht es unserem Klienten/unserer Klientin erst einmal besser.

Anschließend gehen wir in die Situation zurück, in der die Liebe zu dem Pharao entweder freudig oder eben ekelerregend erlebt wurde. Im Falle der Freude ermahnen wir ihn heute, sich bitte an das Gebot der Treue zu halten und in diesem Leben – falls er inkarniert ist – einer Frau treu zu bleiben. Oft steht er dann schon mit gesenktem Kopf vor unserer Klientin und versteht, wie er damals gehandelt hat und dass er sich damit eine gründliche Belastung auferlegt hat.

Im Falle von Ekel wird es schwieriger: Dort müssen wir zurückgehen in die Situation, wo das Mädchen an den Hof kam. Kam sie freiwillig? Freute sie sich auf die gehobene Stellung? Freute sie sich, aus der Armut des Landlebens entschwunden zu sein? In diesem Fall müssen wir sie ermahnen, dass sie den Pharao wirklich als das sieht, was er war: Jemand, der sie zwar aus der Armut des Landes geholt hat, aber auch seinen Tribut dafür verlangte. Aus diesem Verstehen folgt oft das Verständnis und damit auch die Bereitschaft zu vergeben. Saß der Ekel sehr tief, so muss man an dem Thema der Menschenwürde arbeiten: Auch, wenn der Pharao nicht mehr der Jüngste war, hat er dennoch ein Recht auf Ehre. Kann sie seiner Seele die Ehre wieder erweisen, so fällt ihr das Verstehen, dass ein alternder Körper eben anders ist als ein

Psychische Krankheiten, Ängste und Phobien

jüngerer, nicht mehr gar so schwer. Dann fällt es auch ihr nicht mehr so schwer, sich bei ihm für die Gedanken der Aversion zu entschuldigen. Mit diesen Gedanken verschwindet oft auch eine allgemeine Aversion gegen Männer, die in vielen Frauen steckt. Sie sehen also, das gesamte komplexe Thema ist sehr mit Vorsicht zu behandeln und sitzt viel tiefer als nur die „kleine Angst vor den kleinen Spinnen".

Oft geht es noch eine Schicht tiefer: In Gedanken sind die Seelen im Ägyptischen Totenreich mit den dazugehörigen sogenannten „Göttern" gelandet. Hier braucht es einiges Geschick und die Querverbindung zu der heutigen christlichen Religion, um der Klientin klarzumachen, dass diese Wesenheiten nur eigenwillige Seelen sind, welche die Menschen zu gern in ihren Reichen festhalten wollen, um sich von deren Energie zu ernähren. Wenn sie bereit ist, sich von diesem Götterkult zu lösen und den Wesenheiten zu sagen, was sie wirklich sind: Nur aufgeblasene Wesen, welche die Seelen in ihren Klauen gefangen halten wollen, und wenn sie sich voll und ganz Unserem Vater zuwenden wollen, dann zerfällt auf einmal dieses Totenreich. Dann können sie aus dieser Finsternis entweichen und wieder in das Reich des Lichtes zurück. Meistens finden sie sich dann auf der Seelenebene der Blumenwiese wieder.

In dieser Schicht des Lichtes fällt es den Seelen nicht mehr schwer, das zu verzeihen, was vorher war. Damit fällt dann auch oft die Melancholie, die diesen gebundenen Seelen anhaftete, und die für den Menschen heute unerklärlich war – das Gefühl der Trennung von Unserem Schöpfer, das Gefühl der Gebundenheit in ein Reich, in dem es nur Finsternis gab und das Gefühl der unendlichen Hoffnungslosigkeit.

Nun gilt es ganz langsam das Urvertrauen wieder aufzubauen. Im Lichte des Urvertrauens erscheinen dann noch alle anderen Seelen, die in dieser Inkarnation mit einem zu tun hatten – und bitten um Entschuldigung. Erst wenn auch der letzten Seele vergeben werden konnte, wie zum Beispiel den Beamten, welche die Einsperrung in den Sarkophag vorgenommen haben, kann die Spinnenphobie mitsamt der ganzen Menge an Folgephobien und Ängsten weichen.

Der Mensch sieht diesen Vorgang durch das immer heller werdende Licht vor seinem Inneren Auge. Viele können die Szenen ja mitverfolgen und haben dadurch einen genauen Einblick in das, was ihre Seele damals erlebt hatte. Für sie wird die Verzeiharbeit völlig plastisch, denn sie erleben ja selbst mit, mit wie vielen Seelen sie damals noch verbunden waren. Erst, wenn diese Seelen sich alle aus seiner Aura gelöst haben, ist der Mensch wirklich frei und damit wieder in der Lage, seine volle Lebenskraft für sein Leben einzusetzen. Mit jeder Auflösung, die so passiert, holt sich der Mensch symbolisch „seinen Rucksack" wieder zurück. Ein Stück Lebenskraft wird von dem gebundenen Zustand wieder in den freien Zustand gewandelt und dem Menschen steht wieder sehr viel mehr Kraft zur Verfügung. So darf die Auflösungsarbeit fortschreiten, bis dem Menschen wieder all seine Seelenkraft gewandelt zur Verfügung steht. Dann erst ist der Mensch wirklich frei – frei von karmischen Gebundenheiten. Und das ist wirkliche Freiheit, denn dann ist das Kind wieder zum reinen Gotteskind geworden.

Ein einziges Mal hatte ich eine Klientin, deren Spinnenphobie aus einer anderen Kultur herrührte. Ich fragte sie bereits beim Vorgespräch, der Anamnese, ob sie denn Angst vor geschlossenen Räumen hätte. Das verneinte sie. Daraufhin war ich sehr verdutzt und dachte mir nur: „Dann muss ich mir die Geschichte sehr genau anschauen. Vielleicht kommt dort ein neuer kultureller Hintergrund." Und tatsächlich: In der Zellinformationssichtung kam heraus, dass sie in Japan in einen Stollen geworfen wurde. Damit auch sie nicht so lange darin zu leiden haben sollte, wurde ihr auch

Psychische Krankheiten, Ängste und Phobien

ein Sack voller Taranteln nachgeschüttet. So hatte sie eine gründliche Aversion gegen Japan und die Japaner, die sie damals verurteilt hatten. Auch hier musste ich sie zuerst in die Kultur führen, sie durfte den Japanern vergeben, was ihr ebenso nicht leicht fiel. Als sie sich selbst in der Innenschau in diesem Stollen sah, kamen die Gefühle alle wieder in ihr hoch: Das Gefühl, zu Unrecht verurteilt worden zu sein, das Gefühl, es eh niemandem recht machen zu können, das Gefühl, nicht gut genug zu sein. Es ging dort um eine Geschichte, in der ein Herrscher sie nicht mehr wollte und sie zugunsten einer andern beseitigen ließ. Auch hier musste sie das Gefühl, nicht mehr gewollt zu werden und dafür zum Tode verurteilt worden zu sein, überwinden. Aus dieser Geschichte heraus entstand in ihr im heutigen Leben das Gefühl, sie müsste sich fast verbiegen, um es den Männern recht zu machen, damit sie nicht verstoßen wird. Es den Männern nicht recht zu machen, war in ihr noch als Todesurteil gespeichert: „Wenn ich es meinem Mann nicht recht mache, werde ich zum Tode verurteilt."

Langsam schritten wir in der Innenschau durch all die Gebundenheiten hindurch: Zuerst sah sie den, der sie dort hineingesperrt hatte. Er zuckte die Achseln und sagte, er hätte nur im Auftrag gehandelt. Sie erinnerte ihn daran, dass er auch ein eigenes Gewissen hat. Er senkte den Kopf und verstand. Er konnte sich bei ihr entschuldigen, und sie konnte ihm auch recht schnell verzeihen. Schwieriger wurde es bei dem Mann, der sie hatte einsperren lassen. Sie sah seine Willkür. Michael musste erst einmal helfen, ihn seine Willkür erkennen lassen. Das ging nur mit dem Prinzip: „Wie hättest Du Dich gefühlt, wenn man Dich so behandelt hätte?" Erst bei diesem Gedanken kam die Einsicht. Doch dann kam sie so gründlich, dass er wirklich auf die Knie sank und sich bei ihr entschuldigen konnte. Damit verschwand auch ihre Angst davor, Männern gegenüber aufrecht zu sein. Diese Angst war ja bisher an ein Todesurteil gekoppelt. Jetzt konnte sie wieder aufrecht zu den

Männern sprechen, ohne vor der Verurteilung Angst zu haben. Anschließend durfte sie noch der Frau vergeben, die dafür gesorgt hatte, dass sie in diesen Stollen geworfen wurde. Das war auch nicht einfach, denn die Rivalitäten unter Frauen haben auch eine lange Geschichte von Nachtragendheit, wie sich in diesem Leben herausstellte. Doch sie schaffte es, nachdem der Rivalin auch klar geworden war, dass sie so nie behandelt werden möchte. Die Rivalin entschuldigte sich dann bei ihr und dann konnte auch wieder Frieden in beide Herzen einziehen.

Nachdem sie diese Haltungen und Ängste alle bearbeitet hatte und in sich ein neues, halt- und tragbareres Weltbild wieder aufgebaut hatte, konnte auch die Spinnenphobie verschwinden.

Rattenphobie – Mäusephobie

Die Ratten- und Mäusephobien haben meistens einen ganz anderen kulturellen Hintergrund. Ratten und Mäuse gab es zuhauf in den europäischen Gefängnissen. Sie waren nicht nur unangenehm, sondern sie kümmerten sich auch um die Entsorgung des Faulenden. Das bedeutete, dass sie die Reste aufräumten, aber auch an die Dekubitusstellen der Gefangenen gingen. Das bedeutete für die Gefangenen unendliches Leid und unendliche Schmerzen, denn die Stellen bluteten dann und nicht selten gerieten die Tiere an das rohe lebendige Fleisch. An die Schmerzen, oft mit der Folge von Blutvergiftungen mit anschließendem Ableben oder Absterben von einzelnen Körperteilen erinnert sich die Seele. Deswegen kommt es bei den Mäuse- und Rattenphobien so oft zu diesen entsetzlichen Todesschreien, die von dem Klienten/der Klientin selbst gar nicht rationell erklärt werden können.

Auch in diesem Falle nützt die Verhaltenstherapie relativ wenig, weil sie nur einen ganz kleinen Teilbereich der gesamten Angst

Psychische Krankheiten, Ängste und Phobien

umfasst. Schaut man genauer hin und fragt nach, so kommt zu der Angst vor Ratten und Mäusen meist noch

- Angst vor Kellern und Räumen, aus denen man nicht entweichen kann.
- Angst vor Ausgeliefertsein an Verurteiler, deren Urteile man nicht nachvollziehen kann,
- Angst davor, ausgelacht und verachtet zu werden
- Angst vor ungerechter Behandlung
- Angst vor Folter und ungerecht zugefügten Schmerzen
- Nicht selten auch Angst vor Übergriffen, die in den Kerkern ja auch zuhauf passierten
- Angst davor, für etwas Gerechtes verurteilt worden zu sein.
- Angst davor, Fragen gestellt zu bekommen: „Egal, wie man sie beantwortet, man hat immer Unrecht..."
- Angst davor, dass alles verdreht wird, was man sagt, auch wenn es noch so richtig war!

Wir landen bei diesen Ängsten meistens in der Inquisitionszeit, in der Menschen für gutes Tun von der Kirche oder manchmal auch von dem Machthaber verurteilt worden sind.

Die Kirche hatte ein scharfes Auge auf die Christen geworfen, welche eine freiheitlichere Lehre verkündeten. Die ersten Christen, die sich stark gegen die Lehren der katholischen Kirche auflehnten, waren die Bogomilen, die Waldenser, die Albingenser, die kurz die Katharer genannt wurden. Ihre eher urchristliche Lehre wurde von Bogomil neu verkündet. Sie waren gegen den Ablass, mit dem sich die Kirche ungeheure Mengen an Geldern ergaunerte. Sie waren gegen die Absolution, weil sie das Gesetz Christi kannten: „Gehe hin, mache Frieden mit Deinem Bruder, und dann folge Mir nach".

Psychische Krankheiten, *Ängste und Phobien*

Sie wussten, dass es darauf ankommt, dass sich der Mensch **in** den „Hemden aus Haut" zum reinen Gotteskind mausert und wussten, dass es deshalb auf ein tätiges Christentum ankommt: „An ihren Früchten sollt Ihr sie erkennen", und nicht an ihrem Geschwätz oder ihren Zeremonien.

All das war der Kirche ein Dorn im Auge, weil es dort nichts zu verdienen gab: „Wenn der Taler im Kästchen klingt, die Seele in den Himmel springt" – diesem Spruch der katholischen Kirche hatten schon allzu viele geglaubt und dadurch ihren gesamten Reichtum dort gelassen, ohne jedoch letztendlich das Seelenheil zu erlangen: „Das gilt hier nicht!", bekam schon mancher zu hören, wenn er im Lebensfilm auf seinen Ablass verwies...

So wurden die, die wirklich Christus und Seiner wahren Lehre folgten, verfolgt, gefangengenommen und in die Kerker geworfen, wo sie oft übelst gefoltert wurden.

Um die Wunden kümmerten sich dann die Ratten und Mäuse, fraßen weg, was verkrustet und abgestorben war...

Wie gehe ich nun mit einem solchen Misshandlungsthema um?

Zuerst ist der erste Grundsatz:

Nicht lange im Leid verharren und sich auch nicht jede einzelne Szene anschauen, die im Kerker passiert ist! Der Mensch soll sich an das Leid nicht rückbinden, sondern den Ausweg sehen.

Sehen wir die Szene im Kerker, so bitten wir zuerst Michael, dass er uns aufhebt und die Ketten löst. Dann kommt gleich darauf die Frage: „Bist Du jetzt bereit, Deinen Tätern zu vergeben?" Wenn diese Bereitschaft da ist, dann kann man Raphael bitten, das weiße Kleid der Vergebung zu bringen. An der Färbung des Kleides erkennt man, ob eigene Schuld mit eine Rolle spielte. Ist das Kleid strahlend weiß, so lag keine eigene Schuld vor. Ist es leicht befleckt oder gräulich, so muss man auch nach dem eigenen Schuldanteil fragen. Viele tragen ein strahlendweißes Kleid, was bedeutet, dass sie an dem erlittenen Schicksal keine eigene Schuld tragen. Diese Menschen dürfen nun, wenn sie die Bereitschaft zu vergeben bekannt haben, um die Heilung ihrer Wunden bitten. Raphael zieht aus ihrem Körper die feinstofflichen Wunden und Verletzungen heraus, die oft genug in diesem Leben auch wieder schmerzen, ohne dass der Arzt etwas findet. So wird die Angst vor und die Verletzungen von den Übergriffen aus dem Unterkörper gezogen. Die Frau kann sich wieder einem Mann hingeben, ohne immer das Gefühl von Gewalt und Hilflosigkeit in sich zu spüren, was viele in ihrem Kontakt schon arg belastete, zumal die heutigen Männer nicht immer etwas dafür können, dass ihre Frau so empfindet. Sie sind oft gerade sehr zärtlich und zuvorkommend.

Als nächstes wird oft die Angst vor ungerechter Verurteilung aus dem Herzen gezogen. Das Herz zieht sich nämlich bei diesen Menschen schon dann zusammen, wenn sie nur damit rechnen, ungerecht behandelt zu werden. Schon dann gehen sie lieber auf Abstand und betrachten den anderen mit Misstrauen. Dieses Misstrauen kann allmählich in Urvertrauen gewandelt werden, wenn sie dann lernen dürfen, dass nicht jeder Mensch sie verurteilen will, schon gar nicht, wenn sie ihre Sachen eigentlich recht und gewissenhaft machen.

Der nächste Schritt ist die Beseitigung von Groll. Der Groll wird aus dem Kreuz-Darmbeingelenk gezogen, dem Iliosakralgelenk. Darüber habe ich schon ausführlich im ersten Buch „Heilung von der Seele her, Vom Zeh bis zur Haarspitze durch den ganzen Körper" berichtet. Viele Menschen, die bis dato unter unerklärlichen Kreuzschmerzen litten, konnten diese nun verlieren.

Anschließend wird der Kopf gereinigt: All die Verhöre, die den Kopf verwirrten, all die Fragen, die oft unter Folter falsch beantwortet wurden, und die damit verbundenen Ängste werden herausgezogen. So wird der Mensch wieder frei, aufrecht zu antworten und auch zu dem zu stehen, was er weiß, dass es richtig ist.

Ist nun unser Kerkeropfer weitestgehend von all diesen Schmerzen und Ängsten frei geworden, so geht es an die Vergebensarbeit mit den dazugehörigen Personen. Wichtig ist es, immer zuerst unser Opfer selbst zu befreien, damit es überhaupt in die Lage kommt, seinen Tätern zu vergeben. Sonst ist der Groll und der Schmerz so groß, dass die Vergebensarbeit eher vergebens ist.

Zuerst bitten wir den ersten Folterknecht, sich zu zeigen. Wir bitten Michael, ihm mit dem Lichtschwert Einsicht über das einzulasern, was er dem Opfer getan hat. In dem Moment spürt er dermaßen die Schmerzen, dass er meistens dann schon zusammensackt und um Vergebung bittet. Unserem Opfer müssen wir erklären, dass er die Schmerzen, die er damals zugefügt hat, jetzt am eigenen Leibe verspürt. Das ist auch der Grund, warum er jetzt so schnell um Vergebung bittet. Seine Schmerzen lassen in dem Maße nach, wie das Opfer bereit ist zu vergeben. Kann unser Opfer vergeben, so spürt es auch selbst noch einmal die Erleichterung, die sich in seinem entsprechend der Folter gequälten Körperteil breit macht. Wir müssen mit unserem Opfer wirklich so lange arbeiten, bis es bereit ist zu vergeben, weil sonst die Schmerzen, die Raphael zu Anfang, beim Versprechen, vergeben zu wollen, herausgezogen hat, wiederkommen. Und das möchte unser Opfer bestimmt nicht!

Als nächstes bearbeiten wir im selben Stile alle weiteren Folterknechte, bis allen vergeben wurde.

Dann bitten wir die Männer, die sich an den Frauen „verlustigt" haben, sich bei unserem Opfer zu entschuldigen. Denen fällt es meistens „halb schwer, halb nicht schwer", und zwar deswegen, weil sie von Staat und Kirche für ihre Tat einen Freischein erhalten haben. Frauen in den Gefängnissen galten als vogelfrei, konnten also ohne jede Strafe von den Männern genommen werden – eine Situation, die sich viele Männer nicht entgehen ließen. Doch das Gewissen plagt sie doch, wenn oft auch erst im Lebensfilm oder in der nächsten Inkarnation, in der ihnen oft dasselbe passiert: Die Frauen spielen mit ihnen und lassen sie dann fallen wie eine heiße Kartoffel. Sie merken dann, wie weh es tut, wenn ihre Gefühle anschließend geknickt und verletzt sind. Meistens haben sie so eine Inkarnation schon durchlaufen. Darum fällt es ihnen meistens nicht so schwer, sich bei ihrem Opfer zu entschuldigen. Unserem Opfer fällt es oft eine wenig schwerer, weil die Übergriffe völlig ungewollt und meistens auch ekelbehaftet sind. Doch nach der Vergebensarbeit verschwindet der Ekel und damit auch oft, wie in dem Kapitel Neurodermitis beschrieben, die Ausschläge an bestimmten Körperstellen, die ganz oft mit dieser Situation Hand in Hand gehen. Ebenso bessert sich eine überempfindlich Haut, insbesondere auf dem Rücken und an den Beinen („Ich kann keine Wolle auf der Haut vertragen"), da die Haut auf das piekende und beißende Stroh, in dem die Übergriffe passierten, empfindlich reagierte.

Bei der nächsten, zu rufenden Menschengruppe wird es schon etwas schwieriger: Das sind die Verurteiler, die Inquisitoren. Diese haben oft bis heute keinerlei Einsicht über das, was an ihrem Verhalten falsch gewesen sein soll. Die „Heilige Mutter Kirche" hat es so beschlossen, und was von dort kommt, muss ja richtig sein, also hat man – man möchte ihr ja schließlich zu Gefallen sein und ihr einen Dienst erweisen – entsprechend gehandelt. Sie zeigen durchweg eine Selbstüberheblichkeit und oft auch einen selbstsicheren Stolz, der ekelerregend ist. Diese Arroganz ist nicht einfach zur Einsicht zu bringen. Sie müssen oft erst ihren eigenen Lebensfilm noch einmal sehen und in ihrem Körper und in ihrem Gewissen spüren, wie weh sie dem Opfer getan haben und wie sehr sie gegen Christi Lehre: „Liebe Deinen Nächsten so, wie Du selbst geliebt werden möchtest", verstoßen haben. Meistens kommt zuerst das große „Ja, aber...ich habe doch im Auftrage der Kirche gehandelt, wieso ist das denn nicht identisch mit dem, was uns in den Himmel führt?" Oh, wenn die Kirche doch nur immer nach den Worten Christi gehandelt hätte, dann wäre die Evolution der Menschheit heute wesentlich weiter und es gäbe schon lange keine Kriege und Gefangenen mehr...

Nein, in vielen Fällen ist es eben nicht identisch, deswegen hat sich Papst Johannes Paul II auch am 15. November 1999 in einer Fernsehsendung für die Sünden der Kirche entschuldigt. Seitdem geht das große Aufwachen in den Seelen weiter, welches ihnen zeigt, dass doch nicht alle so heilig war, was im Auftrag der „Heiligen Mutter Kirche" passierte. Sehr wohl gibt es eine höhere Instanz Gottes im Menschen, und das ist das Gewissen: „Was ich nicht will, was man mir tu', füg ich auch keinem andern zu!"

Sobald dieses Gewissen sich in den Inquisitoren wieder regt, gibt es Hoffnung, dass auch sie es schaffen, sich bei ihren Opfern zu entschuldigen. Da fällt es manchem Opfer noch schwer, diesen einstmals so hochtrabenden Inquisitoren, die immer recht hatten, egal, was sie sagten und taten, zu vergeben. Besonders heikel wird es dann, wenn die Inquisitoren wieder mit inkarniert sind und unter Umständen wieder dieselben Eigenschaften aufweisen...dann zu vergeben, ist nicht einfach! Doch man schafft es oft durch den Satz: „Wenn ich ihm nicht vergebe, behält er seine Charaktereigenschaft bei, denn er zeigt sie mir gegenüber ja nur so lange, bis ich bereit bin, sie zu vergeben." Komischerweise funktioniert dieses Prinzip auch oft genug: Entweder ändert unser alter Inquisitor seine Charakterhaltung wirklich. Dann wird sein Verhalten Stück für Stück gemütlicher, er wird in seinen Haltungen langsam einsichtiger, er würdigt seine Mitmenschen mehr.

Psychische Krankheiten, Ängste und Phobien

Oder er geht auf Distanz bzw. wird auf Distanz geführt. Der Kontakt zu seinem Opfer wird nach der Vergebensarbeit erst mal auf Eis gelegt, bis er einsieht, wie er handelt, und dafür auch um Vergebung bittet.

Oft genug muss unser Opfer eine entsprechende Haltung einnehmen: Inquisitoren lernen **nichts** durch Rede und Widerrede. Sich also mit ihnen in ein Wortgefecht zu verstricken, ist völlig unnötige Energieverschwendung. Dort haben sie immer Recht, egal, ob sie Recht haben oder nicht. Man kommt nur an sie heran, wenn man ihnen ganz leise ein Statement sagt über das, was schief gelaufen ist oder wie man sich jetzt bei ihnen gefühlt hat, sie dann allein darüber nachdenken lässt, bis sie selbst zur Einsicht kommen. Meistens kommen sie dann irgendwann angeschlichen und bitten leise darum, man möge sie doch wieder lieb haben / ob man sich nicht wieder vertragen könne. Die Entschuldigung für das Getane kann dreißig Jahre auf sich warten lassen, aber man spürt schon, wann die erste leise Einsicht kommt. Damit muss man halt erst mal zufrieden sein...

Ich musste mit meinem kleinen Hauptinquisitor auch so verfahren: Es war völlig unmöglich, ihn schon als Kind zu etwas zu bewegen, was er nicht wollte. Fing ich an zu argumentieren, er solle sich doch endlich anziehen, wir wollen doch jetzt einkaufen gehen, so passierte aus Widerstand nichts. Er verstrickte sich weiterhin in das, was er tun wollte, und ließ mich zappeln. Das war oft nicht einfach, weil wir ja an Zugzeiten gebunden waren, um einkaufen zu gehen, denn in unserem Dorf gab es nur einen Laden.

So lernte ich, ihm rechtzeitig Bescheid zu geben und dann einfach zu gehen. Nach ein paar Schritten auf der Treppe – die Haustür stand noch offen – kam der Schrei: „Mami, wart auf mich!!!" „Tja, Junge, ich habe es Dir rechtzeitig gesagt, ich gehe jetzt!" Oh, war mein kleiner Widerstandskopf dann schnell in der Wäsche und

Psychische Krankheiten, Ängste und Phobien

schnell die Treppe herunter, oft mit ein wenig Gebrüll, warum ich denn nicht auf ihn gewartet hätte. „Tja, Du wolltest ja nicht mitkommen!" Und das mit drei Jahren! Manche Charakterzüge schlagen schon sehr früh wieder durch...gerade die von kleinen Inquisitoren...

Man spürt auch als Mutter bei seinem eigenen Widerstand gegen gewissen Charakterzüge seiner Kinder, wen man dort in Wirklichkeit geboren hat...Aber wie sonst sollte man mit denen, mit denen man sich so stark verzwistet hat, wieder Frieden herstellen, wenn nicht durch Mutterliebe?

In der Innenschau müssen wir unsere Inquisitoren oft auch bitten, das Bild über „den Ketzer / die Ketzerin" auch in den Köpfen der Menschen wieder gerade zu rücken. Dazu rufen wir das gesamte Dorf zusammen und alle, die an der Verachtung teilgenommen haben. Das sind oft nicht wenige. Jetzt müssen unsere Inquisitoren, die der Bevölkerung ein falsches Bild von unserem „Ketzer" / unserer „Ketzerin" eingepflanzt haben, dieses Bild durch eine Rede wieder geradestellen und die Bevölkerung bitten ihnen diese Falschaussage zu vergeben. Das ist auch nicht immer einfach. Aber es nützt nichts – da müssen sie durch. Kann unser Opfer dann dem Völkchen, was es verlacht hat, auch noch vergeben, so fällt die Angst vor Mobbing und ungerechtfertigten Behandlungen weg.

Ganz allmählich kommen wir zum Ende unserer Auflösung. Zum Schluss ist es noch wichtig, den Papst, der zu dieser Zeit die Inquisition ins Leben gerufen hat, heranzuzitieren und ihn dazu zu bringen, sich bei allen seinen Opfern zu entschuldigen. Das fällt denen oft nicht sehr leicht. Sie brauchen oft die Hilfe von Raphael dazu, der ihnen die Gesamtheit aller Schmerzen all ihrer Opfer für eine kurze Zeit überspielt, damit sie verstehen, was sie für ein Leid angerichtet haben. Dann erst verstehen sie und können sich bei

Psychische Krankheiten, Ängste und Phobien

den Opfern entschuldigen. Sie müssen sich bei denen ebenso entschuldigen, die ihre Befehle ausgeführt haben. Das ist auch nicht einfach für sie, denn da müssen sie ja zugeben, dass sie einen Fehler gemacht haben. Das zuzugeben, fällt ihnen doppelt schwer, einmal, weil sie sich ja als „Gottes Stellvertreter auf Erden" titulieren und zum zweiten, weil sie ja schon seit langem den Anspruch der Unfehlbarkeit des Papstes geltend machen, lange, bevor das Dekret von der Unfehlbarkeit des Papstes überhaupt fixiert wurde.

Deswegen fällt es ihnen so schwer, sich bei denen zu entschuldigen, die sie in den Dienst ihrer Greueltaten genommen haben.

Einmal hatte ich auch wieder so eine große Sitzung, in der Tausende von Opfern ihren Heimweg gefunden haben, nachdem sich die Kardinäle und Bischöfe für ihre Taten entschuldigt hatten. Als wir dann den Papst riefen, kam er ganz kleinlaut an und meinte: „Ich habe mich doch in der letzten Sitzung schon entschuldigt". Oh, das wusste ich natürlich nicht, dass meine jetzige Klientin unter demselben Papst gelitten hatte, unter dem eine Klientin einige Sitzungen zuvor auch gelitten hatte. Ich musste über die Wirksamkeit der Innenschauen, die Offenheit zwischen Chronik, Seelen und Menschen, richtig schmunzeln... Aber es zeigt, dass die Innenschauen authentisch sind!

So, jetzt sind wir nach einigen Stunden Arbeit endlich durch, und wenn unser Opfer all diesen Menschen vergeben hat, sich aus dem Kerker befreit hat und wieder Richtung Blumenwiese geht, wo es Christus in die Arme laufen kann, dann ist auch die Mäusephobie weg. Von jetzt an kann es mit Mäusen und Ratten ganz normal umgehen – der Schreck ist weg!

Psychische Krankheiten, Ängste und Phobien

Agoraphobie / Angst vor Menschen

An dieses Thema gebunden ist ebenfalls die Agoraphobie, die Angst, unter Menschen zu gehen. Menschen werden als bedrohlich empfunden, ihre Gegenwart macht einen unsicher. Man spürt Gefühle von Spott, Verachtung, Verzweiflung, sobald man Menschenmengen gegenübersteht wie in einem Supermarkt, einer Fußgängerzone oder auf einer Veranstaltung.

Woher kommt diese Phobie?

Nun, wie im vorherigen Kapitel beschrieben wurden die Menschen oft von Häschern aufgespürt. Viele wurden aber nicht sofort ins Gefängnis geworfen, sondern zuerst dem Spott der Menschen ausgeliefert. Das geschah dadurch, dass man sie an den Pranger stellte. Der Pranger war ein dicker Baumstamm in der Mitte des Dorfes, an den die Eingefangenen angebunden und dem Spott des Dorfes ausgeliefert wurden. Es war bei Todesstrafe verboten, den an den Pranger Gestellten etwas zu essen oder zu trinken zu bringen. Es gibt dort viele Geschichten, wo Liebende sich nachts um zwei trafen, wenn alles ruhig schien, und der eine Liebende dem anderen etwas zu essen und zu trinken unter größten Gefahren des Erwischtwerdens brachte.

Tagsüber wurden die an den Pranger gestellten Menschen von den anderen Bewohnern des Dorfes verlacht, verspottet, bespuckt und mit faulen Tomaten und anderen faulen Früchten beworfen, so dass sie fürchterlich stanken und damit noch mehr dem Spott des Volkes ausgeliefert waren. Sie bekamen nichts zu essen und zu trinken, froren des nachts. Die Frauen, die nach Ansicht der Verurteiler „Verkehr mit dem Teufel" (wasimmer das auch heißen mochte!!!) gehabt hatten, wurden oft vaginal auf den Pranger ausgespießt und ihre Beine und Arme wurden mit Gewichten beschwert, damit das Vierkantholz möglichst tief sitzen blieb. Wie viele so schon am Pranger ihr Leben verloren, weiß ich nicht, aber aus

Psychische Krankheiten, Ängste und Phobien

diesen Behandlungsweisen entsteht die fürchterliche Angst vor Menschen, das Prangersyndrom, in der Psychologie die Agoraphobie genannt (von griechisch agora = der Marktplatz, die Markthalle).

Auch in diesem Falle muss man an die Vergebensarbeit heran, denn sonst lassen die Phänomene der fürchterlichen, sich oft steigernden Angst vor Menschen nicht nach. Die Menschen, die diese Agoraphobie haben, schränken nämlich sich selbst und die um sie herum lebenden Mitmenschen enorm ein: Sie gehen nicht auf Feste, sie gehen nicht einkaufen, sie kommen nirgendwo hin mit, sie verlangen, dass ihr Partner ihnen Gesellschaft leistet, aber dem ist es meistens auch zu langweilig, nur im Hause zuhocken und nie vor die Türe zu kommen. Doch sobald sie sich einmal bereit erklärt haben, mit vor die Türe zu gehen, was oft nur unter großen Angstzuständen passiert, klappern sie schon vor Angst im Auto, auch wenn der Partner ihnen versichert, dass ihnen doch niemand etwas tut. Blicke, überhaupt nicht schlimm gemeint, werden fehlinterpretiert, alles wird gegen sich selbst gemünzt, so, wie es halt zu den Zeiten am Pranger war. Erst, wenn unser Prangeropfer von Michael vom Pranger gelöst wird und sich wieder im Zustand der Würde befindet, kann sich das Syndrom allmählich lösen. Raphael bringt ihm wieder das weiße Kleid der Vergebung. Dann darf unser Prangeropfer allen Bewohnern des Dorfes und allen Verächtern eine Rede halten, bis sie verstehen, wie ungerecht sie gehandelt haben. Nach dieser Rede senken die meisten Verächter ihre Köpfe und wissen schon, was sie getan haben. Durch diese Geste der Reue wächst in unserem Prangeropfer wieder das Gefühl, etwas wert zu sein. Dadurch richtet es sich auf und kann anschließend den Menschen und Seelen, die nun an ihm vorbeiziehen, um Abbitte zu tun, auch vergeben. Mit jedem Menschen, dem unser Opfer verzeiht, stärkt sich das Urvertrauen in die Menschheit wieder. Am Ende des Vergebensprozesses ist unser Opfer bereit, auch den heutigen Menschen wieder ohne Angst gegenüberzutreten. Dann erkennt es meistens, dass die Menschheit heute ihm gar nichts Böses will, und kann wieder ganz normal reagieren.

Ich möchte nicht wissen, wie viele Menschen mit Agoraphobie sich in Psychiatrien befinden und dort vor lauter Angst vor Menschen zittern, denen auf diese Art und Weise so schnell geholfen werden könnte...

Die weiteren Schritte sind dieselben, wie bei Ratten- und Mäusephobie genannt, da diese Schicksale zusammenhängen und demselben Kulturkreis entstammen.

Ein Klient berichtet:
Von Kindheit an war es für mich fast unerträglich, wenn in das vertraute Lebensumfeld zu Hause mit meiner Mutter, meinem Vater und meinen Geschwistern plötzlich ein Besuch eines Verwandten hereinbrach. Dann wisch ich kaum aus der Nähe meiner Mutter. Ich bekam heftige Beklemmungs- und Angstzustände. Bis zu meinem 34. Lebensjahr zog sich dieses Verhalten durch mein Leben und führte dazu, dass ich immer möglichst zurückgezogen von anderen Menschen lebte. Dann wurde aber der Wunsch, dieses Verhalten zu überwinden und wieder auf die Menschen im Vertrauen zuzugehen, immer stärker. Auch öffnete ich mich jetzt für eine Partnerschaft. In der nun folgenden Zeit machte ich immer wieder Schritte nach draußen, verbreitete Informationen zur Wandlung der Erdenmenschheit in Liebe, hielt sogar Vorträge, was eigentlich eine Unmöglichkeit für mich darstellen sollte. Aber der Wunsch war in mir, mit neuem Vertrauen aus meiner Isoliertheit den Menschen gegenüber herauszugehen. Auch lernte ich dann kurze Zeit später meine Frau kennen, mit welcher ich jetzt schon 14 Jahre glücklich beisammen bin. Mit ihr reiste ich dann auch nach Südfrankreich ins Katharerland und da brach dann beim Be-

Psychische Krankheiten, Ängste und Phobien

such der Höhle von Lombrive, wo die letzten Katharer eingemauert wurden, ganz unvermittelt das Erlebte in einer vergangenen Inkarnation als Helfer der Katharer hervor. Diese fürchterliche Zeit, so wie sie hier auch im Buch im Kapitel „Neurosen – Pyromanie (Feuer legen wollen)" zu den grauenvollen Geschehnissen von Bezier beschrieben wurde. Und da hatte ich die tiefe Ursache meiner Menschenangst klar vor Augen geführt. Diesen Wahnsinn hatte ich miterlebt und mich dann anschließend im Groll als Seele von den Menschen zurückgezogen und mir gesagt: „Das hat ja alles doch keine Sinn mit diesen Irrsinnigen. Macht was ihr wollt. Ich will mit euch nichts mehr zu tun haben"

Die Tränen liefen heftig, als ich dann aus dieser Höhle herauskam, wo ich gerade meinen damaligen Tod als Eingemauerter erschütternd erlebt hatte. Einige Zeit saß ich da. Dann geschah etwas wunderschönes. Ich sah mich mit den damaligen Katharern an den Händen haltend und ein großes Gebet stieg aus uns hervor. Wir hatten alle gemeinsam den Wunsch, dass nun die damaligen Täter heil werden mögen. Diese Seelen, welche jetzt natürlich in den Seelenreichen sehr kranke und erbärmliche Gestalten sind. Tiefes Verzeihen kam aus mir und nur noch der Wunsch um Heilung für diese armen Seelen.

In den folgenden Jahren kam es auch immer wieder zu Rückfällen, wo ich, wenn ich in Gesellschaft von fremden Menschen kam, wieder diese panischen Beklemmungen bekam. Dieses Hauptlebensthema von mir brauchte einfach seine Zeit zur Bearbeitung. Dabei halfen mir sehr die vom Vater durch meinen Schutzengel mir gegebenen Impulse, welche in mir immer wieder den starken Wunsch erweckten, von neuem mit Liebe und Vertrauen auf die Menschen zuzugehen, egal wie oft man Verletzungen und Enttäuschungen von ihnen erfahren hatte. Ich danke meiner Frau, der Autorin dieses Buches, für die liebevolle Begleitung und Hilfe auf diesem Weg.

Psychische Krankheiten, *Ängste und Phobien*

Ängste vor Feuerwerk und Knallkörpern

Entdecken wir, dass bereits unsere Kleinsten Angst vor Feuerwerk und Knallkörpern haben, so dürfen wir mit ihnen in einen anderen Kulturkreis gehen, der noch gar nicht so weit zurückliegt: In die Weltkriege. Oft finden wir diese Angst ja auch bei den mittlerweile schon sehr alten Menschen, die den zweiten Weltkrieg noch miterlebt haben: Sie schrecken bei jedem Probealarm zusammen, fürchten sich vor der Knallerei an Sylvester und sind oft, insbesondere, wenn die Demenz ihr Oberbewusstsein schon etwas verschüttet hat, nicht mehr zu beruhigen, wenn Knallkörper in die Luft gehen. Es erinnert sie zu sehr an die Zeiten des Zweiten Weltkrieges, in denen sie vor dem Geschrei und Gezische der Bombenhagel geflüchtet sind, in denen sie nachts die Keller aufsuchen mussten und oft bibbernd bis zur Entwarnung darin bleiben mussten, oft unter größten Entbehrungen. Für viele sind diese Bombenhagel auch unverbrüchlich verbunden mit dem Verlust von lieben Menschen, die unter so einem Bombenhagel zu Tode kamen.

Diese Angst zu lösen ist nicht einfach, denn da müssen wir mit unseren Mitmenschen noch einmal in die Zeit zurück, die ihnen am meisten wehgetan hat. Viele haben nämlich versucht, diese Zeit zu verdrängen, doch die Konflikte, die aus dieser Zeit hängen geblieben sind, lösen sich nicht von allein. Das merken wir vor allem dann, wenn wir junge Menschen, oft sogar schon Babies, vor uns haben, die diese Schrecksymptome so stark zeigen: Wir nehmen die unerlösten Schrecken in die nächste Inkarnation mit, um sie dort allmählich aufzuarbeiten.

Im Moment sind viele aus dem ersten und zweiten Weltkrieg wieder inkarniert, welche die Reste aus dieser Zeit aufarbeiten wollen: Wir erkennen sie daran, dass die Schrecksekunden für sie immer dieselben sind, die sie damals auch erlebt haben: Sirenen heulen,

Psychische Krankheiten, Ängste und Phobien

unser Kleines brüllt und ist nicht zu beruhigen oder verkriecht sich in die letzte Ecke. Manche wollen sogar hinunter in den Keller laufen. Knallkörper explodieren: Todesangst kommt in ihnen hoch und bringt sie zum Schreien. Sie halten sich die Ohren zu, verstecken sich in ihrem Zimmer und sind mit nichts in der Welt herauszubringen. Leuchtkörper am Himmel steigen hoch: Die Angst vor dem Feuer, welches viele Städte lichterloh in Brand gesetzt hat, kommt in ihnen wieder hoch. Sie hören innerlich noch die Schreie der flüchtenden und brennenden Menschen. Das verfolgt sie bis in die Alpträume hinein. So haben wir oft das Phänomen, dass diese Kinder Nächte hindurch schreien und durch nichts zu beruhigen sind, auch wenn sie nicht hungrig sind, wenn die Windeln gewechselt sind und sie körperlich absolut gesund sind. Oft werde ich zu diesen Schreikindern gerufen, weil die Mütter nach mehreren durchschrieenen Nächten einfach nicht mehr können. Es gibt nichts, was diese Kinder beruhigen könnte.

Ich gehe bei diesen Kindern, nachdem mir die Eltern alle Phänomene wie Angst vor Knallkörpern und Sirenen, Angst vor Feuerwerk, oft auch Angst vor Uniformen, Angst vor Schüssen, berichtet haben, direkt in die Zellinformation der Kleinen hinein. Dort arbeite ich mit der Seele selbst und bitte sie, jetzt doch den Machthabern von damals, u.a. auch Hitler, zu vergeben. Da sieht man oft, wie die Seele einen Riesenschrei ausstößt: „Nein......!!!" Ich erkläre den Seelen dann, dass der zweite Weltkrieg längst zu Ende ist und dass jetzt Frieden herrscht. Sie haben sich extra so inkarniert, dass sie in Friedenszeiten geboren wurden. Ich erkläre ihnen, dass ihre Ängste nur dann verschwinden können, wenn sie sich bereit erklären, die Schäden aus dem zweiten Weltkrieg zu vergeben. Oft sind sie noch allein auf weiter Flur und erzählen mir, wer von ihren Angehörigen und Freunden auch noch gestorben ist. Dann bitte ich Michael, die Seelen dieser Menschen erst einmal zu bringen, damit mein Kriegsgeschädigter sehen kann, dass die Seelen der Menschen weiterleben und insofern nicht verloren sind. Das gibt vielen Seelen schon einmal die erste Sicherheit, dass nichts wirklich verloren ist, sondern dass wir uns alle wiedersehen. Viele Seelen sind nämlich noch gar nicht in dem Bewusstsein, dass wir nach diesem Tode unmittelbar weiterleben, und können dementsprechend ihre Angehörigen auch nicht wahrnehmen, weil sie nicht an ein Weiterleben nach dem Tode glauben. Doch in diesem Moment wird es auch für sie plastisch, dass es ein Weiterleben nach dem Tode gibt. Das ist schon einmal das erste Aufatmen für unsere geplagte kleine Seele. Meistens kommt an diesem Punkt der Einsicht auch ein tiefer Seufzer der Erleichterung aus dem Munde unseres kleinen Erdenbürgers. Und nun kann man sie den Tätern von damals gegenüberstellen, denen sie oft nur unter großem Zittern und Zagen vergeben können, oft nur mit dem Versprechen, dass sie jetzt keinen Krieg mehr erleben müssen – jetzt zumindestens ist Frieden. Dann kommt oft der zweite Seufzer der Erleichterung. Man sieht, wie die Bilder noch einmal in der Seele des Kindes vorbeiziehen und wie das Kind jetzt vergeben kann. Ich erkläre dann der Seele des Kindes, dass die Feuerwerke von heute nichts mit Krieg zu tun haben, sondern einfach nur schön sind – die Menschen mögen diese Farbspiele. Die Seele des Kindes versteht die Worte sehr genau.

Damit wird es ruhiger und kann wieder durchschlafen, auch wenn draußen mal ein Feuerwerk losgeht. Es weiß jetzt, dass dieses Feuerwerk nur zum Vergnügen gezündet wird und nichts Schädliches oder Zerstörerisches mit sich bringt.

Die Erwachsenen mit diesen Ängsten können diese Vergebensarbeit entweder mit den eigenen Bildern machen oder sich von einem der guten Reinkarnationstherapeuten, die wirklich mit Christus in die Vergebensarbeit gehen, in die Rückschau legen lassen, in der sie dann diese Ängste auflösen. Denn erst die Auflösung der Ängste bringt die Lösung. Unser Klient erkennt seine Fortschritte in der Vergebensarbeit daran, dass er in seinem inneren Auge immer heller werdende Farben sieht. Erst wenn die Frage: „Ist jetzt alles gelöst?" vom Licht im Inneren Auge positiv mit: „Ja, jetzt ist alles gut!" beantwortet wird, ist die Inkarnation wirklich erlöst. Dann hat man alle Facetten bearbeitet und außer der Angst vor Feuerwerk und Knallkörpern werden auch noch viele andere Ängste schwinden, zum Beispiel die Angst, verhungern zu müssen. Dieses Kapitel habe ich auch ausführlich in dem Kapitel über Adipositas angeschnitten.

Psychische Krankheiten, *Ängste und Phobien*

Erdhörnchenphobie

Jetzt meint vielleicht mancher, ich hätte mir den Film „Patch Adams" zu oft angeschaut, weil dort auf eine etwas karikaturistische Art und Weise ein Mann mit Erdhörnchenphobie dargestellt wird. Es lohnt sich wirklich, sich diese Szene einmal anzuschauen, um den krassen Unterschied der Behandlungsweisen kennen zu lernen. Die Behandlungsweise von Patch Adams führt zwar auch noch nicht ins Endziel, kommt aber der Sache schon viel näher als die der Psychiatrie.

Nein, ich hatte wirklich einmal einen Patienten mit dieser Erdhörnchenphobie, die aber, wie sich herausstellte, sehr berechtigt war. Denn die Erdhörnchen haben ihm – ratzeputz – alles abgefressen, was er in monatelanger Arbeit angebaut hatte und was für den Wintervorrat wichtig, ja überlebenswichtig war! Wenn die Erdhörnchen kamen, gab es kein Entrinnen. Sie kommen nämlich in so großen Scharen, dass man ihnen unmöglich entrinnen kann. Sie sind in Kanada und in den USA, wo dieser Mann eine Siedlerinkarnation hatte, eine wirkliche Gefahr, weil sie den Menschen in eine Hungersnot stürzen können, wenn alle Vorräte von den Feldern abgefressen werden. Das war in dieser Situation auch der Fall. Er konnte den Winter nicht überleben und starb Hungers.

Die Hungertode graben sich besonders tief in die Seele ein, denn es ist ein so langsames Sterben unter so qualvollen Entbehrungen, dass die Menschen sich immer wieder sagen: „Nie mehr hungern!" Viele futtern aus dem Grunde alles in sich hinein, damit ihnen in diesem Leben nichts mehr genommen wird. Doch auch das ist nicht gut und führt zu körperlichen und Stoffwechselschäden bis hin zu Herzinfarkten.

Doch was führte dazu, dass die Erdhörnchen bei diesem Mann kamen? Denn mittlerweile haben wir ja schon begriffen, dass

Psychische Krankheiten, Ängste und Phobien

nichts auf dieser Welt umsonst passiert und alles, auch die Unfälle und Schicksalsschläge, eine seelische Ursache haben.

Wir gingen eine Inkarnation weiter zurück und siehe da, es kam eine Inkarnation zutage, die zeigte, dass er in einer Herrscherposition sein Volk hat wahnsinnig hungern lassen – und er prasste mitsamt seinem Hofstaat. Das zog natürlich als Austragung den Schicksalsschlag mit den Erdhörnchen nach sich. Nur war ihm diese Vorinkarnation natürlich nicht mehr bewusst, und deswegen fühlte er sich wahnsinnig ungerecht behandelt.

Als er nun sah, welche seiner Taten diese Taten der Erdhörnchen verursacht hatte, konnte er alle seine Untertanen von der Inkarnation davor zusammenrufen und sie reuig um Vergebung bitten. Denn nun hatte er verstanden, was es heißt, so darben zu müssen. Er verstand ebenfalls, wie qualvoll ein Hungertod ist und konnte gut nachvollziehen, wie qualvoll seine Untertanen gestorben waren.

Sie sahen ebenfalls seine Austragung, empfanden Genugtuung oder das Gefühl von Ausgleich und konnten ihm – alle – vergeben. Das war schön, denn auf die Art und Weise konnten nicht nur seine Belastungen geringer werden, sondern auch die Erdhörnchenphobie verschwand mit dieser Auflösungsarbeit.

Er konnte nun den kleinen Nagern gelassen gegenüberstehen.

Schlangenphobie

Schlangen sind normalerweise scheue Tiere, die beim Auftritt des Menschen sich zurückziehen. So braucht man normalerweise in der Natur keine Angst vor Schlangen zu haben. Trotzdem sollte man in Gebieten, in denen das Unterholz undurchsichtig ist, einfach feste Schuhe anziehen.

Psychische Krankheiten, *Ängste und Phobien*

Gleichzeitig sind es aber auch sehr gelehrige Tiere, die durchaus zu Wachzwecken abgerichtet werden können. Diese Art des Abrichtens kennt man von den Schlangebeschwörern, die sehr wohl ein vertrautes Verhältnis zu ihren Schlangen haben. Diese Schlangenbeschwörer waren zu allen Zeiten den Menschen unheimlich, weswegen sie auch so reichliche Spenden von den Menschen bekamen, damit sie ihnen wohlgesonnen waren.

So existierten insbesondere in den alten Kulturen diese Wächterschlangen an den Höfen der Pharaonen. Wurde der Pharao aber einem anderen Höfischen zu viel, zu tyrannisch, zu großzügig oder zu alt, so wurde er manches Mal mit Hilfe einer Schlange beseitigt. Die Schlange wurde des Nachts in das Gemach des Herrschers geschickt, bewegte sich leise herein und biss zu. Das war oft das Ende eines Herrschers. Dass dieser Herrscher in den Folgeinkarnationen Schlangen nicht so besonders vertrauensvoll gegenübersteht, lässt sich leicht erraten.

Auch hier geht die Auflösungsarbeit nicht mit einem Besuch im Zoo vonstatten, sondern wir müssen uns noch einmal in die Situation hineinversetzen und die Mörder zusammenrufen. Diese Seelen müssen wir gemeinsam mit Michaels Hilfe zur Einsicht bringen, dass Mord keine Lösung ist. Nun kommt die komplizierte Arbeit, dass wir die Mörder dazu bringen, sich bei dem Herrscher zu entschuldigen, aber gleichzeitig den Herrscher dazu bringen, dass er die Taten einsieht, die zu seinem Mord geführt haben. Irgendetwas muss die Mörder ja dazu bewogen haben, den Herrscher wegräumen zu wollen. Das ist oft eine sehr komplizierte Sache, in welcher der Herrscher sich auch noch einmal seinen Lebensfilm anschauen muss, um zu verstehen, was er denn so Schlimmes seinen Untertanen angetan hat. Erst dann geht ihm oft das berühmte Licht auf, warum er beseitigt wurde. Mit dieser Einsicht kann er erst um Entschuldigung bitten. Sonst wäre es ja gar nicht möglich, weil er sich seiner Schuld gar nicht bewusst ist.

Sind beide Parteien wieder miteinander versöhnt, so kann auch die Schlangenphobie weichen. Denn der Mensch braucht sie nur so lange, bis er das eigentliche Thema dazu erfasst und bearbeitet hat. Nach der Bearbeitung wird der Umgang mit den Schlangen wieder ein ganz normaler, ein zwar vorsichtiger, aber nicht mehr ein phobischer sein.

Ähnlich gelagert sind die Fälle, in denen ein Mensch in eine Schlangengrube geworfen wurde. Das war eine Tötungsart, die es leider sehr häufig gab, vor allen Dingen in Ländern, in denen Schlangen gehäuft vorkamen. Nicht immer waren diese Menschen schuldig. Oft wurden sie auf diese Art und Weise einfach nur beseitigt. In diesem Falle ist es nötig, dass der Mensch seinen Mördern vergibt und sie durch Gewissensarbeit dazu bringt, wenigstens zu verstehen, dass sie unrecht gehandelt haben. Sehen sie es ein, können auch sie in eine bessere Ebene abwandern, in der sie weiterlernen können. Sehen sie es nicht ein, so wandern sie wieder in die Ebene der Uneinsichtigkeit und des Eigenwillens: Die Ebene ist grau, schlammig, nass und kalt. Bei deren Anblick und in der Perspektive, da die nächsten Jahrzehnte, Jahrhunderte oder Jahrtausende zu verbringen, hat sich schon manch eine Seele anders besonnen und sich doch für ihre Taten entschuldigt. Nun, dann darf sie auf die Blumenwiese gehen oder eine andere anheimelndere Ebene, die genau zu ihrem jetzigen Bewusstseinsstand passt.

Liegt eine eigene Schuld vor, so erkennt man es daran, dass er kein helles Seelenkleid trägt, sondern ein kalkiges oder gar dunkles Seelenkleid. In diesem Falle ist es nötig, wie im Falle des Herrschers beschrieben, dass unser Schlangengrubenopfer sich für seine Tat zuerst entschuldigt, damit die Mörder dann ein Einsehen haben, dass der Mord auf diese Weise nicht nötig war. Erst dann können sie sich für ihre Tat entschuldigen, weil sie sich ja noch im Recht glauben.

Psychische Krankheiten, *Ängste und Phobien*

Schafft es der Therapeut, durch Einsicht und durch Reue die zwei Gegenspieler wieder zum Vertragen zu bringen, so wird allmählich die Schlangenphobie nachlassen, die wahrscheinlich auch mit der Angst, ausgestoßen zu sein und nicht angenommen zu werden, gekoppelt ist. Oft ist durch den Sturz eine Angst vor Stürzen in die Tiefe vorhanden, die ebenfalls nur sehr schlecht überwunden werden kann. Doch durch die Vergebensarbeit verschwindet auch diese Ursache. Die Angst kann dann erst therapeutisch bearbeitet werden, wenn die seelischen Ursachen aus der Seele verschwunden und aufgelöst sind.

Höhenangst

Schauen wir einmal in die Geschichte: Welche Art von Todesurteilen waren damals geläufig? Eines kam recht häufig vor: Der Fenstersturz. Aus eine großen Höhe wurden unliebsame Personen aus dem Fenster gestürzt und landeten mit gebrochenem Rückgrat auf dem Pflaster oder den darunter liegenden Felsen. Wundert es einen da, dass diese Personen nie an den Rande eines Abgrundes gehen können, auch wenn dort ein Gitter ist, oder Aussichtstürme und schmale Bergwege meiden? Oft haben diese Menschen auch Träume, wo sie fallen und fallen, und kurz vor dem Aufprall wachen sie auf, schweißgebadet, zum Teil erleichtert, dass ihnen in diesem Leben nichts passiert ist. Dieser Traum zeigt aber auch, welch eine große Gnade der Vater walten lässt: Den Aufprall bekommt der Getötete meistens gar nicht mehr mit, weil Unser Vater seine Seele vorher herauszieht.

Die Höhenangst lässt sich definitiv auch nicht aus dem Körper lösen, wenn man nicht an die Ursache geht. Zusätzlich zu der Höhenangst wird man bei diesen Menschen nämlich eine partielle oder generalisierte Verbitterung feststellen, die sich gegen die

Psychische Krankheiten, *Ängste und Phobien*

Menschen oder Situationen richtet, aufgrund derer der Fenstersturz oder der Sturz vom Felsen passierte.

In diese Situation muss man noch einmal hineingehen. Es tut zwar weh, aber man muss sich die Menschen und ihre Motive noch einmal anschauen, deretwegen man den Fenstersturz oder den Sturz vom Felsen erlitten hat. Hat man ihnen etwas zugefügt? War man anders zu ihnen, als man selbst hätte behandelt werden wollen? War man barsch oder tyrannisch zu ihnen? Hat man Intrigen geschmiedet? Viele dieser Motive können Menschen dazu bringen, einen anderen zu beseitigen.

Ist diese Szene des „Warums" klar herausgekommen, so geht es an die Arbeit. Zuerst ist es immer wichtig, dass sich unser Klient für das entschuldigt, was zu dem Sturz geführt hat. Warum? In diesem Falle war der Sturz ja nur eine **Folge** seiner eigenen Handlungsweisen, nicht die Ursache. Also muss auch die Ursache zuerst bearbeitet werden, denn wie sollen die Menschen bereit und in der Lage sein, sich zu entschuldigen, wenn sie gar nicht einsehen, warum?

Sieht er sein tyrannisches Verhalten ein, so können die Seelen mit Hilfe von Michaels Lichtschwert zur Einsicht und Vergebung geführt werden. Ihnen werden zwei Dinge klar:

Erstens: Dass sie selbst nicht weiterkommen, wenn sie dem Täter nicht vergeben, weil sie dann an ihn gebunden bleiben.

Und zweitens: Dass sie selbst von ihrer Schuld des Mordes nicht freikommen, wenn das Opfer ihnen nicht vergibt. Also müssen sie um Vergebung bitten.

So stehen in diesem Falle zwei gemischte Parteien voreinander: Beide sind Täter und Opfer. Das gegenseitige Vergeben ist wichtig, und da muss man wirklich Michael um Hilfe bitten, dass er beiden Parteien die Hartherzigkeit herausziehen möge. Oft hilft es

183

Psychische Krankheiten, *Ängste und Phobien*

nur, wenn Christus beiden Seiten noch einmal ihren Lebensfilm zeigt, so dass sie zum Verständnis kommen, was sie im Lichte Gottes wirklich angestellt haben.

Gehen sie dann aufeinander zu, so kann der Konflikt miteinander gelöst werden. Können sie sich zum Schluss umarmen oder sich gegenseitig den Friedensgruß zusenden, dann werden die Seelen heller und können in ihre Lernebene abwandern. Bei unserem Klienten verschwindet die panische Höhenangst und macht einer Vorsicht Platz, mir der er umgehen kann.

Anders liegt der Fall bei Willkür, wie in einem Falle im Fernsehen gezeigt wurde und wie ich ihn auch schon in der Praxis erlebt habe: Dort ging es um Beseitigung der Person, bloß weil der Mann eine andere Freundin haben wollte. In diesem Falle lastet keine Schuld auf den heruntergestürzten Mädchen, sondern die alleinige Schuld liegt bei ihm. In der Tschechei gibt es so einen Felsen, der auch der Mädchenfelsen genannt wird. Ein Typ, der sich sehr casanovahaft verhielt, führte nach einer gewissen Zeit seine Mädchen immer zu diesem Felsen spazieren – und stürzte sie dann dort hinunter, weil er sich wieder der nächsten zuwenden wollte. Dort bleiben die Morde natürlich an ihm zu 100 % hängen. Diese Mädchen – eines davon hatte ich in der Therapie - standen bei dem Mörder und ließen erst einmal ihrer Trauer über das so früh beendete Leben freien Lauf. Sie zeigten ihm, wie sie hätten leben und sich fortpflanzen wollen, Kinder gebären und großziehen. Sie zeigten ihm den Durchbruch der Inkarnationsketten, die durch seine Handlungsweise entstanden waren. Die ungeborenen Kinder standen ebenfalls anklagend vor ihm, sowie die Originalpartner, für die sich diese Frauen ursprünglich inkarniert hatten. Sie alle gingen leer aus, während er eine Frau nach der anderen den Felsen herunterstürzte.

Psychische Krankheiten, Ängste und Phobien

Als er dann diese ungeheure Menge und Belastung sah, wurde ihm ganz anders zumute: Damit hatte er nicht gerechnet, dass er für seine hochtrabenden Handlungen so würde bezahlen und abtragen müssen. Ich weiß nicht, wie er abgetragen hat, da ich ihn ja nicht kannte und auch nicht wusste, ob er überhaupt inkarniert ist. Aber seine Seele befand sich nach dem Aufdecken aller seiner Taten in einem lamentablen Zustand, in dem er völlig zerknirscht seine Mädchen um Vergebung bat. Das war nötig.

Dann musste er sich ebenfalls bei den Männern entschuldigen, die leer ausgegangen waren. Diese waren zum Teil sehr wütend und beschuldigten ihn der Willkür und des Sadismus, was auch richtig war. Auch bei ihnen musste er verstärkt Abbitte tun, damit sie ihm endlich vergeben konnten. Er musste die Mädchen jedem einzelnen der Partner wieder an die Seite stellen, damit diese in der Folge zufrieden waren. Erst dann konnten sie ihm allmählich vergeben.

Zum Schluss meldeten sich die ungeborenen Kinder und wollten von dem Täter auch zu ihren Eltern gebracht werden. Er brachte sie einzeln zu den neugebildeten Paaren und entschuldigte sich auch noch einmal bei ihnen dafür, dass er verhindert hatte, dass sie zur Inkarnation kamen. Dadurch konnten sie die Sachen, die sie in dem Leben mit den Eltern ablegen wollten, einfach nicht bearbeiten. Doch die Kinder versprachen ihm, dass sie ihm ebenfalls verzeihen. Als das geschehen war, konnten alle Paare gehen.

Meine Klientin konnte in der Folge ihre Höhenangst auch loswerden. Sie verlor durch diese Vergebensarbeit auch die Angst vor Männern, die sie immer wieder so geplagt hatte, dass sie nicht in der Lage gewesen war, eine feste Partnerschaft einzugehen. Sie fürchtete sich vor der Willkür der Männer, die Frauen „um des einen willen" so lange zu nehmen, wie sie es wünschen, aber dann doch nicht richtig dahinter zu stehen und sie anschließend wieder fallen zu lassen.

Sie konnte sich in der Folge einem Mann zuwenden und ist heute, so weit ich weiß, glücklich verheiratet. Die Höhenangst und die Frage, warum sie sich keinem Mann vertrauensvoll zuwenden konnte, hatten sie in meine Praxis getrieben, und beide hingen auf diese Art und Weise miteinander zusammen. Beide konnten gelöst werden.

Angst vor Wasser

Die Angst vor Wasser hat meistens eine ganz konkrete Ursache: Oft wurde das Wasser als „Vollstrecker" missbraucht, wenn die Inquisitoren oder racheerfüllte Familien eine Person versenken wollten. Dazu wurde dieser Person ein Stein um den Hals oder um die Hüfte gebunden, die Person wurde mit den Händen auf dem Rücken gefesselt und oft von einem hohen Felsen oder einer Klippe aus ins Wasser gestoßen. Deswegen haben heute so viele Personen Angst, das Wasser könne sie herunterziehen. Viele haben Angst vor tiefem Wasser. Solange sie noch Boden unter den Füssen fühlen, ist alles in Ordnung, aber sobald der Boden weg ist und sie eigentlich schwimmen könnten, ergreift die Angst sie so stark, dass sie nicht mehr schwimmen, sondern Panik bekommen. Diese Panik ist in den Kinderjahren oft nicht vorhanden, sondern kann manchmal auch erst später eintreten, wenn das Gesamtkarma, welches zu diesem Ereignis führte, vom Speicherplaneten auf den Menschen herunterfällt. Diese Angst vor tiefem Wasser ist sehr schwer zu beheben. Diese Personen müssen sich noch einmal die gesamte Situation anschauen, egal, ob es sich um eine inquisitorische Verurteilung oder einen Familienracheakt handelte.

Wir gehen mit ihnen in die Innenschau und führen sie noch einmal in die Situation, in der sie versenkt worden sind. Wir bitten Michael,

Psychische Krankheiten, Ängste und Phobien

die Person von ihren Stricken zu lösen, den Stein abzubinden und sie durch das Wasser wieder nach oben zu führen. In diesem Moment bereits sieht unsere Person das Wasser nicht mehr als so gefährlich an. Dann führen wir sie vor die Menschen, die sie verurteilt haben. Wir fragen die versammelten Menschen, was sie denn dazu bewegt hat, diese Person zu verurteilen. Ist es ein lapidarer oder gar kirchlich-religiöser Grund, so müssen wir Michael darum bitten, diese Menschen über die Ungöttlichkeit ihrer Verurteilung zur Einsicht zu bringen. Erst, wenn sie begriffen haben, wie ungöttlich sie gehandelt haben, können sie sich bei unserer Person entschuldigen. Dann müssen wir die Person bitten, ihren Tätern doch zu vergeben, denn ohne dass sie vergeben hat, kann die Angst vor Wasser nicht verschwinden. Zur Hilfe zur Vergebung können wir unserer Person erklären, dass nach der Vergebung noch lange nicht die Austragung, durch die der Täter gehen muss, aufgehoben ist. Austragen muss der Täter. Er wird entweder DLRG-Rettungsschwimmer oder engagiert sich bei der Küstenwache oder ergreift sonst einen Beruf, der mit Hilfe bei Ertrinkenden zu tun hat. Dadurch kommt der Täter in die Wiedergutmachung. Doch durch die Vergebensarbeit wird unser „Opfer" frei und kann wieder ein normales Verhältnis zu Wasser aufbauen.

Ist das Versenken aufgrund eines eigenen Verschuldens passiert, so muss sich unser Versenkter natürlich bei den Geschädigten entschuldigen. Aber kein noch so starker Raub, keine noch so schmähliche Vergewaltigung oder was immer unser Schuldiger veranstaltet haben mag, berechtigt, ihm das Leben zu nehmen. In diesem Falle muss man beide Seiten dazu bringen, sich gegenseitig zu verzeihen.

Verhaltenstherapeutisch ist angezeigt, dass man mit diesen Menschen zuerst in Wasser geht, welches sicheren Boden unter den Füssen bietet. Darin sollte man sie zum „Floaten" bringen, das heißt, dass sie es allmählich wagen, ihre Füße vom Boden zu lösen und sie einfach mal auf dem Wasser treiben lassen. Zuerst brauchen sie dazu die Unterstützung von jemandem, der sie im Rücken hält und durch das Wasser zieht. Dann kann man allmählich mit ihnen in ein Wasser gehen, was aber unbedingt durchsichtig sein muss, damit sie immer die Kontrolle über den Boden unter ihren Füßen haben: „Nichts Gefährliches darin". Als Fluchtpunkt sollte unbedingt die Kante des Schwimmbeckens erreichbar sein. Erst, wenn die Angst so weit überwunden ist, dass die Person versteht, dass das Wasser sie auch trägt, wenn sie schwimmt, kann die Wasserangst endgültig überwunden werden. Voraussetzung dafür, dass diese panikartige Angst nicht wiederkommt, ist allerdings die vorherige Vergebungsarbeit. Sonst können die Bilder mitten beim Schwimmen wiederkommen und eine Panikattacke mitten im Schwimmbecken auslösen, und dann wird's gefährlich! Einen Menschen in einer Panikattacke retten zu wollen, wird oft sogar für den Retter lebensgefährlich, weil er sich mit übermenschlicher Kraft an den Retter klammert und ihm unter Umständen auch den Hals zudrücken kann.

Deswegen ist es wichtig, mit Menschen mit Wasserangst so zu arbeiten, dass sie sich zu jedem Zeitpunkt der Therapie sicher fühlen. Lieber lassen wir uns ein wenig mehr Zeit, als dass wir ein Risiko eingehen.

Angst vor Rollkrägen

Jetzt meinen einige, so etwas gibt es doch nicht...Angst vor Rollkrägen? Wie oft ich diese Angst schon in der Praxis hatte! Angst vor am Hals zu eng anliegenden Pullovern, Angst vor Schals, Angst vor Halsketten, die eng anliegen...Dämmert es Ihnen, mit was die Angst zu tun haben könnte? Ja, es ist die Angst, aufgehängt oder erwürgt zu werden. Wie viele Menschen sind im Laufe unserer Erdenzeiten aufgehängt oder erwürgt worden? Unendlich viele! Deswegen ist es auch eine sehr verbreitete Angst. Bei den Gehängten sieht man meistens noch die Henkerdoppelfalte am Hals, die fast genau 2 cm dick ist, genau die Dicke des Strickes, mit dem sie aufgehängt worden sind. Bei den Gewürgten sieht man oft noch die Daumenabdrücke in Form von roten Malen am Hals. Diese Menschen haben eine Heidenangst vor Berührungen am Hals und in der Halsgegend. Eine Frau berichtete mir mal: „Mein Mann meint es so gut. Er streichelt mich so gern am Hals. Ich aber könnte die glatten Wände heraufgehen, wenn er das tut. Ich habe ihm schon so oft gesagt, er möge es aus Liebe zu mir lassen. Aber er versteht es nicht!" Der arme Mann – wie soll er diese Phobie denn überhaupt verstehen, wenn er gar keine böse Absicht hat?

Die Therapie zu dieser Angst ist ähnlich wie die zur Angst vor Wasser: Wir müssen mit unserer Person noch einmal an den Ort des Hängens oder Würgens gehen. Dort werden von Michael zuerst der Strick oder die Würgehände gelöst, bis unsere Person durchatmen kann. Nach mehreren kräftigen Atemzügen ist unsere Person wieder soweit hergestellt, dass wir sie fragen können, ob sie jetzt bereit ist, den Verursachern zu vergeben. Meistens mit denselben Vorhaltungen behaftet wie bei den anderen Phobien gehen die Klienten darauf ein, unter der Voraussetzung, dass die Verursacher sich bei ihnen auch entschuldigen. Jetzt geht Michael an die Arbeit und erklärt ihnen, was sie der Person zugefügt haben. Oft muss Christus den Verursachern noch einmal den Lebensfilm zeigen und sie fühlen lassen, was sie gemacht haben, bevor sie wirklich bereit sind, um Vergebung zu bitten. Doch wenn sie dieses verstanden haben und um Vergebung gebeten haben, dann müssen wir unsere Person auch dazu bringen, dass sie ihnen vergibt. Erst dann kann das Gefühl von Enge um den Hals wirklich schwinden. Erst dann kann im Winter wieder ein Schal getragen werden, der Rollkragen als weicher Schutz genossen

Psychische Krankheiten, *Ängste und Phobien*

werden und die Halskette als Schmuck und nicht als Würgeutensil angesehen werden.

Es gibt so viele Ängste, wie es verschiedene Dinge und Situationen gibt. Und jede einzelne Angst kann einem schon einmal erlebten Ereignis zugeordnet werden. Wenn nicht in diesem Leben, dann mit bestimmter Sicherheit in einem früheren.

So zeigt mir die Höhenangst an, dass ich einmal aus einer großen Höhe gestürzt bin. Die Angst vor autoritären Personen, kann von einer autoritären Person aus der Kindheit, oder wiederum vorinkarnatorisch her stammen. All die Ängste vor Mäusen, Ratten, Spinnen und anderem Getier, stammen meist aus der Zeit um das Mittelalter. Damals wurden viele Menschen gefoltert und in Kerkern eingesperrt. Und die so angeketteten Gefangenen waren den Tieren hilflos ausgeliefert, und mancher wurde sogar von ihnen angenagt.

Es ist gleichgültig von welcher Angst man heimgesucht wird, der Weg zur Heilung ist immer derselbe. Erstens muss ich mich fragen, vor was oder wem genau habe ich Angst? Von wo oder was genau könnte die Angst herstammen? Zweitens, wenn ich diese Fragen alleine nicht beantworten kann, sollte mir ein guter Therapeut zur Seite stehen, der auch eine Rückschau in andere Leben bekommen kann. Wenn dann die Ursache gefunden wurde, ist es wie mit den anderen Erkrankungen auch, ich muss entweder vergeben oder um Vergebung bitten. Und ich sollte mir bewusst machen, dass ich heute in einer anderen Ausgangssituation bin, als damals.

Natürlich stammen nicht alle Ängste aus früheren Leben, aber doch eine ganze Menge, v. a. diffuse Ängste. Dies ist natürlich wie mit allen anderen Erkrankungen auch, von Fall zu Fall individuell, und sollte auch dementsprechend so behandelt werden.

Halluzinationen

Unter Halluzinationen versteht die Psychologie die Wahrnehmung von Sachen, die nicht real, physisch, da sind. Im geistigen Sinne sind Halluzinationen aber Erinnerungsstupfer für etwas, was noch unerlöst ist. Das heißt, die Seele erinnert sich an einen Zustand, der ihr irgendwann einmal unangenehm erschienen ist, und riecht oder schmeckt die dazugehörigen Gerüche und Geschmäcker, oder sie sieht und hört die dazugehörigen Personen und Geräusche. Insofern ist es wichtig, diesen sogenannten Halluzinationen besondere Aufmerksamkeit zu schenken: Wann kommen sie vor? Wann und wo treten sie auf? Ist es immer zu einer bestimmten Zeit, wo diese „Gesichte", wie man sie früher nannte, diese „Geräusche", diese Gerüche, diese Gefühle oder dieser Geschmack auftritt?

Welche Gefühle treten dabei auf? Kommen Freude oder Leid hoch? Ist es unerklärlich, wo dieses Leid herkommt? Treten bei Freude auch Hochmut und Überheblichkeit auf? Beginnt dann ein unerklärliches Verhalten? Ein Verhalten, welches sich mein Klient selbst nicht erklären kann?

Wir gehen einmal die „Halluzinationen" der Reihe nach durch, von unten nach oben:

Taktile Halluzinationen

Diese entstehen, wenn eine Seele sich meldet und den Menschen in irgendeiner Art berührt. Der Mensch fühlt sich berührt, aber es ist niemand da. Menschen, die schon etwas mehr wissen, fragen sich dann: „Welche Seele ist es, die mir auf diese Weise noch etwas mitteilen möchte?" Ganz häufig haben wir dieses Phänomen, wenn bei Liebenden einer der Partner stirbt. Er möchte dem anderen Partner so gern mitteilen, dass er zwar den Körper abgelegt

Psychische Krankheiten, *Halluzinationen*

hat, aber noch um ihn herum ist und ihm auch sagen möchte, dass es ihm gut geht. Die Berührung wird von dem lebenden Partner dann zwar empfunden, aber oft als Schreckmoment, und da er sie nicht richtig einordnen kann. Zwischen dem Empfangen der Berührung und dem Verstehen der Botschaft stehen oft so enorme Verständnisschwierigkeiten, die der verstorbene Partner sich gar nicht ausmalt, weil es im Leben doch immer so einfach ging. Aber sich ohne Körper verständlich zu machen, und dann noch seine Botschaft wirklich so herüberzubringen, dass der andere sie versteht, ist gar nicht so einfach. Eine schöne Szene hierzu ist in dem Film „Hinter dem Horizont" gezeigt, wo der Mann der Frau ebenfalls an einem Unfall stirbt und nach seinem Ableben sie versucht zu trösten. Doch sie erschreckt sich nur, wo sie entdeckt, dass er es ist, der sie berührt. Außerdem gibt seine Berührung ihr den Mann auch nicht lebend wieder. Das ist das Leid, in das sie sich vergräbt.

Oft melden sich auch Menschen, die kürzlich verstorben sind, bei ihren Angehörigen auf diese Weise, insbesondere, wenn die Angehörigen sehr stark um sie trauern. Auch ihre Berührung hat das Ziel, den Hinterbliebenen klarzumachen, dass sie nicht wirklich verschwunden sind, sondern nur ihren Zustand gewechselt haben. Manchmal hat die Berührung auch den Sinn, dass eine Seele beim Anschauen des Lebensfilmes erkannt hat, dass sie gefehlt hat: Sie hat dabei vielleicht gemerkt, dass sie einen Menschen grob verkannt oder nicht richtig eingeschätzt hat und möchte nun um Vergebung bitten. Oder sie möchte vielleicht einen Angehörigen, den sie herabgewürdigt hat, um Verzeihung bitten und ihm Mut machen, in seinem Lebensstil weiterzumachen, obwohl sie vielleicht vorher diesen Lebensstil angefeindet hat. Viele Beweggründe gibt es für die Seelen, sich noch einmal zu melden.

Spürt jetzt jemand so eine taktile Berührung und merkt aber, dass dort niemand Physisches ist, so sollte er nicht gleich zu einem Psychopharmaka greifen. Viel besser ist es, sich erst einmal hinzulegen und sich zu überlegen: Welche Seele wollte mich vielleicht kontaktieren? Was hatte sie vor? Hat sie jetzt vielleicht eingesehen, dass sie mich falsch behandelt hat? Wollte sie um Entschuldigung bitten?

Meistens kommt man bei diesen Überlegungen in der Ruhe durchaus darauf, welche Seele einen zu kontaktieren suchte. Dann kommt die große Frage: Kann ich ihr jetzt verzeihen, was sie mir antat, damit sie frei wird und auf ihrem Entwicklungsweg weiter fortschreiten kann? Oder bin ich stur und nachtragend und behaupte: „Das kann man nicht verzeihen!" Dann fällt aber, weil die Seele reuig um Vergebung bat, meine Nachtragendheit auf mich zurück – und drückt mir im Ischias, wo die Nachtragendheit sitzt.

Der zweite Fall ist aber ein anderer: Hat eine Seele eine riesige Wut auf mich, weil ich sie ungerecht behandelt oder gar getötet habe, so hat sie auch die Möglichkeiten, mich taktil zu erreichen, aber das wird dann anders ausfallen. Dort spüre ich unter Umständen, dass auf meinem Körper herumgehämmert wird, dass mich jemand probiert zu erwürgen, dass jemand versucht, mich durch Black-outs umzuschmeißen, dass mich jemand ungesehen schubst, bis ich falle oder gar vor einem Auto lande. Das sind Aktionen von Racheseelen, die nicht zu unterschätzen sind. Der Film „Flatliner" mit Julia Roberts erzählt von solch einer Racheseele, die ihrem lebenden Menschen ganz schön zusetzt, bis er überall verwundet ist. Auch „Ghost" zeigt eine solche Seele, die so lange an den Tätern arbeitet, bis sie Genugtuung erfahren hat und ihren eigenen Fall aufgeklärt hat.

In diesem Falle ist auch keine Verzweiflung angesagt, sondern hier sollte sich der lebende Mensch überlegen, welcher Seele er wohl Unrecht getan hat, dass sie ihn so vehement verfolgt. Oft ist diese Seele nicht so ohne weiteres zu beruhigen. Doch mit Hilfe Michaels, den man in diesem Fall, wenn man erkannt hat, was man getan hat, ruhig um Hilfe bitten kann, lässt sich eine solche Seele beruhigen und dazu bringen, dass sie vergibt. Dann ist der „Spuk" vorbei und man selbst kann wieder ruhig weiterleben, ohne ständige Attacken fürchten zu müssen.

Oft wird diese Tatsache verkannt. Die Menschen denken oft, sie bekommen ungerechtfertigterweise Angriffe von irgendwelchen Negativwesen. Aber meistens ist dies gar nicht der Fall, denn diese Negativwesen werden vom Schutzengel gar nicht zugelassen, außer man hätte ihre Dienste in Anspruch genommen wie zum Beispiel bei Woo-Doo-Zauber oder satanischen Kulten. Meistens sind diese Wesen wirklich Wesen, die einen berechtigten Zorn auf einen haben, diesen austoben und Genugtuung fordern. Wenn man sich dann bei ihnen entschuldigt, so kann man eher damit rechnen, dass der „Spuk" aufhört, als wenn man irgendwelche Lösungsrituale macht, die diese Seele zwar für einen kurzen Moment fernhalten, aber meistens bewirken, dass sie doch wiederkommt, weil das zugrundeliegende Thema nicht erkannt wurde.

Wenn beim besten Willen der Mensch nicht darauf kommt, warum er in diesem Leben so attackiert wird, dann hilft meistens nur eine Rückschau. Aber bitte, gehen Sie auch da nur zu einem Therapeuten, der mit Ihnen die Lösung aus dem Lichtreich anstrebt. Wenn man nämlich in die Situation zurückgeführt wird, ohne dass der Therapeut um die Lösungsmöglichkeiten weiß, so können die Attacken noch schlimmer werden, weil sich unter Umständen die gesamte Wut der betroffenen Seele noch stärker entlädt. Es muss also ein Therapeut sein, der mit der Hilfe Michaels und Raphaels die Seele zur Einsicht bringt und ihr das Gesetz nahe bringt: „Liebe Deine Feinde!" oder: „Wenn einer Deinen Mantel will, so gib ihm auch noch den Hut dazu!" Erst dann kann das Thema zwischen den beiden, dem inkarnierten Menschen und der Seele, wirklich gelöst werden. Normale Reinkarnationssitzungen helfen dort nicht, sie sind eher kontraproduktiv, weil sie die Seelen in ihrem Hass frisch aufeinanderprallen lassen, was ja gerade durch die Erdeninkarnation vermieden werden sollte...

Olfaktorische Halluzinationen

Olfaktorische Halluzinationen sind Geruchshalluzinationen, das heißt, der Mensch riecht irgendetwas, was nicht real vorhanden ist. Testen kann man, ob es eine olfaktorische Halluzination ist oder nicht, daran, dass man eine Nebenmann fragt: „Riechst Du das auch?" Wenn derjenige sagt: „Nein, da ist nichts!", dann kann man davon ausgehen, dass man eine „olfaktorische Halluzination" hat, das heißt, das Schicksal will uns über unseren Geruchssinn daran erinnern, dass noch Unbearbeitetes zu dem Thema dieses Geruches vorliegt. Was kann das bedeuten?

Es gibt zum Beispiel Menschen, die riechen überall Gas, obwohl hier weder ein Gasherd steht noch Gas in irgendeiner Form in die Wohnung dringt. Woher kommt der Gasgeruch um ihre Nase? Nun, wir kennen leider eine Zeit, in der Gas bei vielen Menschen eine große Rolle spielte und oft das Ende ihres Lebens bedeutete. Ungewollt bedeutet das, dass wir wieder einmal in die Situation des Zweiten Weltkrieges schauen dürfen: Befindet sich dort noch ein ungelöstes Thema? Ist dort der Tod in einer Gaskammer noch nicht verziehen? Dann müssen wir verfahren, wie wir es schon bei der Angst vor Feuerwerk beschrieben haben: Wir müssen noch einmal in die Situation zurück und „den Film neu drehen": Wir bitten Raphael, uns zu heilen und die letzten Reste von Gasvergiftung aus dem Körper zu entheben. Das geht wiederum nur, wenn wir bereit sind zu vergeben. Es ist manchmal erstaunlich zu sehen, wie viele Nebenkrankheiten oder Unwohlseinszustände damit verbunden waren, die jetzt auf einmal mit behoben werden können.

Dann bitten wir Michael, ob er die Seelen einmal bringt, die damals für die Vergiftung verantwortlich waren. Das sind die Seelen vom ersten Verräter bis zu Hitler, der das Ganze schlussendlich veranlasst hatte. Unser Klient darf nun Stück für Stück ihnen allen verzeihen, die an dem Tode mitbeteiligt waren. Dass das nicht einfach ist, lässt sich schon an der Schwere des Schicksals ablesen. Doch wir müssen unserem Klienten Mut machen, dieses Thema noch einmal anzugehen, auch wenn es ihm noch so schwer fällt, damit seine eigene Seele von dem unverziehenen Ballast frei wird. Sonst schleppt sie diesen Ballast noch weitere Jahre, Jahrzehnte oder Jahrhunderte mit sich herum – und es wird immer schwerer, dieses abzulegen, je länger man es mit sich herumschleppt.

Das ist die eine Art von Gasvergiftung, die sich durch den Gasgeruch wieder meldet. Die zweite Art ist der Selbstmord, der sich so wieder zeigt: Viele haben in Notzeiten einfach den Gashahn aufgedreht und ihrem Leben so ein Ende gesetzt. Dass sich damit auch nicht ein Problem löst, haben wir in dem Artikel über Selbstmord in Buch zwei: „Heilung von der Seele her – Was Du säst, wirst Du ernten" schon ausführlich beschrieben. Die Probleme bleiben in den Seelenreichen erhalten und verfolgen einen dort ständig – man kann ihnen nicht mehr ausweichen, weil es keine Wände, keine Mauern und kein Verstecken gibt. Deswegen ist es so wichtig, dass man sie da löst, wo sie entstanden sind – auf der Erde.

Hat man das in dem Leben, in dem man Selbstmord begangen hat, nicht getan, so zeigen sie sich in der nächsten Inkarnation wieder. Hier müssen sie aber überwunden werden und dürfen nicht wieder zum Selbstmord führen, will man nicht wieder in die Selbstmörderebenen abwandern. Das ist das Überwinden der Themata. Dazu kommt aber noch etwas, was mancher sehr stark vergisst oder verdrängt: Die Erdeninkarnation ist in jedem Falle ein großes Geschenk Gottes, da man nur auf der Erde in so kurzer Zeit so viel bearbeiten kann **und**, was das allerwichtigste ist, den Menschen, mit denen man sich in früheren Inkarnationen ordent-

Psychische Krankheiten, *Halluzinationen*

lich verstritten hat, wieder **vorbehaltlos** als Kind gegenübertreten. Das geht nirgendwo sonst in den Seelenreichen. Deswegen ist es so wichtig, das Geschenk dieser Erdeninkarnation als das anzusehen, was es ist: Das größte Geschenk, was uns Unser Vater machen kann. Darum fehlt bei den Selbstmördern oft noch der Schritt, dass sie sich beim Lieben Gott entschuldigen, dass sie dieses kostbare Geschenk so einfach weggeworfen haben. Diesen Schritt müssen sie durch die Hilfe des Gasgeruches noch nachvollziehen, eventuell ein paar Zwischenschritte wie das Überwinden derselben Themen, die zum Selbstmord führten, mit dazu. Manchmal gelingt es, wenn man selbst darüber nachdenkt, aber manchmal braucht man auch hier fachkundige Hilfe von Menschen, die in **Reinkarnationstherapie** ausgebildet sind, die also weiterhelfen können, wenn der Klient vor dem Problem steht und nicht weiterweiß. Die Therapeuten, die mit Hilfe von Michael und Raphael die Wunden lösen können und die Themen angehen, bis die konfliktbeteiligten Menschen einander verstehen und einander vergeben, sind die Durchlichtungsanalytiker. Sie wissen, wie aus dem Aufzeigen einer Inkarnation die Lösung herbeigeführt werden kann.

Weitere Gerüche, die uns auf etwas aufmerksam machen wollen, was wir noch aufzulösen haben, sind die unterschiedlichsten Gerüche aus verschiedenen Zeitaltern. Mir ging es so, als ich den Geruch von gebackenen Maronis in der Nase hatte, erinnerte ich mich an eine Inkarnation im Mittelalter, aus der noch die Angst vor Menschen, die Agoraphobie, bei mir kam. So konnte ich auch die bei mir bearbeiten.

Ebenso gibt es viele Menschen, die gewisse Sachen einfach nicht riechen können, weil ihnen dabei so schlecht wird. Das sind zum Beispiel Gerüche von Aas oder Exkrementen. Sie erinnern sie daran, dass Kerkerinkarnationen noch nicht vergeben wurden. Diese Menschen riechen oft auch Muffiges, wo überhaupt nichts Muffiges vorhanden ist.

Oft haben wir den Fall, dass die verschiedenen Phobien und Gerüche zusammengehören. Gerade, wenn dieses der Fall ist, müssen wir nachhaken, denn dann wird es sehr brenzlig für die Seele: Es ist Zeit, das Thema zu bearbeiten, weil der Count-Down läuft. Entweder möchte die Seele in einen neuen, kreativen Abschnitt ihrer Geschichte eintreten und braucht dazu die Freiheit von diesen alten Sachen, oder die Seele weiß, dass es ihrem Menschen schwer fällt, all das zu vergeben, und will rechtzeitig anfangen, bevor das Leben hier auf der Erde zu Ende geht.

Wenn Sie einmal eine Selbstanamnese machen wollen, so schreiben Sie sich doch einmal auf, vor was Sie Angst haben. Dann legen Sie doch einmal die Gerüche dazu, die Sie gut leiden können (das sind zum Beispiel die duftenden Leckereien bei Hofe) und die Sie absolut nicht leiden können. Aus diesen Gegebenheiten probieren Sie doch einmal ein Gesamtbild zusammenzusetzen: In welche Zeit gehört welches Ereignis, was sich hier in Aversionen, Haltungen, Sympathien, Ängsten, Phobien und den dazugehörigen Gerüchen äußert? Sie werden erstaunt sein, wie nahe Sie der Sache schon kommen, wenn Sie es zulassen. Man muss, wie ein Detektiv, tatsächlich viele Faktoren zusammensetzen, die alle zusammen ein Gesamtbild ergeben.

Halluzinationen des Schmeckens

Diese Halluzinationen kommen vor allen Dingen dann vor, wenn ein Mensch einmal durch einen anderen vergiftet wurde. Erinnert sich die Seele an diese Geschichte, so kann es sein, dass ihr auf einmal jedes Essen vergiftet vorkommt. Am liebsten hätte sie es, wenn ein Mundschenk wieder alles vorkosten würde, was auf ihrem Teller liegt. Diese Halluzination ist immer gekoppelt mit starkem Misstrauen gegenüber den Menschen, oft aber auch mit einer überzogenen Haltung, die wieder zum Vorschein kommt. Diese

Psychische Krankheiten, *Halluzinationen*

Haltung zeigt, dass man damals den Vergiftern sehr wohl eine Grund für ihre Tat geliefert hat: Man war entweder unausstehlich oder tyrannisch, so dass das Volk oder das Umfeld unter einem litt. In diesem Falle ist es ganz wichtig, sich selbst noch mal „ins Gebet zu nehmen", sich schonungslos vor den Spiegel zu stellen und sich zu fragen: „Wie war ich damals? Habe ich heute noch solche Allüren in mir oder bin ich heute aus Überzeugung das glatte Gegenteil? Bin ich heute das glatte Gegenteil deswegen, weil ich eben damals so gehandelt habe und erkannt habe, dass diese Handlungsweise verkehrt war? Welchen Grund habe ich den Menschen geliefert, dass sie mich loswerden wollten?" Mit diesen Gedanken bestückt kann man ins Gebet gehen. Nimmt man die Ahnungen, die dann hochkommen, ernst, so ergibt sich auch bald die Lösung. Ist man bereit, um Vergebung zu bitten, so wird man bald spüren, dass das Misstrauen sich lockert und man merkt, dass man den Menschen keine weiteren Grund geben will, dass sie einem vergiften möchten. Entschuldigt man sich bei den Menschen und Seelen, denen man einen Grund dazu gab, dass sie einen vergiften wollten, so wird auch dieser Geschmack, den man immer wieder im Essen spürte, bald nachlassen, denn er ist ja nur so lange nötig, bis die Seele ihren Tätern verzeiht und für das, was sie ihnen antat, um Vergebung bittet.

Der zweite Fall ist der des ungerechten Vergiftungsmordes: In diesem Falle wurde aus Eifersucht oder Neid gehandelt: Eine Dame, die unbedingt einen Herrn in früheren Zeiten zu ihrem Liebsten machen wollte, vergiftet ihre „Nebenbuhlerin". Ein Erbe, der unbedingt sein Reich antreten will, vergiftet seinen Vater, obwohl dieser ein guter Regent ist. Die Geschichte ist voll von solchen Ereignissen. In diesem Falle ist der Geschmack des Vergiftetseins eine Erinnerung daran, dass noch Seelen an diese Tat gebunden sind, die unbedingt die Vergebung brauchen, weil sie sonst aus der Seelenschicht, in der sie gerade stecken und die oft sehr leidvoll ist,

Psychische Krankheiten, *Halluzinationen*

nicht herauskommen. Sie spüren nämlich in dieser Seelenschicht die qualvollen Schmerzen des Opfers, welches durch das Gift ums Leben gekommen ist. Sie wollen diese Schmerzen endlich loswerden, und deswegen bemühen sie sich um die Vergebung, auch, indem sie dem Opfer noch einmal den Geschmack einspielen, damit es ihnen vergibt.

Sind sie selbst wieder inkarniert, so passiert der Fall, den ich jetzt erzählen möchte: Der Täter bekommt den Geschmack des Vergiftet-seins eingespielt, um sich beim Opfer für seine Tat zu entschuldigen:

So einen Fall hatte ich auf einer Reise nach Ägypten: Dort ging es einer Klientin auch so, dass sie dachte, im Mittagessen desselbigen Tages sei etwas Vergiftetes gewesen. Ihr wurde schlecht, sehr schlecht, bis sie sich übergab und fast zu sterben drohte. Aber da die ganze Gruppe dasselbe Mittagessen gehabt hatte, konnte dieses dafür nicht verantwortlich gemacht werden, denn allen ging es gut – außer ihr. Sie hatte auch außer dem Mittagessen nichts anderes gegessen.

Ein anderer Mann aus der Gruppe hatte gerade vorher im Grab des Amenophis II ein Erlebnis gehabt: „Ich stand am Grab von Amenophis II, als ich auf einmal merkte, dass mein Kopf sich öffnete und meine ganze Energie entlang der Wirbelsäule hochstieg, wie in einer Schlangenform. Sie drehte und drehte sich in einer Irrsinnsgeschwindigkeit aufwärts, bis sie oben an einem Lichttor ankam. Dort stand ich auf einmal Christus gegenüber, der mich fragte: „Kannst Du jetzt verzeihen? Bist Du jetzt bereit, zu verzeihen?" Ich war ganz verdutzt und wusste mit Seinen Worten gar nichts anzufangen. Aber ich merkte schon, dass ich jetzt wohl bereit war."

Amenophis II war ein Hüne von einem Mann, der immer seinen Bodyguards davonlief, weil er so schnell war. Er war ein sehr schöner Mann und hatte deshalb auch seine Verehrerinnen. Diese Mann war ebenfalls knapp über 2 Meter groß, sehr gut gebaut und auch ein Mann, dem wohl manche Frau hinterher guckte. Mit knapp über 30 starb Amenophis. Niemand wusste, woran. Es hieß nur, er hätte acht Tage einen sehr schweren Husten gehabt. Doch die genaue Ursache kannte niemand.

Doch nun hatte diese Frau wirklich das Gefühl gehabt, sie hätte Gift gegessen. Ich schickte dieses Mann mit ihr auf das WC, wo sie sich übergab. Anschließend schaute ich mir ihre Zellinformation an: Sie hatte Amenophis II das Leben durch Schlangengift genommen. Heute war ihr nicht mehr bewusst, warum: „Wird wohl so eine Frauengeschichte gewesen sein", antwortete sie ihm auf seine Frage: „Warum hast Du mich damals bloß umgebracht?" Aber den Schaden hatte sie jetzt: Ihr tat das Gift von damals so weh, dass sie sich sterbenselend fühlte, obwohl physisch nichts, aber auch gar nichts in der Nahrung gewesen war, was ihr hätte schaden können. Als sie sich anschließend bei ihm für die Tat von vor 3000 Jahren entschuldigte und er ihr auch vergeben konnte, ließ das Gefühl allmählich nach. Noch eine Nacht hatte sie zu kämpfen, bat seine Seele immer wieder um Entschuldigung, bis sie allmählich eine Erleichterung spürte und das Gefühl von Gift wegging.

Akustische Halluzinationen

Diese „Halluzinationen" sind eigentlich fast die, die am leichtesten zu erklären sind: Hört man die Seelen schon, die einem etwas mitteilen wollen, so ist doch eigentlich nicht mehr schwer zu verstehen, was sie einem sagen wollen. Man muss nur zuhören...

Genau das fällt aber manchem schwer, denn die sogenannten akustischen Halluzinationen treten oft in spezifischen Momenten auf: Manche Menschen hören Seelen und ihre Kommentare speziell, wenn sie betrunken sind. Dort wird dann von akustischen

Halluzinationen gesprochen, wenn die Seelen auf einmal in Fäkalsprache zu dem Betrunkenen reden. Eigentlich ist es klar, warum, denn in seinem Suff begibt sich der Mensch in eine Seelenebene, in der solche Seelen, die Fäkalsprache benutzen, versammelt sind. Da durch den Alkohol seine Seele offen und empfänglich für das ist, was sie dort erlebt, hört sie auch die Worte der Seelen, die jetzt, in diesem Zustand des Suffs, um sie herum sind. Diese Seelen sind halt nicht sehr edel in ihrer Ausdrucksweise, denn es sind selbst Seelen, die an den Alkohol gebunden sind und ihn nun in der Ausdrucksweise dieser Seelenebene beschimpfen. Unter Umständen hört der Betrunkene auch Worte, die er von früheren Mitmenschen gehört hat, die ihn in seinem Saufen angeklagt haben. Vielleicht sind es auch die Gedanken, welche die Mitmenschen heute über ihn haben, Mitmenschen, die diese Gedanken nicht aussprechen wollen, aber sie dennoch haben. In den Seelenebenen wird alles sicht- und hörbar, auch die Gedanken, die man zu verschleiern sucht. Auch die Gedanken der Inkarnierten sind dort vernehmbar. Dort hilft eigentlich auch nichts anderes als ein Entzug, der dem Menschen die Gelegenheit gibt, sich aus dieser Seelenschicht definitiv zu lösen. Denn erst dann werden diese akustischen Halluzinationen aufhören, wenn der Mensch voll und ganz aus dieser Ebene gelöst ist und auch um Hilfe gebetet hat, nie wieder dort hineinzufallen. Denn diese Seelen sind zäh: Sie haben in dem Alkoholiker eine Seele gefunden, die sie mit dem „füttert", wonach sie sich am meisten sehnen: Mit Alkohol. So schnell lassen sie diese Seele nicht mehr los und flüstern ihr ein, sie solle doch wieder ...und nur ein Glas.... das sei ja nicht so schlimm... die anderen tun's ja auch...und wie die verführerischen Worte alle heißen.

Deswegen kann nur der Entzug helfen, aus diesen akustischen Halluzinationen herauszukommen. Es kann dann sein, dass man die Seelen in ihrem Ärger, einen „Spender" verloren zu haben,

Psychische Krankheiten, *Halluzinationen*

noch eine Weile hört, doch dann hört auch dieser „Spuk" auf, weil man die Seelenebene, sprich: Bewusstseinsebene gewechselt hat.

Eine weitere Art der „akustischen Halluzinationen" sind die Seelen, die eine inkarnierte Person um Vergebung bitten wollen. Sie hängen der inkarnierten Person oft am Ohr und jammern und jammern... Sie brauchen so sehr die Vergebung der inkarnierten Person, weil sie sonst nicht weiterkommen. Das fatale dabei ist: Sie reden die Person mit ihrem historischen Namen an, weswegen die inkarnierte Person oft damit gar nichts anfangen kann. So ging es mir, als ich zwischen dreißig und vierzig war: Hinter meinem rechten Ohr hörte ich immer wieder eine Frauenstimme einen Namen rufen. In der Zwischenzeit wusste ich, dass das mein historischer Name gewesen war. Ich fragte Michael, was dieses Gejammere bedeuten solle. Er erklärte mir, dass das eine Seele sei, die um Vergebung bitte. Sie sei gebunden an ihre Tat, und bevor sie von mir nicht die Vergebung erhalte, könne sie nicht frei werden und sich weiterentwickeln. Oh je, das war mir gar nicht recht. Das wollte ich ja auch nicht, dass eine Seele meinetwegen, bloß weil ich nachtragend war, sich nicht weiterentwickeln konnte.

Ich fuhr noch einmal in das Land der Tat und als ich an einem bestimmten Schloss stand, hörte ich dieselbe Stimme aus einer noch grauen Wolke sprechen: „Ist Frankreich jetzt gut zu Dir?" Oh ja, jetzt fühlte ich mich in Frankreich sehr wohl. „Kannst Du Frankreich jetzt verzeihen?" Doch, das ging. Ich konnte es, endlich. „Hurra!" und mit diesem Aufschrei wurde die Wolke hell und fing an, sich in aller Schnelle fortzubewegen. Ich rief ihr nach, sie solle doch jetzt dafür sorgen, dass weiterhin Frieden bleiben würde, und sie versprach es, mit allen Mitteln, die ihr zur Verfügung ständen, dafür zu sorgen. Jetzt konnte auch diese Seele ihre volle Kraft entfalten, und toi...toi...toi..., es ist über Europa viel weniger passiert, als Nostradamus angekündigt hatte, was im schlimmsten Falle passieren könnte. Er sagte ja: „Wenn das, was ich gesehen habe, bis zu dem Zeitpunkt, den ich gesehen habe, nicht passiert, dann muss es nicht mehr passieren!" Vielleicht hat diese erlöste Seele jetzt auch ihren Teil dazu beigetragen, dass nicht mehr so viel passieren musste.

Oft sind es auch Racheseelen, die sich auf diese Art und Weise melden: „Du hast mich getötet!" „Du hast mir Schaden zugefügt!" „Du warst gemein zu mir!" Wenn solche Ausdrücke im Traum, im Wachbewusstsein oder im Halbwachbewusstsein kommen, dann ist es wichtig, genau hinzuhören. Es sind nicht immer Seelen aus dieser Inkarnation, die sich dort melden. Oft ist man genau deswegen so verdutzt, weil man in diesem Leben niemandem geschadet, niemanden getötet hat und zu niemandem gemein war. Nun, vielleicht ist man heute gerade deswegen so liebevoll zu Menschen, um das wiedergutzumachen, was man irgendwann einmal anders gemacht hatte. Doch das schließt wirklich nicht aus, dass man einmal eine völlig anders gelagerte Inkarnation geführt hat, aus der heraus diese Schäden bei den jetzt nicht Inkarnierten entstanden sind. In diesem Falle müssen wir diese Möglichkeit erwägen und einfach zugeben, dass wir für die damalige Zeit vielleicht sogar „richtig" gedacht haben, weil wir „heldenhaft" gehandelt haben, aber das ist immer noch nicht unbedingt richtig im Gottessinne. Nicht immer ist das, was früher als „ehrenhaft" galt, auch vor Gott gewissenhaft.

So melden sich die geschädigten Seelen wieder bei dem inkarnierten Menschen. Oft melden sie sich nachts und lassen den Menschen nicht zur Ruhe kommen. Der Mensch hat Schlafstörungen, er hört die Seelen und kann nicht einschlafen. Geht er im Geiste auf die Knie und bittet diese Seele(n) um Vergebung, erzählt ihnen eventuell auch, dass es ihm in dieser Inkarnation auch nicht immer gut ging und diese Inkarnation für ihn auch nicht einfach war, so hören die Seelen sehr wohl zu und sind dann auch eher bereit zu vergeben. Dann hört auch dieser „Spuk" auf und unser inkarnierter Mensch kann wieder ruhig schlafen.

Daran sehen wir, wie wichtig es ist, diese Sachen, die man bei sogenannten akustischen Halluzinationen hört, genau wahrzunehmen und genau aufzuschreiben. Denn sie geben uns einen wertvollen Hintergrund über das, was wir selbst noch aufzulösen haben oder wo wir noch verzeihen sollten.

Optische Halluzinationen

Die Optischen Halluzinationen sind eigentlich das, was am einfachsten zu interpretieren, aber am schwersten zu ertragen ist. Bei der optischen Halluzination stehen die Seelen, die mit dem inkarnierten Menschen etwas auszutragen haben, voll sichtbar vor ihm. Sie werden als Schatten gesehen, als Wesen mit glühenden Augen, der Mensch spürt und sieht sie im Bett neben sich liegen oder an der Seite gehen. Die Seelen, die sich so zeigen, bringen eine ungeheure Kraft auf, um sich optisch so sichtbar zu machen. Diese Seelen haben sicher mit dem inkarnierten Menschen viel auszutragen, weswegen sie ja auch diese ungeheure Kraft aufbringen.

Ein Beispiel aus meiner Praxis:

Ein Junge von 12 Jahren erlebte jede Nacht um Punkt 1 Uhr dasselbe: Er wachte schweißgebadet auf und um sein Bett herum standen 12 glühendgrüne Augenpaare. Er schrie auf, seine Mutter wachte mit ihm auf und konnte auf diese Weise keine Nacht durchschlafen. Auch sie war fast am Ende. Diese 12 Augenpaare blieben sichtbar bis vier Uhr morgens, dann waren sie verschwunden. Die Mutter fragte mich, was es mit diesen Augenpaaren wohl auf sich habe. Sie war drauf und dran, den Jungen einem Psychiater zuzuführen. Ich riet ihr, bevor sie sich zu diesem Schritt entschließen würde, dass wir ihrem Jungen doch einmal in die Zellinformationen schauen sollten. Er erklärte sich dazu bereit. Und was war das Ergebnis: Eine eigentlich ganz „normale" Begebenheit aus dem Zweiten Weltkrieg: Er war in Russland eingezogen worden und hatte den Schießbefehl ernst genommen. Zwölf Russen hatte er getötet, und diese zwölf getöteten Russen standen jetzt jede Nacht an seinem Bett und jagten ihm Angst ein. Ich fragte die Russen dann, wie er denn hätte handeln sollen. „Wir haben ihm nichts getan", rollten sie mit ihren „R". „Er hätte ja auch vorbeischießen können!" Nun, ich bat sie, vergebensbereit zu sein, wenn er sich bei ihnen entschuldigen würde. Das waren sie auch, und als der Junge, der frühere deutsche Soldat, sich bei ihnen entschuldigt hatte, kamen sie auch nie wieder.

Doch seine Sinne blieben offen, und so tauchten einige Nächte später zwei rotglühende Augenpaare auf. Seine Mutter war völlig verzweifelt und meinte, die Therapie habe nichts geholfen. Ich erklärte ihr aber, dass die Therapie sehr wohl geholfen habe, nur dass dies jetzt ein anderer Fall war. Es waren ja auch definitiv nicht dieselben Augenpaare. Wir schauten noch einmal in seine Zellinformation hinein. Die Geschichte, die jetzt zum Vorschein kam, war völlig anders gelagert: Er hatte Fahnenflucht begangen, zusammen mit zwei anderen Kumpanen. Sie hatten sich für das Durchschwimmen eines Flusses so verabredet, dass sie am anderen Ufer auf einer Sandbank ankommen und dort aus dem Fluss aussteigen wollten. Doch im Schwimmen besann er sich und dachte beim Tauchen, dass es sicherer sei, wenn er unter einem Busch etwas weiter flussabwärts auftauchen würde. Er tat es, die zwei anderen tauchten auf der Sandbank auf – und wurden erschossen. Sie empfanden seine Kursänderung als Verrat und standen deswegen mit ihren rotglühenden Augen vor ihm. Er erklärte ihnen die Situation noch einmal und bat sie, in Zukunft auch eher auf ihre Innere Stimme zu hören. Sie waren ja frei zu handeln, wie sie eigentlich hätten wollen. Ihre freie Entscheidung war ja gegeben. Er durfte ja eigentlich auch auf seine innere Stimme hören und musste sich nicht sklavisch an die Abmachung halten

Nachdem sie beide Seiten verstanden hatten, konnten auch sie ihm vergeben, und waren von Stund an verschwunden.

Wie „real" „Optische Halluzinationen" sind, durfte ein Mann erfahren, dem erzählt wurde, dass es in einem Schloss in Süddeutschland jede Nacht ein sanft hörbares Konzert und den Reigentanz der damaligen Bewohner gäbe. Da dieser Mann ein absoluter „Realist" war und von diesem „Spuk" nichts hören wollte, lud ihn die Sekretärin ein, einmal eine Nacht in dem Schloss zu verbringen. Er legte sich im Gästezimmer ins Bett und schlief ein. Um Punkt 1 Uhr wurde die Tür aufgerissen und sein Bettzeug flog auf die Seite. Eine durchscheinende Gestalt stand im Türrahmen und forderte ihn auf mitzukommen. Er ging an die Brüstung des umlaufenden Balkons und sah dort unten durchscheinende Gestalten, die sich im Reigentanz drehten. Leicht hörbar, wie vom Winde bewegt, hörte man die Musik des Spinetts, was real im Raume stand. Auf dem Hocker vor dem Spinett saß ein Pianist und griff in die Tasten. Doch wegen der seelischen Kraft war der Anschlag sehr zart und fein.

Der Mann schaute sich das Schauspiel bis vier Uhr morgens an. Dann gingen die Seelen alle wieder davon und das Schauspiel war zu Ende. Von diesem Tage an sagte er nie wieder etwas, wenn jemand ihn auf Seelen ansprach, die anderen erscheinen. Er wusste von nun an, dass das, was man unter „Optischen Halluzinationen" versteht, nichts anderes als Seelenaktivitäten sind.

„Optische Halluzinationen" haben wegen der „Ewigkeiten" in den Seelenreichen keine Zeitkomponente. Das bedeutet: Situationen aus allen Zeiten können als Bild, als Film, als Szene dem Menschen erscheinen, auch wenn die Situation in Erdenzeiten vielleicht schon 3000 Jahre oder älter ist. So kann es Menschen pas-

Psychische Krankheiten, *Halluzinationen*

sieren, die an einen Ort kommen, an dem sie früher schon einmal gelebt haben, dass sie die Situation, die vielleicht dort belastend ist, noch einmal sehen und erleben.

So ging es einer Klientin von mir: Sie war in Ägypten im Krokodilstempel, in dem die Krokodile als Götter verehrt und auch mumifiziert wurden. Mitten in diesem Tempel sah sie sich auf einmal als Baby herumkrabbeln. Dann spürte sie ein Krachen und dann war Schluss. Sie brach in Tränen aus bei diesem „Gesichte". Sie wusste, dass sie es war, die den Krokodilen als Göttergabe vorgeworfen worden war. Wut, Zorn und Groll über ihr verpasstes Leben stiegen in ihr hoch und sie fragte sich unablässig: „Warum? Warum ich?" Sie fand auch heraus, dass das der Grund war, warum sie immer den Eindruck hatte, dass sie nie würde erwachsen werden können. Erwachsen zu werden war etwas, was außerhalb ihres Horizontes lag. Aus dem Grunde weigerte sie sich auch standhaft über Jahre, überhaupt Kinder zu empfangen. Mehrer Sitzungen lang arbeiteten wir an dem Thema, bis sie den Menschen, die sie damals vorgeworfen hatten, vergeben konnte. Sie sah auch, dass ihre damalige Mutter sie nicht freiwillig hergegeben hatte, sondern dass sie geholt worden war, „auserwählt", wie es damals so schön verbrämt hieß. Sie durfte auch den Priestern erzählen, dass es nicht recht ist, ein solches Tier wie das Krokodil zum Gott zu erheben. Erst, als das alles aufgelöst war und ihre Tränen versiegten, konnte sie allmählich erwachsen werden. Im Physischen und im Beruflichen war sie es, aber emotional eben noch nicht. Als sie dann emotional auch erwachsen werden konnte und ihre Verantwortung für die Familie auch spürte, erst dann konnte sie sich dazu durchringen, Mutter zu werden. Heute ist sie Mutter zweier gesunder Kinder, und ihr Mann und sie sind glücklich über die Entscheidung, doch Kinder gewollt zu haben. Er sagt heute: „Wenn man keine Kinder hat, fehlt einem ein großer Teil der Erfahrung, die einfach zum Leben dazugehört. Man bleibt dann auf dem Stand des Verliebtseins stehen und es geht nicht weiter. Kinder bringen Dir die Perspektive der Zukunft: Du weißt, wofür Du gelebt und geliebt hast."

Vielen passiert es, dass sie an Orten, an denen sie früher schon einmal gelebt haben, die Bilder aus der Zeit wiedersehen und die Gefühle wieder da sind. Die Bilder zu sehen bedeutet aber auch gleichzeitig, dass sich die Seelen, denen noch nicht vergeben wurde, wieder zeigen. Sie hängen oft an dem Ort der Tat noch fest und können von diesem Platz nicht eher weichen, als bis sie die Vergebung empfangen haben. Deswegen stehen sie, für den Klienten oft gut sichtbar, immer noch an der Stelle, gebunden an den Ort ihrer Tat.

Das sind keine optischen Halluzinationen, wenn man die Seele dort stehen sieht, sondern klare Wirklichkeit, wenn auch im nicht sichtbaren Bereich.

Wie verfährt man nun in solchen Fällen? Zuerst einmal ist es normal, dass man sich erschreckt. Dann aber sollte man das Geschaute ernst nehmen und sich fragen: Warum steht die Seele noch da? Habe ich ihr noch nicht vergeben? Man spürt die Antwort tief in seinem Herzen: „Nein!" Oft kommt noch eine Erklärung dazu: „Du warst zu stolz dazu!" Oder: „Du warst sehr lange nachtragend und rachsüchtig!" Oh, in diesem Falle ist es wichtig, in die Einsicht zu gehen und sich immer wieder an das Christuswort zu erinnern: „Vater, vergib ihnen, denn sie wissen nicht, was sie tun!" Hätte der Folterknecht von damals, der jetzt immer noch an den Keller gebunden war, gewusst, dass er so lange würde dort verharren müssen, so hätte er seine Folter bestimmt nicht ausgeübt!

Zuerst müssen wir unsere eigene Nachtragendheit, unsere Rachegedanken und unseren Stolz überwinden und erst dann können wir unserem Nächsten, der dort noch gebunden ist, vergeben. Damit kann seine Seele verschwinden und in eine höhere Ebene aufsteigen. Beim nächsten Besuch am selben Ort werden wir seine Seele garantiert nicht mehr dort vorfinden. Wir werden auch für uns eine Erleichterung feststellen, dass wir die Vergebensarbeit geschafft haben, denn diese Erleichterung zeigt sich auch bei uns im ganzen Körper, insbesondere im Lumbalbereich.

Anders liegt der Fall, wenn wir an einen Ort kommen, an dem wir selbst Täter waren. Dort kann es passieren, dass die Leidgeprüften uns noch einmal erscheinen und wir ihr Jammern hören. Dieses Jammern ist so kläglich, so entsetzlich, dass einem sofort klar wird: Hier muss ich etwas verbrochen haben. In diesem Falle ist es wichtig, dass man unmittelbar Raphael bittet, die Geplagten zu heilen. Sind sie wieder in dem Zustand, dass sie sich als geheilt sehen, so können sie auf unser Bitten uns auch sachte vergeben. Es geht nicht immer sofort und braucht einfach seine Zeit, bis sich die Bilder der Taten aus der Seele des Opfers herausgelöst haben. Doch es geht. Langsam aber sicher lösen sich auf diese Weise auch die dazugehörigen Schäden aus dem Körper des Täters: Schmerzen unbekannter Natur, die kein Arzt zu diagnostizieren vermochte, die kein Röntgenbild aufzunehmen vermochte: „Alles normal". Im besten Falle wird der Täter, der die Schmerzen seiner Opfer trägt, für einen imaginären Kranken gehalten. Doch es sind tatsächlich die Schmerzen derer, die man in früheren Zeiten einmal geplagt oder gefoltert hatte.

Mit dem Bild, welches uns wie eine „optische Halluzination" erscheint, kommen gleichzeitig auch alle Gefühle wieder hoch. Diese Gefühle zeigen uns genau die Qualität des Unerledigten: War ich selbst Opfer, eingebunden in die Menge der Opfer, die sich leidgebunden und durch Nachtragendheit gebunden, noch an dem Ort der Tat befinden? Dann sollte ich jetzt schleunigst vergeben und auch die anderen dazu anhalten, zu vergeben, denn dann ist es Zeit, den Ort zu verlassen und an einen schöneren Ort zu wechseln, wo wir freier, sicherer und liebevoller leben können. Im Physischen wirkt sich das meistens so aus, dass man die Schwermut verliert, die einen vielleicht schon lange geplagt hatte, und man wusste nicht, warum, sowie die Schmerzen im tiefen Rückenbereich.

War ich selbst Täter, so verliert sich nach meiner Bitte um Vergebung manches aus meinem Schicksal, was mich bis dato geplagt hatte und was ich nicht verstand: Menschen, die sich ohne Grund von mir abwenden, Autounfälle, die scheinbar keine Ursache haben, Missgeschicke im täglichen und beruflichen Leben, für die ich scheinbar nichts kann, Unfälle, Stolpern, Herunterfallen, was eigentlich gar nicht notwendig gewesen wäre und wo man auch nicht weiß, woher es kommt: Alle diese Missgeschicke lassen auf Taten von Racheseelen schließen, die einem noch an den Fersen hängen. Nur durch die Bitte um Vergebung, oft nur möglich, wenn man die Szene, in der man Täter war, noch einmal sieht, lassen diese Schicksalsschläge nach. Ein guter Film dazu ist der Film „Flatliner", den ich öfters schon einmal erwähnte, und in dessen erstem und letzten Teil aufgedeckt wird, warum den jungen Medizinstudenten laufend solche Missgeschicke passieren.

Ein Beispiel für eine kurze optische Halluzination ist auch sehr schön dargestellt in dem Film „Die Legende von Bagger Vance". Hier handelte es sich um eine Szene aus einem Krieg, aus dem der junge Mann zurückgekommen ist, dessen Bilder sich aber in seiner Seele festgesaugt haben. Mit Hilfe seines Schutzengels, der als Golfhelfer auftaucht, schafft er es, diese Bilder zu überwinden, sie dem Schöpfer wieder abzugeben und endlich, nach Jahren von Suff und Spiel, wieder zu dem zu werden, der er vor dem Kriege war: Voll verantwortlich für sich und seine Partnerin, liebevoll. „Jeder hat sein Päckchen zu tragen", erklärt ihm der Schutzengel und bedeutet ihm damit, dass er bei weitem nicht der einzige ist, der so etwas erlebt hat, und dass es keinen Grund gibt, deswegen in

Selbstmitleid zu verfallen und die Verantwortung für sein Leben abzugeben.

Das ist bei optischen Halluzinationen eben das Schwierige: Sie melden sich tatsächlich immer wieder, bis sie die richtige Auflösung erfahren: Dass sich der Mensch auf die Hinterbeine stellt und an dem Thema der Vergebung arbeitet. Deswegen sind sie ja im psychiatrischen Sinne so schwer zu lösen und deswegen erfährt der Mensch immer wieder „Rückfälle".

Schwere optische Halluzinationen erfährt man immer wieder bei Menschen, die gleichzeitig auch schwere Depressionen haben. In dem Kapitel „Depressionen" habe ich erklärt, dass Depressionen eine Täterkrankheit sind, weil sie nichts anderes sind als die Trauer, welche die Opfer durch die Taten des Täters empfunden haben. Diese Trauer werfen sie auf den Täter zurück, und das sind seine unerklärlichen Morgendepressionen. Zu diesem Zeitpunkt haben während der Nacht die Opfer ihre Trauer auf den Täter zurückgeworfen und der Täter empfängt sie zu einer Stunde, da die meisten Menschen gutgelaunt aufwachen. Das ist auch der Grund, warum viele Depressive Schlafstörungen haben und nachts die alten Szenen immer wieder sehen. Wir kennen die typischen Situationen von Depressiven: Sie sehen, wie Menschen auf sie zureiten, hochbewaffnet bis an die Zähne, mit schmerzverzerrten, wütenden Gesichtern. Unser Depressiver wacht schreiend auf und wird die „Gesichte" nicht mehr los. Er erinnert sich daran. Er spürt die Trauer, den Zorn, die Wut. Doch er weiß nichts damit anzufangen, weil er die zwei Sachen, die vorher gelebte Inkarnation, seine Stellung darin, und die heutigen „Gesichte", die ihm zeigen, was los war, nicht in Verbindung setzt, weil er heute gar nicht mehr so ist. Der Depressive von heute fühlt sich eher als Opfer seiner Krankheit, aber das ist er gar nicht, weil er in diesem Leben nur in der Austragung steht. Deshalb hat er sich ein oft so schweres Schicksal ausgesucht, in dem er geschlagen wurde, schlecht behandelt wurde, zurückgesetzt wurde, nicht geliebt wurde. Ihm wiederfährt – aber auf seinen eigenen vorinkarnatorischen Wunsch – genau das, was er anderen früher zugefügt hatte. Deswegen kann er niemandem einen Vorwurf für sein Schicksal machen außer sich selbst. Ist er an dieser Stelle der Aufklärung schon einmal angelangt, so ist es nicht mehr weit bis zu dem Schritt, für sein früheres Verhalten um Vergebung zu bitten. So wie er eine geplagte Gruppe nach der anderen um Vergebung bittet – man vergesse nicht, oft sind ja viele Bevölkerungsgruppen mit beteiligt – so verschwindet seine Depression und damit auch die nächtlichen Störungen durch die racheerfüllten Seelen. Erst, wenn keine Racheseelen mehr seinen Schlaf stören und er wirklich zumindestens zufrieden morgens aufwacht, kann er davon ausgehen, dass das seiner Depression zugrundeliegende Thema weitestgehend gelöst ist. Dann lassen auch die Erscheinungen der Seelen nach, die „optischen Halluzinationen", und weichen fröhlicheren Bildern, die ihm zeigen, in welcher Seelenebene sich seine Seele jetzt entwicklungsmäßig befindet. Das Phänomen auf der Erde ist nämlich genau das, dass der Körper sich immer im selben Zustand der Körperlichkeit befindet, aber die Seele sich innerhalb des Körpers sehr wohl entwickeln und in höhere Ebenen aufsteigen kann. Man merkt es an den schöner werdenden Träumen und an der zufriedener werdenden Haltung. Der Zustand, den die Seele auf Erden erreicht, ist genau der, in den sie nach diesem Erdenleben geht.

Panikattacken

Wie soll man Panikattacken beschreiben, ohne unseren Klienten zu nahe zu treten? Ich habe verschiedene Patienten lange beobachtet und musste immer wieder genau hinschauen, um den Unterschied zwischen Ängsten und Panikattacken genau zu verstehen. Die Ängste kommen in bestimmten Situationen und haben ihre Auslöser. Die Panikattacken kommen unvorbereitet, sind deswegen auch unberechenbar. Sie kommen oft nachts, wo auch die optischen Halluzinationen – sprich: die Seelen, die sich zeigen – gern erscheinen.

Den Klienten wird der Brustkorb zusammengedrückt, sie bekommen Herzrasen, Atemnot. Angst macht sich im ganzen Körper breit: Todesangst. Oft werden diese Schmerzen auch von weiteren körperlichen Symptomen begleitet wie Schmerz in der Brust, dass einem schlecht wird, Schmerzen in der Magengrube. Es sind ganz unterschiedliche Symptome, die sich da zeigen. Allen gemeinsam ist, dass sie unvorbereitet kommen, eine Weile anhalten. Oft braucht der Mensch ärztliche Hilfe, um über die Symptome hinwegzukommen. Doch klinisch ist keine Ursache festzustellen.

Doch die Ursache ist immer gleich: Es sind Seelen, die sich an dem Menschen rächen wollen, die ihn so traktieren. Das ist der Unterschied zur Angst. Die Angst entsteht aus eigenen selbsterlebten unverziehenen Ereignissen. Die Panikattacken entstehen durch Seelen, die von dieser Person tyrannisiert und misshandelt wurden. Darum wirken Personen mit Panikattacken auch immer so souverän im täglichen Leben. Man sieht ihnen die Herrscherperson schon noch an.

Die Seelen gehen meistens nachts, manchmal auch spontan tagsüber auf unseren Klienten los, bearbeiten ihn mit ihren Fäusten (das ergibt dann den Druck auf den Brustkorb), drücken ihm fast das Herz zusammen (das geschieht, wenn Seelen durch die Person früher als Menschen zu Tode gekommen sind) und verursachen Schmerzen an den Stellen, wo die Person ihnen Schmerzen zugefügt hat oder hat zufügen lassen.

Ich sah oft ganze Scharen von Seelen, die so einen Menschen mit Panikattacken bearbeiteten. Misslicherweise wird oft angenommen, dass dieses „negative Seelen seien, die man nur ins Licht befördern müsse!" Weit gefehlt! Negativ sind diese Seelen im Grunde ihres Wesens nicht, sondern einfach wutgeladen auf das, was ihnen zugefügt wurde, und auf den, der es ihnen angetan hat. Sie wollen einfach Vergeltung, sie wollen, dass der Mensch versteht, was er ihnen angetan hat, sind aber aus sich heraus nicht böse, sondern waren ursprünglich eher rechtschaffen.

Das sieht man daran, dass sie relativ leicht vergeben können, sobald der Mensch sie um Vergebung bittet. Was diesen Seelen nämlich noch ungeheuer zu schaffen macht, ist die Hochtrabendheit der Person, die sie gerade traktieren. Die Personen sind nämlich nicht leicht dazu zu bewegen, sich zu entschuldigen. Sie wähnen sich immer noch im Recht, weil sie scheinbar als Fürst oder als Herrscher sich das Recht herausnahmen, ihre Untertanen zu behandeln, wie sie wollten. In diesem Leben haben sie deshalb keine Einsicht, weil sie sich unter den Panikattacken als Opfer fühlen und nicht als Täter. Das ist der grundlegende Unterschied. Deswegen hat man als Therapeut auch solche Mühe, sie dazu zu bringen, sich bei ihren Opfern von damals zu entschuldigen.

Sehen sie allerdings einmal in der Innenschau, was sie den Opfern wirklich angetan haben, so ist ihr Verständnis nicht mehr schwer zu wecken, denn das, was sie ihnen angetan haben, ähnelt den Phänomenen, die sie gerade selbst erleben. Und da sie die Phänomene gern loswerden wollen, sind sie schon eher bereit, auf die Knie zu gehen (im geistigen Sinne) und sich bei ihren Opfern zu entschuldigen. Sie möchten nämlich um nichts in der Welt genauso behandelt werden.

Wir rufen die Opfer alle zusammen, und gemeinsam stehen sie dann vor dem ehemaligen Tyrannen. Ist dieser nun bereit, sich in einer Ansprache zu entschuldigen (bei Panikattacken handelt es sich immer um viele Seelen, die man oft kaum noch einzeln ansprechen kann, so viele sind es) und die Seelen um Vergebung zu bitten, so sind sie oftmals bereit, zumindestens von ihrem Tun abzulassen. Erst mit Hilfe Michaels, der ihnen mit dem Lichtschwert den Satz einlasert „Vater, vergib ihnen, denn sie wissen nicht, was sie tun", sind sie meistens dazu zu bringen, auch wirklich zu vergeben. Ihnen fällt das deswegen so schwer, weil sie kurz zuvor ja noch auf den Täter losgehämmert haben.

Schafft unser Täter es, alle Opfer dazu zu bringen, ihm zu verzeihen, so lassen die Panikattacken nach. Dann kann der Täter wieder aufatmen und auch die Nächte wieder durchschlafen, was vielen Tätern mit Panikattacken auch schon lange nicht mehr vergönnt war.

Sollten neue Panikattacken auftreten, so wird der Täter Unterschiede feststellen können: Das Herzrasen bleibt zwar, aber es tun vielleicht andere Körperteile weh und es fühlt sich leicht anders an. In diesem Falle landen wir in einer anderen Inkarnation, die bisher noch nicht aufgedeckt wurde. Das bedeutet also nicht, dass die Therapie nicht gut war, sondern es bedeutet nur, dass noch eine Inkarnation darunter lag, die bisher nicht aufgetaucht war. Manche Täter wiederholen ja die gleichen oder ähnliche Taten zu verschiedenen Zeitaltern immer wieder, obwohl sie vor der Inkarnation hoch und heilig versprochen haben, sich zu bessern.

So bleibt dem Panikattacken-geplagten Mensch nichts anderes übrig, als sich Inkarnation für Inkarnation durch seine Geplagten zu arbeiten, bis sie ihm alle vergeben haben. Aber die Arbeit lohnt sich: Denn jedes Mal wird unser Mensch feststellen, dass sich auch in ihm etwas löst: Entweder wird ein Charakterzug weicher, man wird den Menschen gegenüber verständnisvoller. Oder man wird toleranter: Die Menschen müssen nicht alle so sein, wie man gern möchte, dass sie seien. Man kann die Andersartigkeit eines Menschen auch einmal stehen lassen und vielleicht in dem Menschen auch Seiten sehen, die man vorher in seiner Verblendetheit und seiner vorgefassten Meinung gar nicht wahrgenommen hat. Oder man versöhnt sich mit seinem Schicksal, wenn man in einem früheren Leben viele Menschen als Bedienstete ungerecht behandelt hat und nun diese Behandlung an sich selbst im Beruf oder im Haushalt erfahren muss. Beim Erkennen kommt der „Aha-Effekt" „Ach, deswegen...na, kein Wunder, wenn ich mal so gewesen bin, wundert mich das heute nicht, dass ich so behandelt werde!" Und kurioserweise-karmalogischerweise lässt nach der Auflösung das so geartete Verhalten der Mitmenschen auch meistens nach oder man kann den Arbeitsplatz wechseln.

In diesem Moment hat der Mensch wirklich etwas dazugelernt. Und das ist letztendlich der Sinn der Panikattacke: Nicht, dass der Mensch geplagt wird, sondern dass er lernt, was er bisher nicht bereit war zu lernen: Den Menschen nicht mehr weh zu tun, sondern sie als gleichwertig zu betrachten und sie so zu behandeln und zu werten, wie man selbst behandelt und gewertet werden möchte.

Hat der Mensch dies alles gelernt, dann können die Panikattacken wegbleiben...und werden es auch.

Schizophrenie

Was ist eigentlich wirklich Schizophrenie? Unter diesem Oberbegriff werden viele Symptome zusammengefasst, die eigentlich einzelne Ursachen haben.

Schizophrene Züge zeigt für die Schulmedizin schon ein Mensch, der andere Seelen spürt, zum Beispiel in einem Hausgang. Wie oft steht ungesehen eine Seele an irgendeiner Ecke oder auf der Treppe und möchte dem inkarnierten Menschen irgendetwas mitteilen – vielleicht sogar auflauern? Das Phänomen haben wir in den „Optischen Halluzinationen" besprochen: Menschen, die solche Erlebnisse haben, werden viel zu oft als anormal und schizophren eingestuft. Dabei ist es doch nur logisch, dass man mit dieser Seele Kontakt aufnehmen sollte, um das Thema, das sie mit dem inkarnierten Menschen verbindet, zu lösen.

Zu den schizophrenen Zügen gehören auch Verkennungen. Akustische Verkennungen erkennt man daran, dass Menschen meinen, es würde immer über sie gesprochen, wenn sie irgendwo ein Gespräch oder ein Geflüster hören. Dabei sind sie oft gar nicht gemeint, sondern die Menschen unterhalten sich über irgendwas und lachen über irgendein Thema. Doch diese Menschen beziehen das Gelächter auf sich und sind sich ganz sicher, dass auch über sie gelacht wurde.

Wie kann nun diesen Menschen geholfen werden? „Der Horcher an der Wand hört seine eigene Schand'", heißt ein altes Sprichwort, was sich auf diese karmische Ursache gut anwenden lässt. Denn in diesem Falle haben wir es mit Horchern und Intrigenschmiedern zu tun. Geht man mit diesen Menschen in die Innenschau, so sieht man, dass sie – oft in höfischen Zeiten, aber manchmal auch in anderen Kulturen – an der Wand oder hinter dem Vorhang gelauscht haben, was in dem Raum gesprochen wurde. Sie haben es dann oft auf dem „Stille-Post-Wege" weitergegeben. Als „Retourkutsche" haben sie heute das Gefühl, dass das, was hinter den Mauern geredet wird, alles ihnen gilt. Sie gehen selbst einmal in das Gefühl hinein, wie es ist, wenn man nicht weiß, wer alles was über einen redet.

Diese Menschen müssen sich entschuldigen. Dazu rufen wir alle Seelen zusammen, die unter unserem Klienten einmal gelitten haben. Sie dürfen erzählen, welche menschlichen und seelischen Auswirkungen sie durch die Handlungsweise unseres Klienten erleiden mussten. Oft sind es fatale Auswirkungen bis hin zu dem, was man heute „Mobbing" nennt. Dadurch kommt unser Klient zur Besinnung und schafft es dann, in die Reue über seine ausgelösten Taten zu kommen und sich bei seinen Opfern zu entschuldigen. Können diese ihm dann verzeihen, so können sie ins Licht abwandern. Dadurch löst sich im Körper die verklemmte Haltung über die Gespräche von außen. Nun kann unser Klient wieder gelassen reagieren, wenn Außengespräche hörbar werden. Er legt in der Folge auch sein Misstrauen gegenüber Menschen ab, was ihn bis dato noch geplagt und gute Kontakte zu Menschen verhindert hat, denn er verdächtigte sie ja alle, dass sie nur über ihn reden. Durch die Vergebensarbeit wird sein Kontakt leichter, weil er nicht mehr anderen nur negative Gedanken über sich zutraut. Das ist ja das Vertrackte: Gerade die, die früher am meisten Negatives über andere gesät haben, haben heute die größte Angst davor, dass über sie negativ gesprochen wird. Das alles fällt nach der Vergebensarbeit allmählich flach, und der Mensch kann wieder normal reagieren. Dadurch können auch wieder Freundschaften entstehen, die unserem Klienten wegen seiner misstrauischen Haltung lange verwehrt blieben.

Weitere Verkennungen sind die optischen Verkennungen: Diese Menschen sehen hinter jedem Busch, hinter jeder Hecke einen Menschen lauern. Sie halten jeden Hauseingang für gefährlich: Es könnte ja jemand herausspringen und sie anfallen. Sie gehen nur mit Mühe durch eine parkende Autoreihe: Jemand könnte hinter dem Auto lauern und sie anspringen: Bei diesen Menschen hat man im täglichen Leben Mühe, sie von den Verkennungen abzubringen. Man muss wirklich auf den Busch klopfen und die Äste trennen, um dem Menschen zu zeigen, dass dort niemand sitzt.

Mittlerweile ist es für den geschulten Therapeuten unschwer zu erkennen, was sich hinter dieser schizophrenen Haltung versteckt: es sind die Menschen, die früher anderen aufgelauert haben. „Durch diese hohle Gasse muss er kommen", dieses Phänomen des Auflauerns gab es oft und in allen Zeiten. Die unterschiedlichsten Motivationen bewegten die Menschen, anderen Menschen aufzulauern: Entweder, weil sie sich schnell bereichern wollten, wie die Raubritter und die Wegelagerer, oder weil sie das, was die Reichen eingeheimst hatten, den Armen wieder zurückgeben wollten: Das „Robin – Hood – Syndrom". Wie unterschiedlich die Motivationen auch gewesen sein mögen, eines bleibt ihnen gemeinsam: Auflauern und Berauben geht karmafrei nicht, da gibt es andere, karmafreiere Möglichkeiten, soziale Ungerechtigkeiten zu lösen.

So bleibt wieder nichts anderes übrig, als sich für sein Auflauern bei den Aufgelauerten zu entschuldigen. Im Falle von Robin-Hood-Aktionen kann man dem Herrscher schon sagen, dass er sein Volk ungerecht behandelt hat. Man kann ihn zur Gewissenhaftigkeit ermahnen und ihn so weit bringen, dass er sein Volk zusammenruft und sich bei ihm entschuldigt. Schafft er dieses, so ist diese Seele auch schon von einem Karma mehr befreit.

Oft sind diese karmischen Hilfsaktionen innerhalb der Innenschau mindestens ebenso wichtig und hilfreich wie die eigene Auflösung, weil sie dadurch vielen Seelen helfen, sich auch innerhalb einer Innenschau von ihren Gebundenheiten zu befreien.

Nun kommt der letzte Schritt: Man entschuldigt sich für sein Auflauern auch bei dem Herrscher oder dem Reichen, dem man damals aufgelauert hat. Kann er die Zusammenhänge jetzt verstehen und die Entschuldigung annehmen, so sind beide wieder frei. Damit fällt auch die Verkennung flach, dass man hinter jedem Baum, in jedem Hauseingang einen Auflauerer vermutet. Nur so kann die Angst vor diesen Verkennungen fallen.

Schizophrenie im klassischen Sinne:

Hier geht es um die doppelte Persönlichkeit, deren Ursache auch niemand bisher so richtig erkannt hat: Warum behauptet ein Schizophrener von sich, er sei Napoleon? Oder eine andere Persönlichkeit aus irgendeiner Zeit? Warum nimmt er oft Züge an, die zu der heutigen Zeit gar nicht passen? Warum kleidet er sich gern mit Kleidern aus dieser Zeit? Alle diese Fragen können nur beantwortet werden, wenn man um die Reinkarnation weiß. George Ritchie, der sein Nahtoderlebnis in dem Buch „Rückkehr von morgen" niedergeschrieben hat und anschließend ein berühmter Psychiater in Amerika wurde, schreibt in seinem zweiten Buch „Mein Leben nach dem Sterben":[1]

„Im fünften Vers des vierten Kapitels (Anmerkung des Übersetzers: Maleachi 3, 23) von Maleachi steht geschrieben: „Bevor aber der Tag des Herrn kommt, der große und furchtbare Tag, seht, da sende ich zu Euch den Propheten Elia." Matthäus berichtet: „Da kam Jesus in die Gegend von Cäsarea Philippi und fragte seine Jünger: Für wen halten die Leute den Menschensohn? Sie antworteten: Einige für Johannes den Täufer, andere für Elia wieder andere für Jeremia oder einen der Propheten. Er fragte sie: Für wen

---

[1] George Ritchie: Mein Leben nach dem Sterben, S. 153 – 154, Mellinger-Verlag Stuttgart

haltet Ihr denn mich? Da antwortete Simon Petrus: „Du bist der Messias, der Sohn des lebendigen Gottes!" (Matthäus 16, 13-16)

Das zeigt mir deutlich, das die Menschen zu dieser Zeit geglaubt haben, dass die Propheten des alten Testaments reinkarnieren können und es auch taten. Ich habe nirgends in den Lehren Jesu gelesen, dass er sagte: „Du sollst nicht an Reinkarnation glauben", oder wo Petrus, Jakobus, Johannes oder Paulus eine solche Aussage machen. Dagegen lese ich folgendes: „Während sie den Berg hinabstiegen, gebot ihnen Jesus: Erzählt niemandem von dem, was Ihr gesehen habt, bis der Menschensohn von den Toten auferstanden ist." Da fragten ihn die Jünger: „Warum sagen denn die Schriftgelehrten, zuerst müsse Elia kommen? Er gab zur Antwort: „Ja, Elia kommt und er wird alles wiederherstellen. Ich aber sage Euch: Elia ist schon gekommen, doch sie haben ihn nicht erkannt, sondern mit ihm gemacht, was sie wollten. Ebenso wird auch der Menschensohn durch sie leiden müssen." Da verstanden die Jünger, dass er von Johannes dem Täufer sprach!" (Matthäus 17, 9 – 13) Es gibt noch andere Hinweise, welche die Tatsache beleuchten, dass Reinkarnation von den Menschen zu Jesu Zeiten akzeptiert wurde. (Matthäus 11, 7, 10 – 11, 14 – 15. Markus 6: 14 – 16, Lukas 9, 7 – 9)

Da wir nun wissen, dass Reinkarnation existiert und auch von Christus bejaht wurde, ist es leicht zu verstehen, warum Menschen sich für jemanden halten, der sie heute gar nicht sind:

Zum einen bricht die Erinnerung an alte Inkarnationen wieder auf. Dies ist der Fall, wenn Menschen es wirklich selbst gewesen sind, für was sie sich halten. In diesem Falle belastet sie noch etwas aus der alten Inkarnation, was noch unbearbeitet ist. Gab es, wenn es hochkarätige Inkarnationen waren, noch Menschen, die unter einem gelitten haben? Wenn ja, so muss man mit unserem „Schizophrenen" noch einmal in die Innenschau gehen und diese Menschen um Vergebung bitten.

Gab es Charakterzüge, die aus der Inkarnation übrig geblieben sind und heute bei dem Menschen vielleicht lächerlich wirken wie überzogener Stolz, Hochmut, Throninhabergehabe, Direktiven erteilen, wo es nichts zu erteilen gibt, weil man heute selbst arm ist, Befehle erteilen, wo einem keiner mehr zuhört? Diese Haltungen kommen dann heraus, wenn sie hochbelastend waren und die Seele sie anders nicht abwerfen kann.

Auch in diesem Falle müssen wir in die Innenschau gehen und Christus diese Charakterzüge übergeben. Auf unser Bitten zieht Michael sie wie ein langes, dunkles Band aus dem Körper heraus und übergibt sie dem Urquell, aus dem sie dann gewandelt als neue Charakterzüge von Verständnis und Demut, Gleichheitsgefühl und Freundlichkeit gegenüber „Untergebenen" wieder zurückkommen. In der Folge muss unser Schizophrener nur beweisen, dass er diese neuen Charakterzüge auch aufrechterhalten kann, erst dann verschwindet die Schizophrenie Stück für Stück. Der Mensch beginnt sich wieder mit dem zu identifizieren, was er heute ist, und damit sein Schicksal von heute auch erst richtig anzunehmen.

Nicht zu unterschätzen sind hierbei die Einflüsse von Drogen! Drogen öffnen das normalerweise abgedeckte Unterbewusstsein, was diese früheren Ereignisse eigentlich verschlossen halten wollte bis zu dem Punkt, wo der Mensch stark genug ist, sie zu bearbeiten. Erst dann öffnen sie sich kontrolliert und langsam und Ereignis für Ereignis wird in das Leben des Menschen hereingetröpfelt, damit es bearbeitet werden kann. Gott allein kennt die Dosierung. Deswegen ist es auch erst dann richtig, eine Innenschau zu machen, wenn die Frage in einem reift.

Das ist die Dosierung: Wenn ich eine Frage aus echter Bedrängnis: „Warum ist das so?" stelle, dann erst bin ich auch reif für die Antwort. Deswegen ist es so wichtig, dass wir Therapeuten zuerst unsere Klienten die Fragen stellen lassen, ehe wir mit ihnen in die Heilstrahlung oder Innenschau gehen. Da die Heilstrahlung und die Innenschau vom Vater ins Leben gerufen wurden, hat Er uns ja auch die genauen Kriterien zur Dosierung gegeben. Wir müssen unsere Klienten genau fragen, was sie wirklich wissen wollen. Zusätzlich frage ich sie auch, ob sie bereit sind, das Ergebnis auch zu erfahren, auch wenn es unangenehm sein sollte. Denn manchmal ahnt man schon an den angegebenen Krankheiten und psychischen Problemen, welche Themen dahinter stehen.

So frage ich auch meine Klienten, die aufgrund von Drogenmissbrauch mit schizophrenen Zügen kommen, ob sie auch bereit sind, die Inkarnation, die sich in ihren schizophrenen Schüben zeigt, einmal als Ganzes anzuschauen. Sind sie bereit, so führe ich sie vorsichtig in die Inkarnation hinein. Sie können sich dann alles noch einmal anschauen, was in der früheren Inkarnation passierte. Ich arbeite mit ihnen so lange, bis sie durch die Vergebensarbeit alle Menschen erreicht haben, mit denen sie zu tun hatten. Können diese Seelen vergeben oder um Vergebung bitten, so können sie sich aus der Aura des Schizophrenen lösen und in die Ebenen wandern, in denen sie weiterlernen dürfen. Dann hört für den Schizophrenen die ständige Wiederholung der Szenen aus der Inkarnation auf.

Fassen wir zusammen: Die Schizophrenie ist in jedem Fall eine partielle oder gesamtheitliche Öffnung einer früheren Inkarnation, die noch zur Bearbeitung ansteht. Manchmal öffnen sich auch mehrere Inkarnationen, welche die Bearbeitung noch schwieriger machen. Sie kann künstlich hervorgerufen worden sein durch Drogen, auch eventuell durch Anästhesien, in denen die Abdeckung früherer Inkarnationen geöffnet wurde. Dadurch entsteht die Not-

Psychische Krankheiten, *Schizophrenie*

wendigkeit, die gezeigt Inkarnation zu bearbeiten, damit die Bilder daraus aus dem Umfeld, der Aura des Klienten verschwinden.

Eine Besonderheit der Schizophrenie gibt es noch: Es gibt immer wieder Menschen, die behaupten, der und der gewesen zu sein und die sich wirklich für diese Person halten. Doch wenn man dann durchzählt, kommt man auf 324 Cleopatras, auf was weiß ich wie viele Napoleons usw. Woher kommt dieses Phänomen?

Es ist das Phänomen der Idealisierung, der Idolisierung. Diese Menschen haben sich in der Zeit mit ihrem Idol so beschäftigt und so sehr gewünscht, dass sie es selbst wären, dass das Gefühl: „Ich möchte es selbst sein," sie voll und ganz durchdrungen hat. Meistens kann ich diese Vorstellung durchbrechen, indem ich sie erzählen lasse, wer sie waren, und dann mit einem „Oh Je" antworte. Dann kommt oft die erstaunte Frage: „Warum ‚Oh Je'?" „Kannst Du Dir vorstellen, was die Person heute alles abtragen muss? Wie viele Leichen hat sie produziert? Stell Dir einmal vor, Du musst jeden Tod, den die Person produziert hat, wieder abtragen (Beispiel Napoleon)? Stell Dir einmal vor, Du musst durch so viele arme Inkarnationen wandern, wie Du Sklavinnen damals hattest (Beispiel Cleopatra, von der ich auch schon drei in Behandlung hatte)?"

Ich merke natürlich genau, wann eine Idolisierung vorliegt und wann nicht: Wenn nämlich das Karmabild des Lebens gar nicht zu der vorgegebenen Inkarnation passen will, kann die Person es nicht gewesen sein. Meistens zeigt die Durchlichtungsanalyse auch bereits, dass unsere Person in der Menge **vor** dem Herrscher oder der Herrscherin stand und sie anhimmelte und wünschte, sie sei an deren Stelle. Oft beruhige ich meine desillusionierte Person dann mit den Worten: „Stellen Sie sich nur einmal vor, Sie wären es wirklich gewesen. Möchten Sie wirklich all das abtragen, was diese Person noch abzutragen hat, die es wirklich gewesen ist? All die Ungerechtigkeiten? All die Tyranneien? All die Tode, die sie unter Umständen produziert hat?" Dann sind die meisten endgültig froh, dass sie es nicht waren.

In der Innenschau verabschiedet sich unsere Person dann endgültig von ihrem Idol. Sie kann dem Idol noch helfen, seine Geplagten zusammenzurufen und sich bei denen zu entschuldigen. Dabei erkennt unsere Person dann auch, wer noch alles ihr Idol angehimmelt hat und sich auch wünschte, an dessen Stelle zu sein. Dadurch tritt dann eine zweite Ernüchterung ein, die sehr heilsam ist und die uns Therapeuten erklärt, warum so viele diese Idolperson gewesen sein wollen.

Mit dieser Ernüchterung verschwindet auch die gespaltene Haltung. Der Mensch spaltet sich nicht mehr in die Person, die er zu sein wünscht und in die Person, die er ist, sondern er wird integer. Durch diese neue Integrität kann er wieder eins werden: Die Schizophrenie, die gespaltene Persönlichkeit, hört auf zu sein. Liegen mehrere Idolisierungen vor, so muss man in mehrere Inkarnationen zurückgehen und die dort entstandenen Idolisierungen bearbeiten. Denn Menschen haben oft die Tendenz, dass sie einen Wunsch über mehrere Inkarnationen hegen, obwohl dessen Erfüllung für sie schädlicher als förderlicher wäre, weil dessen Erfüllung mit einer starken karmischen Belastung verbunden wäre.

Chronisches Müdigkeitssyndrom

Mit dieser Wunscherfüllung sind wir schon beim nächsten Thema, welches in unserer Zeit grassierend voranschreitet: Das Chronische Müdigkeitssyndrom. Ein alter weiser Spruch lautet: „Pass auf Deine Wünsche auf, sie könnten in Erfüllung gehen!"

Schaut man sich unter diesem Thema der Karmaaufladung die heute kursierenden Wunscherfüllungsbücher an, so können einem nur die Haare zu Berge stehen. Wer von den Angesprochenen fragt denn wirklich danach: „Aber Herr, Dein Wille geschehe?" Denn nur mit diesem Satz ist garantiert, dass Unser Vater auch die Auswahl aus unseren Wünschen treffen darf, nur den zu erfüllen, der für uns gut und karmafrei ist. Wollen wir uns denn wirklich durch die Erfüllung eines Wunsches karmisch belasten und nachher mehr abzutragen haben als vorher? Stellen wir uns einmal vor, wir haben uns vorgenommen, eine Inkarnation zu leben, in der wir einmal leben wie früher unser Personal, also ein schlichtes Leben zu führen. Nun wünschen wir uns das Blaue vom Himmel herunter: Einen Cadillac, ein schönes Haus, einen Swimmingpool, und unser Karma bleibt unerlöst? Haben wir dann nicht in Wirklichkeit die Zeit auf Erden vergeudet, statt uns mit den Gegebenheiten unseres Schicksals auseinander zu setzen und nach dem „Warum" zu fragen? Und was ist, wenn wir dann unser Schicksal noch einmal aufnehmen müssen und doch noch einmal durch eine arme Inkarnation wandern müssen, um zu verstehen, wie es damals unseren Angestellten ging? Bereuen wir dann nicht nach dem Ende dieses Lebens, es nicht gleich getan zu haben? Und zum dritten: Wer hat uns dann den Wunsch erfüllt, wenn es nicht Unser Vater war? Die Seelen, die so etwas tun, die fordern ihren Tribut. „Die Geister, die ich rief, wie werde ich sie nun wieder los?" wird damit zum Herzensschrei vieler werden, die sich „auf Teufel komm raus!" all das gewünscht haben, was für sie karmisch gar nicht in Ordnung war und die sich auf diese Weise nun an die wunscherfüllenden Seelen gebunden haben. Das gibt einen enormen Kräfteverlust für den Rest des Lebens, denn was fordern diese Seelen zurück? Nur die Lebenskraft, und die schwindet dann enorm. Das ist es, wovon sie sich ernähren. Dadurch verliert der Mensch an Lebenskraft und wird chronisch müde: Diese Menschen könnten sich schon morgens um elf Uhr wieder hinlegen, so hundemüde sind sie. Das kommt, weil sie sich mit der Wunscherfüllung Seelen ausgeliefert haben, die an ihnen saugen und ihnen die letzte Lebenskraft rauben. Oh, wie lange wird es dauern, bis die Menschheit diesen Circulus Viciosus, diesen Teufelskreis erkannt hat und sich daraus löst?

In einer Sitzung hatte ich einmal eine Klientin, die auch stark mit diesen Wunscherfüllungsbüchern arbeitet und nichts daran fand. Sie kam nur mit der Frage: Warum bin ich immer so chronisch müde? Ich erklärte ihr die Zusammenhänge und in der Innenschau sah sie dann selbst, an welche Arten von Wesen sie sich da gebunden hatte. Die meisten waren höhnisch lachende, teuflische Wesen, die sich schon immer freuten, von ihr die Energie abzusaugen. Sie war so erschrocken, dass sie auf meine Frage, ob sie denn bereit sei, das ganze so Erworbene wieder abzugeben, nur mit einem entsetzten „Ja" antwortete, weil sie sich diesen Wesen nicht ausliefern wollte. Ihr wurde bewusst, dass sie sonst nach diesem Tode mit diesen Wesen in deren Ebenen würde abwandern müssen.

Stück für Stück löste sie sich von den Wesen. Ihre Lebenskraft forderte sie wieder zurück, was diese Wesen nur unter Widerwillen abgaben. Doch mit jedem Mal schrumpften diese Wesen und wurden damit immer ungefährlicher. Machen wir uns bewusst: Wir verleihen ungöttlichen Wesen Kraft, wenn wir sie mit unserer Lebensenergie füttern, die sie uns dadurch abziehen können, dass sie uns einen Wunsch erfüllen. Diese Wesen murrten dann auch und sagten: „Du hast Dich uns ja freiwillig hingegeben!" Sie musste zuerst erklären, dass sie wirklich einer Täuschung auf den Leim gegangen war, denn sie wusste nicht, dass das „Bittet, so wird Euch gegeben", anderen Gesetzen unterliegt als das Wunscherfüllungsprogramm. „Bittet, so wird Euch gegeben" impliziert nämlich wirklich, dass wir es Unserem Vater überlassen, was Er uns gibt, denn Er weiß genau, was für uns karmafrei ist, und wird uns aus dem Grunde manches auch nicht zukommen lassen, was uns belasten würde. Das dürfen wir auch akzeptieren lernen. Gut ist, wenn wir dann nach den Hintergründen forschen, denn dann kommen wir unserer eigenen karmischen Struktur ein Stück näher und lernen auch, unser Schicksal besser zu verstehen.

Unsere Klientin (sie war bei weitem nicht die Einzige, die ich mit diesem chronischen Müdigkeitssyndrom hatte, alle Fälle waren ähnlich gelagert) löste sich dann von ihren wunscherfüllenden Geistern und wandte sich wieder dem Lichte Christi, dem weißen Lichte zu. Langsam bekam sie ihre Kraft zurück, welche die Wesenheiten ihr wieder abgeben mussten. Sie musste aber Christus versprechen, dass sie sich diesen Wunscherfüllungen nie wieder zuwenden würde, denn sonst würde sie ihre Lebenskraft wieder verlieren. Das ist das Wesentliche, wenn man verstanden hat, worum es geht: Man darf sich dem nie wieder aussetzen, denn sonst ist der Schutz Christi voll und ganz verloren und Unser Vater kann uns nicht mehr helfen, weil wir es ja vollbewusst und mit dem Wissen, was dahinter steckt, wieder taten. Das zählt doppelt und ist deswegen schwerwiegender, weil wir die Wirkmechanismen zu diesem Zeitpunkt ja kannten. Im Falle einer Rückfälligkeit wenden wir uns ja bewusst von Seinen Gesetzmäßigkeiten und damit von Ihm ab. Dadurch kann Er uns nicht mehr schützen, denn unser freier Wille strebte ja diesen anderen Wesenheiten zu. Hüten wir uns davor, wieder rückfällig zu werden!

Anorexie und Adipositas

Die Anorexie und Adipositas haben beide die gleiche seelische Ursache. Die Ursache für beide Erscheinungsformen derselben Krankheit ist Kummer. Bei der Anorexie wird aus lauter Kummer nichts gegessen. Der Kummer entsteht zum Beispiel aus der Bemerkung eines Geliebten, man hätte noch zu viel Babyspeck und müsse schlanker sein, um sich seine Liebe zu erringen. Er kann ebenso aus einer Idealisierung eines bestimmten Model-Typus entstehen („Twiggy-Syndrom"). Aus diesem Grunde finde ich es sehr gut, dass es nun in Spanien verboten ist, Models unter Größe 42 abzubilden.

Der Kummer bringt die Menschen – meistens sind es ja junge Mädchen, haben die Ärzte in der Häufigkeitsverteilung festgestellt – dazu, nichts mehr zu essen. Selbst wenn sie etwas essen, schlägt es nicht an, da das Nervensystem die ganze Zeit auf das Problem ausgerichtet ist und nicht zur Ruhe kommt. Bei dem Typus der Anorexen geht die Schilddrüse bei Kummer hoch und arbeitet noch verstärkt, um ja alles wieder herauszukatapultieren, was dem Menschen zum Aufbau eines gesunden System helfen würde.

Viele Mädchen wissen das und nehmen noch zusätzlich heimlich Schilddrüsenhormone, was zu einem schnellen Zusammenbruch des gesamten Nervensystems führt. Wegen dieser Gefahr ist die Anorexie schwer in den Griff zu bekommen: Idealisierung, gepaart mit Kummer, ergibt ein falsches Selbstbild: Der Mensch verformt sich selbst.

Ein klassisches Beispiel für Anorexie sind die Models. Sie müssen immer perfekt sein, und werden nur wegen ihres Aussehens bewundert und verehrt. Kaum einer interessiert sich für ihre inneren Werte, und dadurch fühlen sich die Models nicht genügend geliebt.

Psychische Krankheiten, *Anorexie und Adipositas*

Über diese Zustände und Gefühle hatte bereits ein bekanntes Model, nämlich Kate Moos schon berichtet.

Ich hatte einmal einen Fall von Anorexie, wo es bereits wieder so weit war, dass das Mädchen keine Regel mehr bekam. Das ist das Prinzip des Körpers „Auf der Flucht gibt's keine Kinder!" Der Körper steht unter permanentem Notstand, reduziert alles, was er bekommt, auf die Verteilung an die notwendigsten Lebensfunktionen und stellt alle Funktionen ein, die nicht zum Überleben notwendig sind, somit auch die Regel. Dieses Mädchen hatte eigentlich einen lieben Freund. Ich fragte sie, ob ihr Freund sie denn so unter Druck setzen würde, dass sie so dünn bleiben müsse. Sie bestätigte mir, dass er dieses gar nicht wolle und ihm viel wohler wäre, wenn sie normal aussehen würde. Aber sie fand sich als Knochengestell viel schöner als als vollbusige junge Frau, weil die Ideale der Mode so aussahen. Ich wies sie darauf hin, ob sie denn ihrem Freund eines Tages den Kinderwunsch erfüllen möchte. Das wollte sie schon. Ich machte ihr klar, dass das in diesem Zustand, in dem sie sich selbst verhungern lässt, aber nicht mehr geht. Ich wies sie darauf hin, dass ihr Freund, den sie sehr liebte, sie unter Umständen verlassen würde, wenn sie sich aus diesem selbstgemachten Tod auf Raten nicht befreien und wieder ins Leben zurückkehren würde. Erst dann kann sie Leben schenken und auch Leben verantwortungsvoll aufziehen, weil sie in diesem Moment durch ihr Selbstverhungernlassen nicht die Nerven dazu hatte.

Sie verstand die Botschaft, die ich ihr geben wollte. Ein Jahr später kam sie wieder. Diesmal hatte sie ihr Normalgewicht und teilte mir erfreut mit, dass die Regel auch wieder normal eingesetzt habe. Jetzt sei sie auch wieder in der Lage, Kinder zu empfangen. Ihr Freund, der zum Zeitpunkt ihrer Behandlung schon der Verzweiflung nahe war und sich fragte, ob er das noch lange durchhalten würde oder sie würde verlassen müssen, war wieder beruhigt und half ihr beim Wiederaufbau ihres Körpers.

Psychische Krankheiten, *Anorexie und Adipositas*

Ein weiterer Grund, warum so viele Mädchen die Tendenz zur Anorexie haben, stammt aus der früheren höfischen Zeit. Dort waren die Wespentaillen modern. Die Zarin Katharina die Große hatte eine Taille von 33 cm, völlig ungesund!

Dieses Schönheitsideal ist noch in vielen Mädchen verankert, so dass sie trotz der ungesunden Statur diesem Ideal immer noch nacheifern. Die Twiggy-Mode kam diesem Ideal auch noch entgegen, so dass es in vielen Köpfen wieder aufblühte.

Adipositas hat dieselbe Ursache, aber nur die gegenteilige Wirkung. Adipositas entwickelt sich ebenfalls durch Kummer, aber der Körper reagiert gegenläufig, das heißt: Der Mensch geht in die Lähmung statt in die Aufregung und damit in die Hyperaktivität. Von den zwei Nervensystemen unseres Körpers wird bei diesen Menschen der Parasympathikus durch den Kummer speziellangeregt. Der Körper reagiert so: „Kummer? Vorsicht Lebensgefahr! Sofort alles bunkern!"

Ich kann als Ur-Beispiel mein eigenes Kummer- und damit Adipositas-Syndrom aufzeigen: Als ich sechs Monate alt war, fuhren mein Vater und meine Mutter ohne mich von Westfalen in den Schwarzwald. Mich ließen sie bei meiner Patentante. Ich schrie dermaßen, jeden Tag, dass meine Tante mich nur mit Kartoffeln und Butter still bekam. Am Ende der vierzehn Tage hatte ich so geweint, dass mein Körper völlig verschluchzt am Rande des Zusammenbruchs war. Als meine Mutti endlich wieder da war, hatte ich 2 Kilo zugenommen, was für meine Größe enorm war: Ich sah aus wie ein Puttenengelchen, obwohl ich vorher ein schlankes Baby gewesen war und immer vom Tanzen geträumt hatte. Das Tanzen blieb zwar, aber ich konnte daraus wegen meiner Figur keinen Beruf mehr machen. Von diesem Moment an war und blieb die Kummer-Adipositas, die ich ein Leben behalten habe. Ich habe es bis heute nicht geschafft, dass mein Körper bei Kummer nicht mit

Psychische Krankheiten, *Anorexie und Adipositas*

der Lähmung, dem Parasympathikus, reagiert. Ich rutsche bei Kummer in mich zusammen, werde immer trauriger. Ich esse sogar nicht mal mehr, sondern eher noch weniger, und doch nehme ich zu. Wenn ich beobachte, was mein spargeldünner Schatz so tagtäglich alles verputzen kann, während ich auf meinen Proteinen und meinem Salat herumkaue, kann man fast neidisch werden. Er ist der Sympathikustyp, der „futtern kann wie ein Scheunendrescher", aber kein Gramm zunimmt und bei Kummer eher noch abnimmt.

In der Heilpraktikerschule habe ich mich richtig über die Falschauslegung der Adipositas geärgert. Immer wieder fing die Lehrerin an, von Kalorien zu sprechen, die man zu viel zu sich nehmen würde. Das ist nicht der Fall! Es ist schlichtweg die Auswertung, die mit dem Kummer-Bunker-Programm des Körpers jede Zelle bis auf das Letzte auslutscht, um Kummer-Speck anzulegen, um eine Reserve für Notzeiten zu haben.

Ein ganz wesentliches Beispiel hierzu lieferte mir einmal eine Klientin, die von einer Bekannten in den Staaten berichtete: Diese Dame hatte Kummer mit ihrem Ehemann und war durch diesen Kummer aufgegangen „wie ein Hefekloß", wie man so schön sagt. Sie machte eine sechswöchige Nulldiät, nur mit kalorienfreien Getränken, in einer beobachteten Klinik. Sie nahm wirklich nichts zu sich. Doch sie bekam ihr seelisches Problem nicht gelöst. Was glauben Sie, wie viel sie abgenommen hat in all den sechs Wochen? Nicht mal ein Gramm! Der Körper bunkerte noch das Wasser und lagerte dieses auch noch ein, so dass sie mit mehr Gewicht zurückkam als sie gegangen war.

Also müssen wir die Adipositas anders behandeln. Alles, was Kummer bereitet, muss aus dem Leben verschwinden. Da dies aber nicht immer möglich ist, muss unser Klient lernen, mit den Problemen die Kummer bereiten, so umzugehen, dass sie ihm keinen Kummer bereiten, das er gelassener und souveräner den Problemen gegenübersteht. Das ist aber gerade bei den sensiblen „Dickerchen" gar nicht so einfach, denn entgegen dem, was man immer annimmt, sind die stabileren Kummerspeck-Typen oft die viel Sensibleren. Deswegen, weil sie so viel spüren, haben sie ja den Kummerspeck!

Um aber mit den Problemen des täglichen Lebens souverän umgehen zu können, muss man zuerst dieselben Probleme aus der Vergangenheit lösen. Bei mir kam ich auf eine Inkarnation in China, in der ich einmal elendiglich verhungert bin. Ich war dort noch nicht sehr alt, irgendwie im Teenie-Alter. In diesem Moment hat sich mein Körper geschworen: „Nie wieder verhungern! Alles bunkern, was kommt, falls die Erwachsenen einmal nicht für einen sorgen!" Und genau dieses Programm wurde wieder angetickt, als ich als 6 Monate altes Baby von meinen Eltern in meinen Verstehen alleingelassen und ausgesetzt wurde.

Ich schaffte es, denen, die mich damals verhungern ließen, zu verzeihen, was ich aber bis heute noch nicht geschafft habe, ist, dass das Kummerprogramm bei jedem auftauchenden Kummer wieder anspringt. Ich esse nicht mehr, wenn ich Kummer habe, eher weniger, weil ich es schon weiß, aber ich nehme trotzdem zu.

So ist bei auch bei denen, die ich bisher behandelt habe. Einige haben es geschafft, nach Auflösung der Ur-Konflikte tatsächlich abzunehmen. Ein zweiter Ur-Konflikt, der ebenfalls dazugehört, ist der Konflikt des Abgelehnt-Werdens. Spürt die Seele, dass sie von einer anderen abgelehnt wird, insbesondere, wenn diese Person ihr sehr nahe steht, so baut sie einen Schutzwall um sich herum. Dieser Schutzwall soll sie vor den ankommenden Gedanken der anderen Person schützen. Und aus was besteht dieser Schutzwall? Wieder aus Speck!

Psychische Krankheiten, *Anorexie und Adipositas*

Dann entsteht aber oft ein Circulus viciosus, ein Teufelskreis: Die Ablehnung bezieht sich ja oft auf den körperlichen Zustand. Was passiert? Je mehr die Seele sich abgelehnt fühlt, desto dicker wird der Körper. Je dicker der Körper wird, desto mehr wird er von der anderen Person abgelehnt. Wenn man diesen Teufelskreis bemerkt und sich nicht daherein begeben will, hilft nur eins: Mit der ablehnenden Person Schluss machen. Warum? Bezieht sich die Liebe nur auf den Körper, so ist es keine. Der Mitmensch sieht in der Person nur das begehrenswerte Objekt und sieht überhaupt nicht dessen Seele. Denn würde er die Seele sehen, so würde er erkennen, dass er der Person nur helfen kann, wenn er sie glücklich macht, ihr auch mal einen Wunsch erfüllt, der meistens der Wunsch nach Bewegung ist: Tanzen gehen, glücklich sein, Musik hören, Fröhlichkeit ausstrahlen, all das sind die Programme, die dem Adipösen wieder helfen, normal zu werden. Der Adipöse braucht Bewegung in seinem Leben, aber keine erzwungene, wie Abnehmgymnastik, um Kalorien zu verbrennen, denn dann machen ihn die wenigen verbrannten Kalorien wieder traurig. Er nimmt wieder zu...

Nein, der Adipöse braucht das Gegenteil von Kummer, um zu gesunden: Fröhlichkeit in jeder Beziehung. Fröhlichkeit in jeder Begegnung, Menschen, die lachen können und auch mit ihm lachen, nicht über ihn. Das macht ihn gesund. Ein schönes Beispiel finden wir in dem Film: „Wie im Himmel!", wo ein Adipöser sich nach vierzig Jahren Neckerei in seinem Dorf endlich einmal aufbäumt und dem ständigen Necker ordentlich die Meinung sagt. Erst, wo das Dorf ihn wieder in Ehre aufnimmt, kann er von seiner Adipositas gesunden.

In puncto Verhungerungssyndrom hat eine amerikanische Klinik genau das Richtige für Adipöse erfunden: Sie haben in der Klinik ein riesengroßes Dauerbüffet aufgebaut mit allem, was sich das Herz nur wünscht. Kommen die Adipösen mit dem Verhungerungssyndrom an, so stürzen sie sich zuerst auf dieses Büffet und futtern, was sie nur hereinbringen können. Sobald sie aber nach Tagen merken, dass der Tisch ja immer voll ist und sie nicht mehr zu darben brauchen, fangen sie unter therapeutischer Hilfe an zu lernen, was sie wirklich brauchen. Sie lernen, auf die Sprache ihres Körpers zu hören und sich aus dem Riesenangebot nur das herauszupicken, was sie jetzt wirklich für ihren Körper brauchen. Sie lernen, auf die Signale ihres Körpers zu hören. So lernen sie auch, in der Welt aus dem Überfluss der Welt sich das herauszupicken, was ihnen wohltut.

Was glauben Sie, wer die größeren Erfolge hat? Eine Nulldiätklinik oder diese Klinik mit dem ständig vollen Büffet, aus dem die Adipösen sich jederzeit das herauspicken können, was sie spüren, was ihnen guttut? Nun, unschwer zu erkennen, dass diese Klinik den weit größeren Erfolg hat: Die Menschen nehmen innerhalb von 6 Wochen bis zu vierzehn Kilo ab. Und sie haben eine viel geringere Rückfallquote, der sogenannte Jojo-Effekt fällt flach. Wenn der Mensch lernt, auf sein Inneres zu hören, wird er auch bald wieder die Kontrolle über seinen Körper erreichen. Egal, ob dann der Körper funkt: „Mandeln bitte, ich brauche jetzt gerade Mandeln, weil im Körper eine Reparaturstelle ist, die nur mit Mandeln repariert werden kann" und ich kann mir einfach meine Mandeln vom Büffet holen, ohne in einen Kampf mit einem kalorienzählenden Mitarbeiter zu geraten, so habe ich doch schon einen dicken (und damit dickmachenden) Kummer weniger. Ich werde souverän. Dann helfen mir die paar Mandeln auch wirklich, meinen Schaden zu beheben, und der Appetit auf Mandeln lässt von allein nach. Dann bin ich wirklich satt, denn der Körper bekam von mir den Stoff, den er gerade jetzt zum Aufbau und zur Reparatur eines Körperteiles brauchte.

So ist das Dauerbüffet mit einer Auswahl aus allem, was mein Körper braucht, die ideale Lösung zur Behebung der Adipositas.

Psychische Krankheiten, *Anorexie und Adipositas*

Ich darf in keinen Mangel geraten, sonst geht im Körper wieder das Mangelsyndrom „Bunkern" los. Deswegen ist auch Hungern genau das Gegenteil von dem, was die Adipösen brauchen. Sie brauchen bewusstes Vollessen, Vollessen im Sinne von „vollwertig", so dass der Körper keinen Mangel erfährt und jedes gemeldete Bedürfnis des Körpers sofort gestillt werden kann, ehe dass das Mangelsyndrom losgeht. So kann man zuerst sein Gewicht halten, ohne weiter zuzunehmen, und im Laufe der Zeit auch immer mehr automatisch seine Figur wieder zu der Originalfigur werden lassen. Ich vermeide das Wort „abnehmen", weil es wieder an Mangel erinnert. Ich vermeide auch Wiegen, weil es einen immer wieder traurig macht, wenn noch nicht so viel verschwunden ist, wie man sich erhofft hat. Lieber bleibe ich fröhlich und wiege mich höchstens einmal im Jahr, wenn ich eine gute, fröhliche Phase habe, in der mir das Ergebnis auch nichts ausmacht...

Ich erinnere mich immer wieder gern an ein Abnehmbuch, welches mit verschiedenen Diäten bestückt war, die zwar alle eine gute Absicht hatten, aber bei mir letztendlich alle nicht nützten (Jojo-Effekt). Dort stand auf der letzten Seite: „Rezept Nummer 101: Verlieben Sie sich!" Und dort stand beschrieben, wie das Verlieben wieder alle Hormone anregt, wie es glücklich macht, wie man im Zustand des Glücklichseins automatisch abnimmt und dass man diesen Zustand des Glüklichseins aufrechterhalten sollte, um schlank zu werden und schlank zu bleiben.

Also: Verlieben Sie sich, auch wenn Sie sich vielleicht in Ihren alten Partner neu verlieben, indem Sie ihn/sie neu wahrnehmen. Und Sie, lieber Partner/liebe Partnerin: Nehmen Sie ihren adipösen Partner neu wahr, sehen Sie die Schönheit in seiner Seele, tun Sie ihm/ihr gut. Das Schlimmste, was Sie ihm/ihr antun können, ist, sie/ihn zu kritisieren, denn dann können Sie gewiss sein: Dann wird er/sie noch dicker. Wollen Sie das?

Psychische Krankheiten, *Anorexie und Adipositas*

Bei der Adipositas liegt die Ursache oft in einer sexuellen Störung, wenn die sexuellen Energien nicht mehr ausreichend ausgetauscht werden. Also, lieber Partner, haben Sie Ihr kleines Puttenengelchen einfach mal wieder lieb. Sie werden sehen, wie sie sich unter Ihrer liebenden Hand wieder entwickelt. Erwarten Sie bitte nicht, dass sie wieder so dünn wird, wie sie vor der Hochzeit war. Denn immerhin hat sie gearbeitet, sie hat Ihnen unter Umständen Kinder geboren, sie gestillt und mit Mühe aufgezogen, und das geht nicht spurlos an einem vorüber.

Die Hauptursache liegt in einem Mangel an Liebe, und dass man zu hohe Erwartungen an sich hat oder aber dass andere zu hohe Erwartungen an einen stellen.

Die Menschen sollten lernen, dass sie die Erwartungen von anderen Leuten nicht immer erfüllen müssen, und auch ihre eigenen Erwartungen nicht zu hoch ansetzen. Und wenn die Betroffenen das Gefühl haben, sie werden von keiner Menschenseele mehr geliebt, dann sollten sie sich darauf besinnen, dass sie Gott-Vater immer liebt, egal was sie tun oder schon getan haben. Seine Liebe ist grenzenlos und unerschöpflich.

Boulimie

Boulimie wird allgemein zu den Essstörungen gezählt. Aber wenn man sich diese „Krankheit" genau anschaut, ist es nichts anderes als ein enormes Vergeuden krankhafter Art. Wenn man sieht, wie Boulimiker/innen vor dem Kühlschrank stehen und alles der Reihe nach herausholen und in sich hereinstopfen, wenn sie ihre „Fressattacken" haben, kann einem schon schlecht werden. Die Boulimiker selbst mögen eigentlich auch diese Verhaltensweise selbst nicht und machen sich nachher immer wieder schwerste Vorwürfe. So kamen schon mehrere Boulimiker zu mir in die Praxis und klagten darüber, dass sie diese Verhaltensweise nicht in den Griff bekommen.

Anschließend fühlen sie sich nach diesen „Fressattacken" so voll, dass ihnen schlecht ist, und um sich zu erleichtern, stecken sie sich den Finger in den Hals und brechen alles wieder aus. Welch eine Vergeudung!

Einmal kam der Partner einer Boulimikerin zu mir und klagte darüber, dass er diese Vergeudung bald nicht mehr zahlen könne. Seine Partnerin packe jeden Abend den gut gefüllten Kühlschrank, den er jeden Tag wieder fülle, aus und futtere alles in sich hinein. Kommt er dann von seiner Arbeit nach Hause, ist nichts mehr im Haus und er steht vor dem leeren Kühlschrank. Am Anfang hat er sich darüber aufgeregt, dass sie nicht teilen könne. Alles ist doch so teuer! Dann habe er sich gewundert, wo sie bei ihrer schlanken Figur alles Essen hinpacke. Bis er dann eines Tages, wo er frei hatte, bemerkte, dass sie das gesamte Gegessene wieder ausbreche!

Er war den Tränen nahe, als er das sagte. „Jetzt gehe ich zusätzlich zu meinem Beruf noch arbeiten, um die Familie zu versorgen, und was macht sie? Sie stopft alles in sich hinein und gibt es dann

Psychische Krankheiten, *Boulimie*

alles unverdaut wieder in die Güllegrube! Sie sieht krank und elend aus, jeder meint, ich füttere sie nicht richtig und ich gönne ihr nichts, aber das ist ja gar nicht der Fall! Ich arbeite so viel, um den Kühlschrank immer wieder zu füllen, aber sie kotzt alles wieder aus!" So der Originaltext dieses verzweifelten Mannes.

Jetzt kann man sich nur fragen, was denn diese Menschen dazu bewegt, so unvernünftig zu handeln und, das ist ja das Wichtige, es nicht stoppen zu können. Die Anorexen essen wenigstens wenig und vergeuden nicht so viel, aber die Boulimiker sind teuer für ihre Mitmenschen, weil sie eben alles essen, fast schlingen, und dann wieder willentlich ausbrechen. Ihnen wird der Schaden, den sie damit ihren Mitmenschen zufügen, oft gar nicht in der ganzen Härte bewusst!

Ganz zu schweigen von dem Schaden, den sie zusätzlich sich selbst zufügen: Durch die wieder aufsteigende Magensäure verätzen sie sich die Speiseröhre, bis sie nicht mehr richtig schließt und ein lebenslanges Sodbrennen bleibt. Der scharfe Magensaft greift ebenfalls die Zähne an, so dass sie bald schwachen Zahnschmelz bekommen und die Zähne allmählich verätzen. Dadurch, dass nichts nach dem Brechen im Magen bleibt, übersäuert auch ihr gesamtes System. Schaden an der Leber und im Dünndarm sind die Folge, was manches Mal bis zu Dünndarmentzündungen geht. Oft sind, weil ja das Getrunkene auch wieder mit herauskommt, diese Menschen vollkommen deshydratisiert, sie haben Wasserentzug. Ihr Haut wird ledern und sie sehen ungesund aus. Sie altern schneller, weil sie ja bei all der „Futterei" nicht wirklich Nahrung zu sich nehmen. Durch diese letztendliche Unterernährung, bei Völlerei vorher, haben sie meistens auch ein schwaches Libido und können ihren Partner/in gar nicht mehr glücklich machen. Auch der Kinderwunsch bleibt oft aus diesem Grunde unerfüllt, ähnlich wie bei der Anorexie.

Psychische Krankheiten, *Boulimie*

An was erinnert uns dieser gesamte Problemkomplex? Sehen wir uns die höfische Zeit an: Wir sehen Damen mit Wespentaillen, gezurrt durch Knie, die in den Rücken gepresst wurden, um die Corsage noch ein wenig enger zu ziehen. Wir sehen die riesigen Tafeln, die immer aufgefahren waren, um den Gästen zu zeigen, wie reich man ist und was alles aufgefahren werden kann: Kleine Häppchen köstlichster Art, von Chefköchen zusammengestellt. Wir sehen das verarmende Land, aus dem die Steuereintreiber die letzten Tiere und die letzten Münzen für das Wohlleben bei Hofe eingetrieben haben. Der Hof von Versailles zum Beispiel verschlang dreiviertel (!!!) des gesamten französischen Bruttosozialproduktes aus der Zeit! Es wird berichtet, dass in dieser Zeit sogar die Spatzen und die Ratten in Paris rar wurden, weil die armgewordenen Menschen selbst diese essen mussten, um sich überhaupt von irgendetwas zu ernähren. Den anderen Ländern ging es mit ihren Höfen und Schlössern auch nicht viel besser, wenn man deren Lebensweise anschaut.

Woher kam es bei so viel Prasserei, dass die Damen ihre Wespentaillen aufrechterhalten konnten und die Herren ihre Galanterie, ohne einen „Delikatessenfriedhof" (Bauch) aufzubauen? Nun, die gesamte schöne teure, lecker zubereitete Nahrung wurde gegessen und dann kam der Federkiel. Er wurde in den Hals gesteckt, es wurde der Kitzler hinten in der Kehle gereizt und der oder die „Edle" erbrach sich. Das gesamte schöne Essen verschwand wieder in der Latrine. Können Sie sich vorstellen, wie so manchem Bauern da zum Weinen zumute war?

Als eine Klientin von mir dieses Dilemma vor sich sah und dann verstand, woher ihre Boulimie kam, war ihr so elend zumute. Alle Bauernfamilien standen anklagend vor ihr – eine Unmenge! Sie stand dort in ihrem schön aufgetakelten Kleid und fühlte sich abscheulich. Wie konnte sie nur so viel vergeudet haben, während das Volk für sie geschuftet hat wie verrückt! Und dann hat es den

Hof ja nicht einmal ernährt, sondern wurde unverdaut wieder in die Latrine (Loch anstelle von Toilette) gegeben! Sie musste sich bei jeder einzelnen Familie entschuldigen und ihnen das Entzogene in den Seelenreichen wieder zurückgeben, damit die Familien ihr vergeben konnten. Mit jeder Familie, die ihr vergab, wurde ihr Schicksal ein wenig leichter und das Gefühl, essen, sogar schlingen zu müssen, um es dann wieder auszubrechen, verschwand. Sie rief dann ebenfalls alle weiteren Angehörigen ihres Hofes zusammen und bat sie auch, sich ebenfalls bei der Landbevölkerung zu entschuldigen, was diese dann unter viel Erkennen und viel Trauer auch taten. Die Landbevölkerung konnte auch den anderen Hofangehörigen in dem Maße vergeben, in dem sie wieder in eine Situation des Wohllebens gehen und dadurch ihr Darben allmählich vergessen konnten. Auch in den Seelenreichen gibt es Ausgleiche für die, die hier auf Erden einstens darben mussten (siehe das Gleichnis vom reichen Mann und vom armen Lazarus).

So konnte diese Klientin durch diese Vergebensarbeit von ihrer Boulimie genesen.

Eine andere Klientin verlangte mir reinste Gehirnakrobatik ab. Ich gab ihr zu verstehen, dass sie durch ihr Erbrechen doch viele Schöpfungskinder wieder unverdaut in den Abfall gäbe. Dadurch könnten diese Schöpfungskinder ihr doch gar nicht dienen. „Was für Schöpfungskinder?" fragte sie ganz erstaunt. Ich beschrieb ihr, wie ein Apfel wächst, aus der Blüte zum kleinen Apfel, der im Juli noch völlig unreif ist, bis zu dem leckeren Apfel, der bis zum Herbst in der Sonne gereift ist und ihr dann als Nahrung dient. Daraufhin sagte sie mir: „Einen Apfel breche ich ja auch nicht aus. Bei dem weiß ich ja, dass der Liebe Gott ihn mir zur Nahrung geschaffen hat." Ich war platt. „Aber warum brechen Sie denn das andere alles aus?" „Ja, das ist ja Nahrung, die der Mensch geschaffen hat, nicht der Liebe Gott!" Moment einmal, woher kommen denn die ursprünglichen Zutaten? Ist der Weizen nicht auch in wogenden Feldern goldgelb in der Natur gewachsen, der heute in der Pizza verarbeitet ist? Ist das Kälbchen nicht auch ein Gottesgeschöpf, welches für die Kalbsleberwurst sterben musste? Irgendwo hinter all der Zubereitung durch Menschen steht dennoch immer das Schöpfungskind des Vaters, denn sonst gäbe es keine Zutaten für die Nahrung!

Sie hatte Mühe, dieses nachzuvollziehen, obwohl es eigentlich eindeutig und offensichtlich war. Aber da sie einen guten Bezug zu den naturbelassenen Lebensmitteln hatte, einigten wir uns darauf, dass sie vorwiegend diese essen möge. Dadurch würde sie auch nicht dick werden und ihr Portemonnaie und das ihres Partners nicht unnötig belasten müssen mit dem, was sie in sich hineinstopft und dann wieder ausbricht. Sie versprach mir, genau dieses zu tun. Soweit ich weiß, hat dieses Programm auch funktioniert. Sie wurde der Nahrung gegenüber dankbar, weil sie die Wachstumskraft der Schöpfers in ihr erkannte und merkte, wie die Früchte ihr halfen, gesund und munter zu bleiben. Sie blieb anschließend gesund schlank, wie die Rohköstler.

Süchte

Alkoholismus

In diesem Buch soll keine Abhandlung über den Alkoholismus geschrieben werden, sondern wir wollen versuchen, das zusammenzufassen, was sich in der Praxis der Innenschauen gezeigt hat.

Alkoholismus ist oft ein tiefersitzendes Problem, was schon Geschichte hat. Viele der heute Alkoholsüchtigen waren schon in früheren Zeiten dem Alkohol verfallen. Immer wieder sieht man in den Innenschauen die Trinkgelage früherer Generationen, z.B. die, in denen die Ritter die Humpen hoben und dann lallend und schwankend den Rittersaal verließen. Die Alkoholsucht verschwindet nicht automatisch aus der Seele, sondern muss nach dem leiblichen Tod eines Menschen erst mühsam abgebaut werden. Das ist in den Seelenreichen sehr schwer, weil die Sucht und die Folgehandlungen der Sucht dort ständig zu sehen sind. Deswegen bitten viele der Süchtigen um eine weitere Inkarnation, damit sie die Sucht vollbewusst ablegen können. In der Folgeinkarnation werden sie wieder mit dem Alkohol konfrontiert, oft in der Form, dass Angehörige von ihnen an ihnen das vollziehen, was sie früher ihren Mitmenschen taten: Kontaktlosigkeit, durch Alkohol bedingt, Gewissenlosigkeit der Familie und den Angehörigen gegenüber, bis hin zu Fäkalsprache und Gewaltakten. Auf einmal erleben die ehemals Süchtigen diese Taten an ihrem eigenen Körper und in ihrer Seele. Daraus können zwei Konsequenzen entstehen: Entweder sie sind so abgeschreckt, dass sie sich schwören, selbst nie Alkohol anzurühren. Dadurch ist das Ziel erreicht: Sie haben die erneute Chance genutzt, um im Spiegel ihrer eigenen Taten vom Alkohol loszukommen.

Oder es passiert genau das Gegenteil: Dass sie nämlich „in die Fußstapfen" deren treten, von deren Negativbeispiel sie eigentlich lernen wollten. Sie fallen wieder in ihre eigenen Verhaltensweisen

Psychische Krankheiten, *Süchte*

aus ihrem Vorleben zurück. Dann wird es allerdings schwierig: In diesem Falle müssen sie ihren Alkoholismus doppelt überwinden: Einmal die Tendenz, die sie bereits in dieses Leben mitgebracht haben und zum zweiten die erneute Fixierung durch dasselbe Verhalten in diesem Leben.

Dazu kommt noch die dritte Schwierigkeit: Aus dem alten Leben sind oft Racheseelen übriggeblieben, die nichts anderes im Sinn haben, als den alten Säufer zu vernichten und für das zu strafen, was er/sie ihnen angetan hat: Diese Seelen sorgen oft genug dafür, dass es dem Alkoholverfallenen gar nicht gut geht, sie zeigen sich ihm in Gestalt von Rachegestalten, die den Alkoholsüchtigen erscheinen oder in ihren Träumen auftauchen. Was passiert? Der Alkoholsüchtige wird noch mehr Alkohol zu sich nehmen, um genau diese Gedanken und Bilder zu ersäufen, aber die lassen sich eben nicht ersäufen, sondern werden mit jedem Besäufnis schlimmer. So kommt es, dass die Alkoholhalluzinationen auftreten, wie man sie in der Psychiatrie nennt, aber die Halluzinationen sind eben keine, sondern wirklich Erscheinungsformen von Seelen, die dem Süchtigen übel mitspielen wollen und sich für etwas rächen möchten, was ihnen früher oder in diesem Leben zugefügt wurde.

Manchmal sind unter den Seelen auch warnende Schutzengel, aber die werden oft nur weggelästert und auf die wird nicht gehört. Deswegen können alkoholisierte Menschen nur geringfügig von ihren Schutzengel behütet und bewacht werden. Der Schutzengel muss weichen, wenn er nicht gewollt wird. Wird er allerdings gerufen und wird ihm auch die Chance gegeben, zu helfen, so tut er das auch gern, nur ist er darauf angewiesen, dass sein Zögling den neu erworbenen Erkenntnisgrad auch aufrecht erhält.

Die dritte Gefahr benannte ich bereits unter dem Kapitel Aggressionen, möchte sie aber der Vollständigkeit halber noch einmal zitieren, um die Schlussfolgerungen für den Alkoholismus zu ziehen.

Psychische Krankheiten, *Süchte*

Zum besseren Verständnis zitiere ich noch einmal, was im Rauschzustand passiert:

[1]„An dieser Stelle führte mich das Licht in das Innere einer schmierigen Bar in der Nähe von einem, so wie es aussah, großen Marinestützpunkt. Eine Menge Leute, viele von ihnen Matrosen, standen zu dritt an der Bar, während sich andere in die mit Holz getäfelten Sitzgruppen an der Wand zwängten. Obwohl einige Bier tranken, schienen die meisten von ihnen so viel Whisky herunterzukippen wie zwei schwitzende Barkeeper nur eingießen konnten. Danach beobachtete ich etwas Sonderbares: Eine Anzahl der Männer, die an der Bar standen, schienen unfähig zu sein, die Gläser an ihre Lippen zu setzen. Immer wieder beobachtete ich es, wie sie nach ihren Gläsern griffen, wie sie mit ihren Händen durch massive Becher hindurchgriffen, hindurch durch die schwere hölzerne Theke, hindurch durch die Arme und Körper der Trinker um sie herum. Und diese Männer, so war es bei jedem zu beobachten, hatten nicht die Lichthülle, mit der die anderen umgeben waren.

Demnach musste der Lichtkokon nur zu den lebenden gehören. Die Toten, wir, die wir unsere feste Materie verloren hatten, hatten damit diese „zweite Haut" ebenfalls verloren. Und es war offensichtlich, dass nur diese lebenden Menschen in Wirklichkeit tranken, redeten, durstig miteinander anstießen.

Sie sahen weder die verzweifelt durstigen körperlosen Wesen um sie herum, noch fühlten sie ihr wahnsinniges Stoßen, um an eines jener Gläser heranzukommen. (Trotzdem war mir beim Beobachten klar, dass die körperlosen Wesen sich sehen und gleichzeitig hören konnten. Immer wieder entstanden **wütende** Streitereien

---

[1] George Ritchie: „Rückkehr von Morgen", Larman Verlag, Seite 46

Psychische Krankheiten, *Süchte*

wegen der Gläser, die niemand von ihnen tatsächlich an die Lippen brachte.)

Ich meinte, ich hätte schon schwere Trinkgelage bei den Partys der Verbindungen in Richmond erlebt, aber was ich hier von Zivilisten und Angehörigen der Armee an der Bar erlebte, stellte alles bisherige in den Schatten. Ich sah, wie ein junger Matrose schwankend vom Barhocker aufstand, zwei oder drei Schritte ging und dann schwer zu Boden stürzte. Zwei von seinen Kumpeln griffen ihn und zogen ihn von der Stelle weg.

Aber das war es nicht, was ich mir ansah. Ich starrte mit Verwunderung auf den hellen Kokon um den bewusstlosen Matrosen, der sich einfach öffnete. Er teilte sich über seinem Kopf und fing an, sich vom Kopf und den Schultern abzuschälen. Gleichzeitig, schneller, als ich jemals jemanden in Bewegung sah, war eines der körperlosen Wesen über ihm, das in seiner Nähe an der Bar gestanden hatte. Wie ein durstiger Schatten hatte es an der Seite des Matrosen gelungert und gierig jeden Schritt verfolgt, den der junge Mann nahm. Jetzt schien es auf ihn zu springen, wie ein wildes Tier auf die Beute.

Im nächsten Augenblick war zu meiner großen Verwunderung die springende Figur verschwunden. Das alles passierte noch, bevor die Männer ihre bewusstlose Ladung unter den Füßen derer wegzogen, die an der Bar saßen. Ich hatte ganz bestimmt eine kurze Zeit zwei Einzelpersonen gesehen; als sie den Matrosen an die Wand lehnten, waren es nur noch eine.

Noch zweimal, während ich verblüfft hinstarrte, wiederholte sich dieselbe Szene: Ein Mann wurde bewusstlos, blitzschnell riss die Hülle um ihn herum, eines der körperlosen Wesen verschwand, indem es sich in die Öffnung stürzte, so, als wäre es in das andere Wesen hineingekrochen."

An dieser Szene erkennen wir, dass die ganz große Gefahr beim Alkoholismus die Überschattung durch diese durstigen Wesenheiten ist. Sind die erst einmal in einen hineingekrochen, so ist man ein völlig anderer Mensch, nämlich der, welcher in einen hineingekrochen ist. Man handelt wie dieser gehandelt hat und heute immer noch handeln würde, man spricht Worte aus, die dieser ausgesprochen hat oder aussprechen will. Oft sind bei diesen Volltrunkenen aus dem Grunde ja auch die Stimmlage und die Augen total verändert. Das dauert so lange an, bis der Alkohol wieder verflogen ist und die andere Seele aufgrund ihrer niedrigeren Schwingung den nüchternen, heller schwingenden Körper wieder verlassen muss. Deswegen sorgen diese Seelen ja so gern dafür, dass der Mensch am Trinken bleibt – ein Grund mehr, warum die Entzugskuren so oft fehlschlagen.

Außer man wendet sich, wie bei den Anonymen Alkoholikern, wirklich an Gott und bittet ihn um Hilfe. In dem Falle, wenn man das tut, wird die Schwingung des Körpers durch das Gebet so hoch, dass die alkoholgebundenen Seelen nicht mehr an ihn herankommen. Das ist das, was der Erfinder und Gründer der anonymen Alkoholiker sehr gut erkannt hat. Deswegen haben sie auch eine so hohe Erfolgsquote wie keine andere Selbsthilfegruppe: „Wir wissen, dass wir dem Alkohol gegenüber machtlos sind!" Diese vollständige Kapitulation ergibt ein sich Hineinlegen in Gottes Hand, denn letztendlich sind sie nicht nur dem Alkohol gegenüber machtlos, sondern ebenso den Seelen, die sie im Moment des Alkoholgenusses überschatten, und die brauchen fast mehr Kraft, von ihren Einflüsterungen und Einflüssen her überwunden zu werden, als der Alkohol an sich. Da muss man stark sein! Wer kennt es nicht: „Ach nur ein kleines ...das macht doch nichts, das trinken die anderen doch auch..." Von solchen Einflüsterungen erzählen die Alkoholiker ja immer wieder, und das sind ungesehen diese Seelen. Es sind nicht nur ihre eigenen Gedanken.

Psychische Krankheiten, *Süchte*

Schluss damit und basta! Das ist das einzige, was hilft. Und nie wieder anrühren! Man muss wirklich so stark werden, den Einflüsterungen zu widerstehen.

„Du kriegst mich nicht mehr!", ist die einzig richtige Ansage an so eine Seele, die einem wieder der Genuss einflüstern will. Und tatsächlich, wenn man das oft genug wiederholt, nicht schwach wird und den Vater immer wieder um Hilfe bittet, dass Er einem überwinden hilft und die Seele fortschickt, hört dies Geflüster auf einmal auf. Das beschrieb ich ja auch unter dem Thema „akustische Halluzinationen", was ja ein bekanntes Thema bei Ex-Alkohol-Missbrauch ist.

Psychische Krankheiten, *Süchte*

Rauchen

Ich habe mich oft gefragt, wieso Menschen, die alles über die Schädlichkeit des Rauchens wissen, trotzdem rauchen. Ich habe den Suchtfaktor gesehen und ihnen geholfen, im Physischen die Sucht zu überwinden, indem sie Möglichkeiten, Rezepte und Homöopathie von Kollegen bekamen, die ihnen bei der Überwindung helfen wollten. Doch viele haben es immer noch nicht geschafft, vom Rauchen loszulassen. So suchten wir nach den Suchtfaktoren und kamen auf etwas, was auch sehr mit der Pyromanie verbunden ist: Die Brandschatzung. Viele Raucher haben gebrandschatzt, sind reitend und plündernd durch die Lande gezogen. Ihre Opfer sind oft elendiglich in den brennenden Häusern, Schlössern oder zwischen den brennenden Feldern erstickt.

So haben sich die Seelen Rache geschworen. Sie führen ihren Täter in das Rauchen und lassen seinen Körper und seine Seele nicht wieder los. Sie initiieren andere Menschen, den Täter wieder zu verführen, falls er einmal auf die Idee kommen sollte, das Rauchen aufzugeben. Sie lassen so lange nicht locker, bis er durch das Rauchen an seiner eigenen Sucht erstickt ist. Erst dann haben sie ihre Genugtuung.

Wie geht man nun damit um? Der Raucher, der willig ist, vom Rauchen loszulassen, muss zuerst einmal seine Opfer von damals noch einmal zusammenrufen. Er darf sich von ihnen ruhig noch einmal zeigen lassen, wie elendiglich sie damals im Rauch erstickt sind. Nachdem er das angeschaut hat, hat er auch Verständnis dafür, warum sie bis dato zu Racheseelen geworden sind, die ihm das Gleiche wünschten, nämlich auch so im Rauch zu ersticken. Dann geht die Vergebensarbeit los. Der Raucher darf seine Opferseelen fragen, ob sie jetzt bereit sind, ihm zu vergeben, wenn er Raphael darum bittet, sie zu heilen. Raphael hilft dem willigen Raucher, indem er den Opfern die Schäden des Rauchens he-

Psychische Krankheiten, *Süchte*

rauszieht und diese wieder heilt. Nachdem sie genesen sind, hilft Michael ihnen oft, dass sie in den Seelenreichen das zurückbekommen, was sie zu Lebzeiten auf Erden verloren haben. Nun sind sie meistens bereit, dem Täter zu vergeben, wenn er sich bei ihnen auch für seine Tat entschuldigt und ihnen verspricht, so nie wieder zu handeln. Erst durch dieses Versprechen werden die Seelen loslassen und erst jetzt hat der Raucher eine Chance, sein Rauchen überhaupt einzustellen.

Rauchen als heilige Handlung:

Ich habe jetzt schon mehrere Klienten gehabt, bei denen das Rauchen eine andere Ursache hat: Sie lebten in Ländern, in denen das Rauchen als heilig galt. Denken wir an die Friedenspfeife der Indianer oder an andere Rauchopfer. Diese Menschen sagen von vorneherein, dass sie gern rauchen und wider besseren Wissens mit dem Rauchen auch überhaupt nicht aufhören wollen. Ihnen muss man zuerst erklären, dass die Heiligkeit des Rauchens auf einem Irrtum beruht: Ursprünglich erhielt ein Indianer die innere Weisung: „Das Feuer der Weisheit möge in Euch brennen." Er aber verdrehte den Satz und machte daraus: „Die Weisheit des Feuers möge in Euch brennen". Diese Indianer schlossen daraus, dass, wenn man den Rauch einatmet, Weisheit in einen dringen würde. Doch das war ein großer Trugschluss, weil der aus der Verdrehung des Satzes entstand. Das Feuer der Weisheit sind die Ideen, die der Vater uns im weißen Licht, in der göttlichen Flamme sendet. Diese können durch das Innere Wort empfangen werden. Die „Weisheit des Feuers" ist etwas Zerstörerisches, das irdische Feuer zerstört die Materie und auch den Körper und bringt keinen Menschen dazu, irgendetwas Göttliches zu empfangen. Dadurch entstanden auch die kriegerischen Ideen in den Köpfen der Menschen, die sich leider auch bei den Indianern durchsetzten und zu mehr Zerstörung als zum Frieden führten. Denn die Wesenheiten, die im Rauch gebunden sind, sind keine hellen Wesen, sondern Seelen, die auf den Verderb der Menschen hinarbeiten, um deren Seelen an sich zu binden.

Erst, nachdem meine Klientin diesen Zusammenhang erkannt hatte und in ihrer Innenschau auch sah, dass es sich damals um einen Wortdreher, eine Verwechselung handelte, konnte sie allmählich in die Einsicht kommen. Ich riet ihr, zunächst die Sucht durch Weglassen der Zusatzstoffe zu bekämpfen und eine Zigarette zu nehmen, die nur natürlichen Tabak, biologisch gezogen, enthält. Nach einigen Wochen fragte ich sie, wie sie mit der Zigarette zurechtkäme, denn für viele schmeckt diese dermaßen eklig, dass sie leicht aufhören zu rauchen. Doch sie antwortete mir, dass sie diese Zigarette noch lieber rauchen würde, denn sie würde sie noch mehr an den Urgeschmack des Tabaks als Indianerin erinnern, womit sie wohl recht hat. Sie versprach sich selbst, an dem Wortdreher zu arbeiten und ihren Körper von dem Rauch frei zu machen. Aber mehr tun als sie aufklären und ihr in der Innenschau alles zeigen, was zu der Bindung geführt hatte, konnte ich in den Falle auch nicht tun. Sie sah das Innenleben ihrer Lunge, die dunkle Struktur, das Ächzen der Alveolen, die Schwierigkeit des Sauerstoffaustausches, weil die Lungenbläschen mit Kohlenmonoxid gefüllt waren und Kohlenmonoxid die Blutkörperchen definitiv bindet. Dadurch können sie keinen Sauerstoff mehr aufnehmen und sterben ab. Durch diese abgestorbenen Blutkörperchen entstehen Abfallstoffe, die im besten Falle durch den Kreislauf ausgeschieden werden, die sich aber auch in der Haut ablagern und Unreinheiten der Haut verursachen. Mit dieser Frage war sie auch gekommen, warum ihre Haut so unrein war. Mit dem Aufhören des Rauchens verschwinden die Hautunreinheiten. Die Leber bekommt beim Rauchen auch einen Schaden. Warum? Nun, ein großer Teil der Giftstoffe ist wasserlöslich und wird durch den Speichel im Mund im Zustand des Rauchens im Mund gelöst. Gelöst im Speichel wandern die Giftstoffe in den Magen und verursachen dort,

Psychische Krankheiten, *Süchte*

dass der Mensch keinen Appetit mehr verspürt und fast nicht zu essen braucht. Aber die Kräfte werden ausgezehrt. Dann wandern die Giftstoffe weiter in die Leber und lagern sich dort an. Von dort kommt die Sucht. Wenn die Giftstoffe sich aus der Leber lösen, entstehen Entzugserscheinungen. Diese bewirken, dass der Mensch zu deren Linderung wieder zur Zigarette greift: „Ich brauche jetzt unbedingt eine Zigarette!", um diese Giftstoffe wieder aufzufüllen. Und so entsteht der Teufelskreis, aus dem man nur sehr schwer wieder herauskommt.

Physische Hilfen:
Im Rauchen steckt ein gewisser Nuckeleffekt. Diesen kann man stillen, wenn man sich Apfelpektin-Gummibärchen besorgt. Lutscht man diese, so verschwindet die Lust auf's Rauchen. Warum? Die Apfelpektingummibärchen (Brettl's Gummibärchen aus dem Bioladen) enthalten viel Apfelpektin, welches die Giftstoffe aus der Leber einschließt und ausschleust. Durch sie bekommt man die Leber relativ schnell giftfrei, sobald man aufgehört hat zu rauchen und nun bei jeder Lust auf eine Zigarette ein Gummibärchen lutscht.

Genügt das nicht, weil man stark geraucht hat, so hilft homöopathisch Tabacum. Dieses sollte man sich austesten lassen und genau die Dosis nehmen, die Potenz und die Menge, die der Körper zum Abbau braucht. Jede Woche muss die Potenz und die Dosis neu eingestellt werden, weil mit wachsendem Entzug die Dosis immer weiter schrumpft. Ist man bei geringen Mengen an Hochpotenzen angelangt, so kann die Sucht bald verschwinden.

Für Menschen, die keine Apfelpektin-Gummibärchen mögen: Hier empfehle ich getrocknete Apfelringe. Sie haben auch den oralen Effekt und enthalten ebenfalls Apfelpektin. Auch sie tun gute Dienste bei der Entgiftung der Leber. Mit dem Kauen von 1 Apfelring pro Zigarettenlust verschwindet diese gewöhnlich auch. Auch dort kann der Mensch in drei bis vier Wochen suchtfrei sein, aber er muss diese Durststrecke auch durchhalten können. Ganz abnehmen kann man ihm die eigene Arbeit nicht.

Im folgenden nun ein sehr interessanter Artikel über die Auswirkungen des Rauchens auf das Bewusstsein des Menschen von http://gandhi-auftrag.de/tabakrauchen.htm:

*Rauchen wirkt sich darauf aus,
wie Menschen Dinge wahrnehmen oder für sich verarbeiten
und hat so sehr negative Auswirkungen
auf die Persönlichkeit eines Menschen.*

<u>Alle geistigen Betätigungen eines Menschen
werden durch das Rauchen unterminiert</u>[1]

Die heimtückische Umklammerung des menschlichen Geistes durch den Tabak schafft diese lächerliche Situation, in der Warnungen über die ernsthafte Gefährdung der Gesundheit auf Zigarettenpackungen gedruckt werden können, ohne dass dies einen nennenswerten Einfluss auf die Verkaufsrate des Giftes hätte. Es ist, gelinde gesagt, bizarr, dass es sich hier um ein legal erhältliches Produkt handelt, dessen Konsumenten von Rechts wegen gewarnt werden, dass es die Gesundheit gefährden kann. Jedes andere Produkt, das im Verdacht steht, gesundheitsgefährdend zu sein (ganz zu schweigen von ernsthaft gefährdenden) wird sofort vom Markt genommen.

Es ist bekannt, dass das Rauchen von Tabak eine größere Abhängigkeit erzeugt als das Heroin. Dennoch ist es erlaubt, schon im

---

[1] Quellenangabe: Zusammenfassung von http://rechtsverlag.at/Solaris/beitrag/tabak.htm

Alter von 16 Jahren (Großbritannien 1992) Tabak-Produkte zu erwerben - 2 Jahre, bevor man Alkohol kaufen oder wählen darf.

Wenn man den folgenden Text liest und über ihn nachdenkt, hält man seine Aussagen vielleicht für etwas zu extrem. Man könnte aus dem einen oder anderen Grund glauben, dass es nicht möglich sein kann, dass sich das Rauchen so verheerend auf den Geist auswirkt - Wie auch immer, man muss nur den Umstand betrachten, wie diese offensichtlich schädliche Gewohnheit geschützt wird, um zu vermuten, dass sie eine sehr ungewöhnliche Art von Macht über sehr viele Menschen ausübt. Man muss keinerlei "mystische" Vermutungen Anstellen, um zu diesem Schluss zu kommen.

Obwohl viele Maßnahmen gegen das Rauchen unternommen wurden, ist es doch in der Öffentlichkeit meist noch erlaubt - trotz der Tatsache, dass das passive "Mitrauchen" weitaus gesundheitsschädlicher ist als das aktive Rauchen. Mit diesem Wissen muss es absonderlich erscheinen, dass Eltern, die ihre Kinder dem passiven Rauchen aussetzten, nicht der Kindesmisshandlung für schuldig befunden werden.

Trotz all der Vorsichtsmaßnahmen auf Flugreisen ist das Rauchen auf internationalen Flügen immer noch erlaubt. Unter welchen anderen Umständen könnte man sich vorstellen, dass es erlaubt wäre, etwas in einem Flugzeug in Brand zu stecken, ohne dass es als Sicherheitsrisiko gelte?

Gerade wegen der schädigenden Wirkung des Tabaks auf den Geist und trotz der überwältigenden medizinischen Erkenntnisse bleiben Zigaretten frei erhältlich. Die die Gesellschaft korrumpierenden Eigenschaften des Rauchens haben Bedingungen der freien Verfügbarkeit und des Konsums geschaffen, wie sie für kein anderes Produkt, Nahrungsmittel oder Medikament durchsetzbar wären. Dies liegt nicht einfach an den einflussreichen Lobbys der

Psychische Krankheiten, *Süchte*

Tabak-Erzeuger, denn in den USA und anderswo konnte keine Lobby das Alkoholverbot verhindern. Vielmehr liegt es an dem vergiftenden Einfluss des Tabaks auf den menschlichen Geist. Allein auf der Basis medizinischer Erkenntnisse gibt es keinen Grund, warum ein einigermaßen intelligenter Mensch mit dem Rauchen fortfahren sollte.

Wenn die Menschen Tabakrauch einatmen, blockieren sie dadurch die „Adern" der unterscheidenden Weisheit. Unausgeglichenheit und emotionale Verdunkelungen nehmen zu. Durch die so entstehende Blockierung des Zentralkanals wird die durchscheinende Klarheit des Gewahrseins absterben.

Das Rauchen wirkt sich auch darauf aus, wie Menschen Dinge wahrnehmen oder für sich verarbeiten und hat so Auswirkungen auf die Persönlichkeit eines Menschen. Es macht die Leute in verschiedener Hinsicht trickreich. Raucher neigen dazu, hinter einem "Rauch-Schirm" zu agieren, und um ehrlich zu sein, ich kann ihren Worten nicht trauen. Das soll nicht heißen, dass sie etwa auf der materiellen Ebene unehrlich wären, sondern auf der Ebene der direkten Kommunikation. Sie leben in einer kleinen Wolke von Zigarettenrauch, in der sie sich verstecken, wovor immer sie sich verstecken wollen. Sie möchten sich vielleicht vor einer Idee verstecken oder vor einer Frage, die an sie gerichtet wird. Sie sind oftmals ärgerlich oder wirken irritierend auf andere. Äußerlich mögen sie entspannt erscheinen, sind aber innerlich angespannt und aggressiv. Auf der psychischen Ebene muss man intellektuell sehr gewieft sein, um angesichts der bekannten Gefahren zu rauchen. Es gibt immer mehr schockierende Belege gegen das Rauchen und trotzdem machen die Leute weiter damit. Um weiter zu rauchen, muss man sich schon selbst belügen. Er oder sie spielt ein Spiel mit sich selbst, bei dem man etwas weiß, das man gleichzeitig ignoriert, so als ob man es nicht wirklich wüsste ... aber man weiß es. Es ist ein Verdrängungsspiel. Wenn man sich selbst auf

Psychische Krankheiten, *Süchte*

diese Weise austricksen möchte, gibt es keinen bestimmten Grund, gerade beim Rauchen damit aufzuhören. Wenn man sich einmal dafür entschieden hat, etwas zu ignorieren, dann kann man auch alle möglichen anderen Dinge ignorieren. Der Selbstbetrug wird sozusagen ansteckend. Man wird zu einem trügerischen Menschen und kann dies lediglich mit einem guten Herzen ändern.

Das ist das was ich mit selbstbetrügerisch meine... oder wenigstens mit trickreich. Du siehst ein, das man mit dem Rauchen nichts anderes machen kann, als es aufzugeben. Es ist eine Frage von schwarz oder weiß. Alle geistigen Betätigungen eines Menschen werden durch das Rauchen unterminiert. Es ist es nicht möglich, Klarheit bei der Visualisierung zu erlangen, wenn man raucht. Man müsste sich auf die praktische Ausübung von Freundlichkeit und Selbstlosigkeit konzentrieren, aber selbst dies wäre für einen Raucher schwierig, denn mit sich selbst geht er ja nicht freundlich um. Der Akt der eigenen Vergiftung oder Selbsttötung durch Rauchen beeinflusst alle Bereiche. Das wichtigste, was man machen kann ist, das Rauchen aufzugeben. Dies sollte man als Akt des Mitgefühls betrachten, vor allem, weil man dadurch auch andere ermutigt.

Die Auswirkungen des Rauchens auf den feinstofflichen Körper

Der feinstoffliche Körper eines Menschen besteht aus Kanälen, den sogenannten Nadi. Durch diese Nadi strömt das Prana (Lebensenergie). Die Essenz des Prana wird Bindu bezeichnet. Dieses Bindu ist die substanzlose Essenz der Elemente Erde, Wasser, Feuer, Luft und Raum. Der Vorgang des Atmens verbindet den Körper mit dem Geist indem sich die äußere Luft mit dem Prana verbindet (diese Verbindung besteht so lange, wie die Lebenskräfte die Existenz des physischen Körpers unterstützen). So wie das Gehirn mit seiner Funktion und seinen Rhythmen vom Sauer-

Psychische Krankheiten, *Süchte*

stoff abhängt, so hängt der Geist vom Prana ab bzw. "reitet" auf ihm. Wenn man hyperventiliert, so wirkt sich das auf das Gehirn aus. Wenn das Prana durch Rauchen aufgewühlt oder verdunkelt wird, dann wird der Geist davon betroffen. Das Prana wird durch den Atem verunreinigt, weil beide miteinander verbunden sind. **Das Prana ist das feinstoffliche Gegenstück des Atems und zwischen ihnen geschieht eine Osmose.** So wie ein Konzept unsere Stimmung beeinflusst, so kann das Rauchen die feinstoffliche Beschaffenheit des Prana beeinflussen.

Wenn ich jemandem erzählen würde, er hätte eine Million Mark im Lotto gewonnen, so wäre er oder sie sicher begeistert. Wenn ich jemand anderem erzählen würde, das ihr Zuhause abgebrannt ist, so würden sie in Trauer und Angst versinken. In beiden Fällen würden physische Empfindungen aufsteigen und beide wären durch Konzepte verursacht. So kommt es, dass etwas sehr ungreifbares eine sehr greifbare Auswirkung hat. Das Gegenteil trifft auch zu, das Greifbare kann viele ungreifbare, subtile Auswirkungen haben, die unser Sein auf der geistigen Ebene aber stark beeinflussen.

Wie man Raucher abhängig macht

Von wegen Werbung mit Abenteuer und Freiheit: Es war die Chemie, die Marlboro zur erfolgreichen Zigarettenmarke machte.

Eine Untersuchung im Auftrag des amerikanischen Tabakriesen Brown and Williamson ergab, dass **Ammoniak den rauchigen Geschmack der Zigarettenmarke hervorruft und die Aufnahme von Nikotin beim Raucher steigert.** R. J. Reynolds, Produzent des Konkurrenzproduktes Winston, gab die Studie bereits in den siebziger Jahren in Auftrag, um herauszufinden, warum immer mehr Raucher die Zigarette mit dem Cowboy-Image seinem Produkt vorzogen. Die Unterlagen tauchten nun beim Rechtsstreit zwischen dem US-Staat Minnesota und der Tabakindustrie auf.

Psychische Krankheiten, *Süchte*

Ammoniak mache den Zigarettenrauch weniger sauer und wandle dadurch einen Teil der Schadstoffe in sogenanntes freies Nikotin um, erklärte Channing Robertson, Chemieprofessor an der Stanford-Universität. Diese Form von **Nikotin werde von der Lunge schneller aufgenommen und erreiche das Gehirn innerhalb weniger Sekunden.** Nach Angaben des Wissenschaftlers macht das Gas die Raucher **trotz sinkender Teer- und Nikotinwerte abhängig.**

Als Marlboro-Hersteller Philip Morris Mitte **1965 zum ersten Mal Ammoniak in die Zigaretten eingebaut habe, seien die Verkaufszahlen drastisch gestiegen.** Reynolds zog Mitte der siebziger Jahre mit Camel nach. Anschließende Marktuntersuchungen hätten auf eine "signifikante Produktverbesserung" hingedeutet.

Zigaretten ohne krebserregende Stoffe (11.06.2000)
Nach Erkenntnissen des US- Forschungsunternehmen Star Scientific **ist es möglich, krebserregende Inhaltsstoffe in Tabak durch eine spezielle Lagerungstechnik zu entfernen.**

Nach Ansicht von Jonnie Williams, Mitgründer von Star Scientific, **scheitere eine solche Schadstoffreduzierung aber in der Praxis am fehlenden Willen der Tabakunternehmen. Rauchen ist die Todesursache von jährlich vier Millionen Menschen. Jede Zigarette verkürzt das Raucherleben um elf Minuten,** so die Erkenntnis der Antiraucher-Gruppe Action on Smoking and Health (ASH). ASH ist davon überzeugt, dass Tabakunternehmen die Raucherrisiken reduzieren könnten, wenn sie wollten.

Tabakkonzerne gegen Forschung (31.05.2000)
Die **Tabakkonzerne versuchen mit Millionen-Aufwand, eine Studie über die Folgen des Passivrauchens in Frage zu stellen.** Diesen Vorwurf erheben amerikanische Forscher in der neuen Ausgabe des medizinischen Fachblatts "The Lancet".

Psychische Krankheiten, *Süchte*

Allein der Konzern Philip Morris habe zwei Millionen US-Dollar im Jahr bereitgestellt, um den Ergebnissen der Forschung entgegen zu wirken. Im Jahr 1998 war die bisher größte europäische **Studie veröffentlicht worden, nach der Passivrauchen das Risiko für Lungenkrebs um 16 Prozent steigert**. Dies konnte sowohl bei Ehepaaren nachgewiesen werden, bei denen ein Partner rauchte, als auch bei Passivrauchen am Arbeitsplatz.

Noch bevor die Studie veröffentlicht worden sei, sollen die Konzerne bereits versucht haben, Stimmung gegen die Ergebnisse zu machen. Bis zu vier Millionen Dollar sollen einzelne Konzerne in verdeckte Öffentlichkeitsarbeit investiert haben. Nach Aussage der Forscher **will die Industrie verhindern, dass in Europa ähnlich strikte Gesetze gegen den Tabak-Konsum erlassen werden, wie in den USA**.

Nikotin mit harten Drogen vergleichbar (19.03.2000)
Nikotin sollte nach dem Willen britischer Ärzte **wie eine harte Droge behandelt und geächtet werden. In einem am Dienstag vorgestellten Bericht wird Rauchen als extreme Sucht bezeichnet und Nikotin mit Drogen wie Heroin oder Kokain auf eine Stufe gestellt.** Der Report einer Expertenkommission für Tabak der Ärztekammer fordert ein aggressives Vorgehen gegen Nikotin und verlangt Steuergelder vom Staat, um Raucher von ihrer Sucht abzubringen. Danach soll der staatliche Gesundheitsdienst die Rechnungen für Entzugstherapien übernehmen. Bezeichnungen wie «leicht» oder «mild» für Zigarettenmarken sollten verboten werden.

Die regierende Labour Partei hat bereits im vergangenen Jahr eine groß angelegte Initiative gegen das Rauchen beschlossen. Deren Ziel ist die Verringerung des Raucheranteils im Lande von 28 Prozent im Jahre 1996 auf 26 Prozent in 2005 und 24 Prozent im Jah-

Psychische Krankheiten, *Süchte*

re 2010. Nach den Aussagen der Expertenkommission wird jeder fünfte Tod im Königreich durch Nikotinsucht verursacht.
[Quelle: Britische Studie / Wissenschaftsticker]

Rauch bringt Babys zum Weinen

Babys rauchender Mütter heulen mehr als die nichtrauchender Mütter. Das fand ein niederländisches Forschungsinstitut heraus. Nach einer Studie des niederländischen Forschungsinstituts TNO ist die Wahrscheinlichkeit, dass ein Baby besonders viel weint, bei rauchenden Müttern doppelt so hoch. Nach der Studie sind 4,7 Prozent der Säuglinge so genannte "Heulbabys", die an mehr als drei Tagen mehr als drei Stunden am Tag weinen. TNO untersuchte 3.345 Babys im Alter von ein bis sechs Monaten. Bisher war man davon ausgegangen, dass vor allem Magen-Darm-Probleme oder psychosoziale Faktoren die Gründe für übermäßiges Heulen seien. Rauchende Mütter können den Heul-Effekt etwas vermindern, indem sie ihr Baby stillen.

Drogen

Drogen sind ja wohl das Schlimmste, was die Menschheit für die Menschheit erfunden hat. Aus normalerweise harmlosen Pflanzen, die in ihrer Gesamtheit überhaupt nicht süchtig machen, werden Stoffe extrahiert, die isoliert zur Sucht führen. Wir haben dies erlebt im Falle von Kokablättern. Ganz normal werden, wenn man irrsinnige Höhen in kurzer Zeit überwindet, zum Beispiel von Lima (0 m über dem Meeresspiegel) nach Cuzco (3800 m über dem Meeresspiegel) fliegt, einem am Flughafen in Cuzco Kokablätter gereicht, weil man sonst völlig aus dem Gleichgewicht käme und enorme Kreislaufschwierigkeiten hätte. Ganze Kokablätter schaden einem überhaupt nicht, weil sie zu dem einen Stoff auch den Gegenstoff, den Antidot in sich tragen, und gemeinsam wirkt die Pflanze heilend, ausgleichend und sie wirkt gegen die Höhenkrankheit, die einem sonst ganz schön zu schaffen macht. Nur, wenn der eine Stoff isoliert wird und der Antidot herausgelöst wird, so wird dieser Stoff der Pflanze zu einer Droge.

Kokain:

ist eine Droge der „höheren Klasse". Sie enthemmt, lässt einen die Angst überwinden, macht aber auch leichtsinnig, bis zu Verkennungen von Situationen. Um dieses Gefühl von Leichtigkeit immer wieder zu erreichen, wird sie von manchen Menschen unter hoher Anspannung immer wieder genommen, bis die Menschen ohne die Droge anspannende Situationen überhaupt nicht mehr meistern können. So ging es „Rocky", dem Vorsänger von Udo Lindenberg, als er in seinem letzten Interview gestand, dass er oft Angst vor den Auftritten hatte. Einmal sagte ihm der Manager, dass er keine Angst haben sollte, und reichte ihm etwas, das ihm helfen sollte, die Angst vor der Bühne, das Lampenfieber, zu überwinden. Er nahm es und fühlte sich fürchterlich leicht, gelöst, es machte ihm alles nichts mehr aus. Doch von da an brauchte er „das Zeug", wie er es nannte, immer. Und das wird teuer und macht einen auch deswegen so abhängig, weil die Dosis zur Erreichung desselben Effektes immer wieder erhöht werden muss. „Ich merk' nichts mehr", ist das Schlimmste, wovor die Kokainabhängigen Angst haben. Dann müssen sie die Dosis immer wieder erhöhen, bis der gewünschte Effekt wieder auftritt.

Anschließend kommt das „große Loch". Das ist richtig angstmachend, weil die Abhängigen dieses Gefühl nicht mehr bewältigen können. Es ist verbunden mit Postdepressionen, alles ist dunkel und leer. Man braucht in diesem Zustand Menschen um sich herum, damit man sich keinen Schaden zufügt. In Verbindung mit Alkohol bleibt man zwar im Anfang länger nüchtern, aber die Wirkung dieses Loches wird verstärkt. Dadurch ist die Gefahr gegeben, dass sich der Abhängige etwas antut. Seelisch landet der

Psychische Krankheiten, *Süchte*

Abhängige in einer so tiefen Ebene, dass er nicht mehr weiß, wie er dort herauskommen soll.

Wie kann man diese Abhängigkeit lösen?

Nun, in diesem Falle ist es angezeigt, wieder ins Urvertrauen zu gehen. Wir müssen den Vater bitten, uns die Kraft zu geben, die Dinge des täglichen Lebens zu lösen, auch wenn es komplizierte chirurgische Eingriffe sind. Wenn Er uns zur Seite steht, wird der Eingriff genau so verlaufen, wie es der persönlichen Karmastruktur des Patienten entspricht. Ist dieses Urvertrauen wieder aufgebaut, so kann der Abhängige sich auch allmählich von der Sucht lösen. Er wird Hilfe brauchen, viel Schlaf, viel frische Früchte, weil der Körper durch das Kokain keinen Hunger mehr meldet und der Abhängige meistens aus dem Grunde ziemlich ausgemergelt ist. Vitalstoffe fehlen ihm in jeder Hinsicht. Schlaf, Vitalstoffe und Hilfe, wenn die Bilder hochkommen, die ihn an die Taten erinnern, die unter Kokain eventuell schiefgelaufen sind. Diese werden sich eventuell melden und können auch Horrortrips auslösen. Kommen diese zum Vorschein, so ist es gut, mit dem Abhängigen erst mal in die Vergebensarbeit zu gehen: Wem habe ich unter Drogen eventuell geschadet? Habe ich Kunstfehler begangen, die einem Menschen geschadet haben, eventuell ihn sogar das Leben kosteten? Dann muss ich mich schnellstens mit der Seele des Geschädigten verbinden und sie gründlich um Vergebung bitten. Viele Seelen haben aus diesem Grunde einen riesigen Groll auf den Abhängigen, den sie nicht so ohne weiteres ablegen. Sie wollten leben. Erst, wenn Michael ihnen die Ebene zeigt, in die sie aufsteigen können, wenn sie vergeben, sind sie oft bereit zu vergeben. Diese Ebene ähnelt oft einer irdischen Blumenwiese und ist ein so schönes Gebiet, dass es den Seelen nicht mehr so schwer fällt zu vergeben.

Dann kann unser Abhängiger die Sucht auch leichter verlieren, weil ihm die Rache- und Vergeltungsseelen nicht mehr auf den Fersen sitzen. Denn diese treiben die Sucht oft immer weiter voran, bis der Mensch an ihr elendiglich stirbt.

Kokainsucht ist deswegen so „tricky", weil man sie bei vielen oft nicht bemerkt. Es sind oft gutgekleidete Leute in höheren Positionen, von denen kaum einer vermutet, dass eine Sucht vorliegt. Doch merkt man es, wenn eine gewisse Zeit nach der letzten Einnahme verstrichen ist und der Mensch wird unruhig, nervös, spielt mit seinen Händen, kann sich nicht mehr konzentrieren, fängt an, wie ein Tiger im Käfig im Kreis herumzulaufen. Dann verschwindet der Abhängige meistens, und wenn er dann so ganz cool und überlegen wieder zurückkommt, dann merkt man, dass die Dosis gewirkt hat. Darauf sollte man sehr aufpassen, weil Informationen oder Verträge, die unter diesem Zustand geschlossen werden, oft „Reinleger" sind. Ärzte, die in diesem Zustand operieren, sind hochkonzentriert, aber doch abwesend, wie immer man diesen Zustand auch beschreiben mag. Autofahrer, die unter „Koks" fahren, sind leichtsinnig und überschätzen sich, ihr Auto und die Situationen. Deswegen ist es absolut wichtig, sich bei solchen Autofahrern unendlich umsichtig zu verhalten: Sie haben keine Kontrolle über sich und ihr Auto mehr.

Da kann ein Anruf bei der Polizei mit der Bitte um Kontrolle lebensrettend sein.

In der Partnerschaft ist die Kokainabhängigkeit so gefährlich, weil sie die gesamte Familie finanziell ruinieren kann. Kokain ist nämlich sehr teuer. Steigt der Bedarf, so kann dieser selbst ein gehobenes Familieneinkommen ruinieren.

Der seelische Ruin ist noch der weit schlimmere, weil der Partner/die Partnerin nicht mehr wahrgenommen werden. Der Mensch wird zur Funktionsmaschine und dreht sich letztendlich nur noch um sich selbst.

Ohne Nebenwirkungen aus dieser Sucht herauszukommen bedeutet ein riesiges Urvertrauen in den Schöpfer zu entwickeln, gekoppelt mit dem Versprechen, die seelischen Anforderungen dieses Lebens wirklich anzunehmen und zu lösen, so dass man daran reifen kann und ihnen nicht durch die Sucht entgleitet.

Heroin:
Zu den Opiaten gehört auch Heroin. Heroin ist deswegen so gefährlich, weil es schon bei der ersten Spritze süchtig macht. Bereits dann entstehen Entzugserscheinungen, die nur sehr schwer wieder wegzubekommen sind. Man erkennt Menschen, die Heroin genommen haben, daran, dass sie im Gegenteil zu den meisten anderen Drogen, nicht erweiterte, sondern stark verengte Pupillen haben. Methadon wird oft als Entzugsmittel gegeben, aber wie ich aus den Erfahrungen mit meinen Klienten weiß, wirkt Methadon auch wieder süchtigmachend, bzw. die Patienten kommen vom Methadon auch nicht wieder los. Meine Klienten waren schon über zwei Jahre auf Methadon, was ihnen die Ersatzbefriedigung verschaffte. In dem Falle zeigte sich bei dem einen Klienten, dass er Ängste und Probleme aus dem zweiten Weltkrieg mit sich herumtrug, die er nicht ohne weiteres verarbeiten konnte. Er fühlte, dass sein Leben sinnlos geworden war, er empfand keinen Auftrieb und keine Motivation mehr, mit seinem Leben weiterzumachen.

Wie ist mit solchen Themen zu arbeiten?

Auch da müssen wir unseren Klienten zuerst wieder in die Situation führen, in der diese Art von Selbstaufgabe mit anschließender Selbstzerstörung begonnen hat. In diesem Falle war es der zweite Weltkrieg. Ich nahm ihn mit in die Situation und er begann, allen zu verzeihen, die diesen Krieg angezettelt hatten. Es fiel ihm nicht leicht. Anschließend spürte er, wie auch sein Gram herausgezogen werden konnte. Dadurch bekam er wieder mehr Kraft und lebendiges Licht floss hinein in seine Zellen. Er durfte Seinem Schöpfer versprechen, dass er sein Leben wieder aufnehmen würde.

Es fiel ihm deswegen sehr schwer, weil er ja zusätzlich in diesem Leben auch Ursachen gesetzt hatte, die eine erneute Abhängigkeit hervorriefen. Diese musste er vollbewusst überwinden.

Haschisch:
Hanf ist ebenfalls wieder eine Pflanze, die wunderbare Eigenschaften hat. Sie eignet sich zum Herstellen von Stoffen, die Körner sind geröstet sehr lecker und werden in mittelalterlichen Gerichten verwendet. Auch hier gilt wieder dasselbe wie bei den Kokablättern: Als Ganzes genossen ist die Pflanze keine Problem für den Menschen, weil sie die Stoffe, die den einen Wirkstoff bremsen, selbst in sich trägt. Doch isoliert genommen wird das Harz der Pflanze ein Problem, wird auch das Rauchen der Blätter ein Problem: Es entsteht das Haschisch.

Wie ist die Wirkung von Haschisch einzuschätzen?

Ein Klient, der Haschisch geraucht hat, erklärte es mir folgendermaßen:

„Haschisch macht einen sehr lustig, es kann einen aber auch total lähmen. Es drückt einen in das Möbelstück herein, wo man sich befindet. Man lacht über die dümmsten Sachen. Man bekommt die Augen kaum noch auf. Man bekommt einen Fressflash, und wehe, es ist kein Kühlschrank in der Nähe. Es macht lustig. träge, albern, man lacht über jeden Scheiß. Man bekommt die typische Null-Bock-Stimmung. Schwer Abhängige können morgens, ohne ihr „Köpfchen geraucht zu haben" nicht arbeiten gehen. Es ist eine Abhäng-Droge, wo der Joint halt rumgeht und man jede Minute lacht. Man entwickelt Sprachfindungsstörungen: Man lallt wie bei

Alkohol. Ernsthafte Sorgen und Probleme vergisst man, während man bekifft ist."

Oft wird behauptet, Haschisch sei weniger gefährlich als Alkohol. Ich kann dies in einigen Richtungen nur verneinen, weil die immer weiter fortschreitende Null-Bock-Stimmung den Menschen lebensuntüchtig macht. Diese Menschen entwickeln eine immer stärkere Tendenz zur Verantwortungslosigkeit, insbesondere gegenüber Familien und Personen, die eigentlich in ihrer Nähe sind. Der Egoismus verstärkt sich in dem Maße, in dem die Verantwortung schwindet, und das ist katastrophal für beide Seiten. Die Mitmenschen bekommen den Haschischrauchenden kaum noch gebändigt und kaum noch an seine Verantwortung erinnert geschweige denn gezogen, und der Kiffende kommt kaum noch wirklich in seine Verantwortung. Er kann sich und sein Leben kaum noch allein bestreiten und lehnt sich überall und an jeden an. Das wirkt sich auf die Dauer sehr unangenehm und sehr schädlich aus, bis die Waagschale für den Kiffenden eines Tages sinkt und er alle verantwortungsbewussten Freunde verliert. Dann kommt für viele auch das Ende, entweder durch härtere Drogen (Haschisch ist bekannt als Einstiegsdroge) oder durch Selbstaufgabe, weil man sein Leben nicht mehr meistert und mehr und mehr in Schulden gerät.

Ein Klient von mir war 48 Jahre alt. Er hatte seit seiner Jugend gekifft und baute sich nun versteckt unter einem Baum seinen Hanf an. Er erzählte, dass sie früher eine große Freundesgruppe gewesen seien. Ich fragte ihn, wo denn alle seine Freunde nun seien, wie man halt so fragt, und ob er noch Kontakt mit ihnen habe. Er antwortete: „Ich bin der Letzte. Sie alle sind schon unter der Erde!"

Das sie das sicher nicht sind, zumindestens ihre Seelen nicht, konnte ich ihm dann auch lebhaft erzählen.

Psychische Krankheiten, *Süchte*

In dem Buch „Ein Wanderer im Lande der Geister"[1] wird von einem Mann, der herübergegangen ist, berichtet, in welchem lamentablen Zustand sich die Seelen in den Seelenreichen befinden: Sie liegen kraftlos in einfachsten Hütten, fernab von jedem Licht. Immer wieder kommen Lehrengel vorbei und schauen, ob einer von ihnen schon bereit ist aufzuwachen und weiterzulernen, aber oft liegen diese Seelen Wochen, Monat, Jahre, ja Jahrzehnte da und rühren sich nicht und stehen einfach nicht auf. Sie wollen auch nicht aufstehen und ihr Seelenleben weiterleben. Sie wollen einfach nur in Ruhe gelassen werden und reagieren oft sehr allergisch und gereizt, wenn ein Lehrengel sie anspricht. Die armen Lehrengel, die da unten im Einsatz sind! Sie sind oft so traurig, weil ihre Zöglinge einfach nicht hören und sich einfach nicht von der Stelle bewegen. Was ist das für ein Leben! Das ist wirklich der geistige Tod bzw. ein geistiges Koma. Welchen Anstoßes bedarf es, damit diese Seelen sich wieder rühren und anfangen zu leben, auch in den geistigen Reichen?

LSD:

Gerade jetzt, wo ich über LSD schreiben wollte, kam am Tisch das Gespräch auf: Der Erfinder von LSD, Herr Hoffman, von Hoffman La Roche, ist vor kurzem mit 104 Jahren verstorben. Er fand „per Zufall" heraus, dass das Mutterkorn vom Roggen, welches in ein Reagenzglas fiel und dort irgendeinen Schimmel bildete, eingeatmet merkwürdige Reaktionen hervorrief. Mein Bekannter erzählte mir, dass Herr Hoffmann ein Buch darüber geschrieben hat, wie er sich in dem Zustand fühlte, als er den Schimmel eingeatmet hatte. Er führte zu einer Bewusstseinserweiterung. Herr Hoffmann erzählt genau und spannend, wie er in diesem Zustand Rad gefahren ist

---

[1] Franchezzo: „Ein Wanderer im Lande der Geister", Turm-Verlag

Psychische Krankheiten, *Süchte*

und was er dort für merkwürdige Erlebnisse hatte. LSD verstärkt den Zustand, in dem man sich gerade befindet, berichteten zwei meiner Gesprächspartner. Deswegen muss man so aufpassen, dass man es nicht zu sich nimmt, wenn man deprimiert ist, sonst kommt man aus der Depression gar nicht heraus. Es artet dann aus in einen Horrortrip. Wenn man allein weiß, wie giftig Mutterkorn ist, kann man sich vorstellen, wie verwirrend dann das Mutterkorn in Verbindung mit dem Schimmel ist. LSD an sich, so sagten sie mir, macht zwar nicht direkt süchtig, aber die Menschen, die es nehmen, sehnen sich immer wieder so nach diesem Glückszustand, wenn sie es im glücklichen Zustand nehmen, dass sie es doch immer wieder zu sich nehmen. Der eine Gesprächspartner berichtete, das man das Gefühl hat, man könne Farben schmecken. Farbenspiele tanzen dann vor Augen:

Lucy in the **S**ky with **D**iamonds: Dieses Lied berichtet von einem LSD-Zustand, verbrämt in diesem Lied.

Doch Vorsicht! Es sind Trugbilder, die sich immer wieder einschieben. Fällt man auf diese Trugbilder herein und werden sie zur Realität, so verliert man den Boden unter den Füßen und kann diese Welt mit ihren Aufgaben nicht mehr bewältigen. Das ist die große Gefahr. Horrortrips enden oft in der Psychiatrie, weil derjenige nicht mehr aus ihnen herauskommt, denn die Bilder haben eine Langzeitwirkung: Sie hören oft nicht einmal mit dem Abklingen des Effektes auf. Das Bewusstsein ist so erweitert, dass diese Horrorbilder bleiben. Das kann dann wirklich zu schweren Schäden führen.

Ecstasy:
Ecstasy ist eine typische Discodroge. Sie verursacht Würgereize und kurbelt die Verdauung schnell an: „Ich hatte sofort Durchfall", erzählte ein Klient. „Darauf hatte ich einfach keine Lust." Anschließend stellen sich Gefühle von Glück, von Euphorie ein, das Kom-

Psychische Krankheiten, *Süchte*

munikationsbedürfnis wird sehr groß. Die Menschen, die Ecstasy genommen haben, brauchen unbedingt andere Gesprächspartner, sonst sind sie am Ende. Ecstasy bessert die Laune auf, so erzählte mir mein Gesprächspartner, so dass man bis morgens durchhält. Man bekommt große Pupillen. Doch nach dem Hoch kommt ein absolutes Tief. Morgens halb sechs, wenn die Leute nicht mehr da sind, kann man einfach nicht schlafen. Der ganze Körper ist aufgedreht und hochgefahren. Dann braucht man wieder etwas, um herunterzukommen. Manche kiffen dann, um schlafen zu können, doch so entsteht Gift und Gegengift. Aber wenn man dann aufwacht, ist der Zustand sehr schlimm! Nimmt man Alkohol zu sich, so ist Alkohol und Kiffen mit Übelkeit und Erbrechen verbunden.

Auch in diesem Falle ist die Einnahme von Ecstasy ein künstlicher Zustand, der den natürlichen Zustand des Müdewerdens überspielt, weil man gern die ganze Nacht hindurch tanzen will. Was man aber darangibt, weil man den Körper so aufputscht, ist nicht zu beschreiben. Die Grundlebenskraft geht immer mehr zurück, der Körper vergeudet seine ihm zur Verfügung stehende Kraft und fällt dann später in einen Zustand der totalen Erschöpfung. Es lohnt sich nicht, sich künstlich aufzuputschen, denn der Mangel, der hinterher entsteht, ist umso schlimmer. Müdigkeit bei dem Gefühl, nicht schlafen zu können, nicht zur Ruhe zu kommen, zehrt einen im wahrsten Sinne des Wortes aus.

Tablettenabhängigkeit

Tabletten werden immer dann genommen, wenn sich Schmerzen melden. Doch welche Funktion hat der Schmerz? Der Schmerz will uns mitteilen, dass irgendetwas in unserem Körper sich meldet, was zur Auflösung drängt. Die Schmerztabletten unterdrücken den Schmerz und lähmen das Nervensystem. Doch ist mit der Lähmung des Nervensystems wirklich die Ursache behoben? Keines-

Psychische Krankheiten, *Süchte*

falls. Oft genug vermeidet der Mensch, sich die Ursache der Schmerzen anzuschauen. Welche Ursache welcher Schmerz hat, können Sie genau in Buch eins, zwei und in diesem Buch lesen. Manchmal sind die Schmerzen deswegen auch so scharf, damit der Mensch wirklich merkt, dass hinter dem Schmerz eine Haltung steht und nicht ein physisches Gebrechen. Meine Freunde, die mich schon länger kennen, lassen den Schmerz gar nicht erst anstehen. Sie kommen sofort, sobald ihnen etwas anfängt wehzutun und lassen nachschauen. Sobald das Thema erkannt und bearbeitet ist, ist der Schmerz auch weg! Denn es braucht ihn ja nur so lange, bis der Mensch versteht, warum er den Schmerz hat.

Diese Haltung der Vermeidung, warum sich ein Schmerz im Körper meldet, zusammen mit der Wegrationalisierung der tatsächlichen Ursachen des Schmerzes („Alles nur physisch, habe mich verhoben, habe Zug bekommen, Wetterumschwung...") führen dazu, dass der Mensch immer wieder Schmerztabletten nimmt, sobald sich der Schmerz meldet. Doch je dringender das Thema für die Seele wird und je näher der Zeitpunkt der definitiven Auflösung, (wo es gelöst sein müsste) rückt, umso vehementer wird der Schmerz. Je vehementer der Schmerz wird, umso mehr Tabletten werden zu sich genommen. Zeitgleich steigt die Schmerzschwelle, das heißt, die Tabletten „wirken nicht mehr so wie früher", weil der Mensch immer schmerzempfindlicher wird. Und so entwickelt sich allmählich die Abhängigkeit von den Tabletten.

In der Folge ist es so, dass der Mensch tatsächlich immer mehr Tabletten für den kleinsten Schmerz braucht. Wegen der Herabsetzung der Schmerzschwelle ist er nicht mehr in der Lage, Schmerzen überhaupt auszuhalten. Tatsächlich ist es so, dass das Gefühl des Nicht-mehr-Aushalten-Könnens aus der Seele hochsteigt, weil diese das dazugehörige Thema endlich loswerden will. Der Count-Down läuft ja, das Leben ist irgendeinmal zu Ende oder die Seele will noch weitere Themen bearbeiten, die sich sonst ü-

Psychische Krankheiten, *Süchte*

berlappen würden und damit zu einer Überlastung des Menschen führen.

Wie gehen wir nun mit unseren Tablettenabhängigen um?

Zuerst einmal müssen wir eine gründliche Anamnese stellen:

Wann begann der Schmerz?

Können Sie sich daran erinnern, mit welcher Situation er angefangen hatte?

Wann taucht er immer wieder auf?

Gibt es Situationen, in denen er nach vorherigem Abklingen doch wieder sehr stark anfängt?

Mit diesen Fragen kommen wir dem Kernproblem schon einmal ein wenig näher. In Gesprächen versuchen wir, die Situation, die unser Klient uns schildert, einmal von der Göttlichen Seite her zu beleuchten. Der Klient sieht sie meistens nur aus seiner Warte. Wir „drehen den Spieß einmal um" und beleuchten dieselbe Situation aus der Warte des „Angeklagten". „Stellen Sie sich einmal vor, Sie wären in seiner Situation und jemand würde über Sie so denken und reden wie Sie es über ihn/sie tun? Wie würden Sie sich dann fühlen?"

Mit diesem Rollenwechsel wecken wir schon einmal Verständnis für die Situation. Wir können unserem Klienten erklären, wo er/sie sein Verhalten noch ändern kann. Bei Grollschmerzen im Iliosakralgelenk müssen wir mit unserem Klienten überlegen, wo ein grollfreies, aber sehr aufrechtes Wort angebracht ist, damit der Schmerz durch den unterdrückten Groll nicht immer wieder hochkommt. Nachgiebigkeit mit Groll im Bauch hilft dem anderen nämlich auch nicht weiter. Nur der Mut zur aufrechten, sachlichen, sicheren, ruhigen und grollfreien Sprache bedingt, dass Ischiasschmerzen verschwinden. Das braucht Mut, weil man ja gewohnt

Psychische Krankheiten, *Süchte*

war, immer zu kuschen und zu schlucken. Das muss in diesem Falle abgebaut werden.

Bei anderen Schmerzen bitte ich, dass Sie die Ursachen in diesem und den vorherigen Büchern nachlesen mögen.[1]

Kann der Therapeut sehen und macht mit seinem Patienten eine Durchlichtungsanalyse, so ist die Ursache auch nicht mehr schwer festzustellen. Meistens zeigt sich die Situation, in welcher der Schmerz entstanden ist. So kann man in der Innenschau mit seinem Klienten noch einmal in die Situation zurückgehen und die Vergebensarbeit leisten. Hat der Klient vergeben, so wird der Schmerz Stück für Stück nachlassen.

Nun ist es aber die Aufgabe des Klienten, seine Vergebung auch aufrechtzuerhalten. Fällt der Klient zurück in seine alten Verhaltensweisen, so wird sich auch der Schmerz wieder melden, nur mit dem Unterschied, dass der Klient von nun an weiß, worum es geht, und das Thema besser bearbeiten kann. Die Bewusstwerdung: „Welche Haltung habe ich denn jetzt schon wieder eingenommen, dass derselbe Schmerz wiederkommt?" geht immer schneller.

Zeigt sich ein neuer Schmerz, so steht dahinter ein anderes Thema. Wir haben uns in diesem Leben vielfältige Themen vorgenommen, und eines nach dem anderen will abgearbeitet werden. Deshalb ist es nicht so, dass der „Therapeut nichts taugt", wie man immer wieder fälschlicherweise behauptet, sondern dass die Anzahl der Themen mehrere Schmerzschübe braucht, bis sie alle aufgelöst sind. Das ist der Grund für vielfältige Schmerzen an ver-

---

[1] Claire La Belle: „Heilung von der Seele her", Band 1: Der Weg ins Licht - Vom Zeh bis zur Haarspitze durch den ganzen Körper" und Band 2: „Was Du säst, wirst Du ernten: die 7x7 Jahre, Alterskrankheiten, Tod, Übergang, Kinderkrankheiten".

schiedenen Stellen des Körpers. Jede Stelle hat ihr eigenes Thema, wie ich schon in Buch eins und zwei berichte.[1]

Dieselbe Lösung gilt auch für Tablettenabhängigkeit im seelischen Bereich: Bin ich gewohnt, beim kleinsten Unwohlsein seelischer Art ein Anti-Depressivum „einzuwerfen" statt mich zu fragen, wem ich wohl irgendwann einmal wehgetan haben könnte, so wird sich meine Traurigkeit immer stärker melden. Ich werde immer depressiver, weil die Seelen, die ich damals traurig gemacht habe, ihre Traurigkeit auf mich werfen. Das ist dann meine Depression.

So hilft auch nur, wenn ich mich einmal umdrehe und die Sache aus der Sicht der Seelen betrachte: „Wem habe ich denn wehgetan? Wann war das? Könnt Ihr mir verzeihen?" (siehe auch das Kapitel „Depression" in diesem Buch). Erst, wenn ich bereit bin, mich ehrlich und aufrichtig anzuschauen und die betroffenen Seelen um Vergebung zu bitten, kann deren Traurigkeit aus meinem Körper weichen. Das tut sie mit deren Vergebung auch.

Dann brauche ich kein Antidepressivum mehr und die Abhängigkeit kann sich Stück für Stück lösen.

Bitte Vorsicht walten lassen bei dem Ausschleichen der Tabletten: Ist das Thema gelöst, so muss sich noch der Körper von den Tabletten lösen. Bitte nicht sofort alle Tabletten weglassen, sondern mit seinem behandelnden Arzt oder Homöopathen besprechen, in welchem Maße man das Medikament ausschleichen kann.

In einem Falle muss man ein Medikament immer beibehalten, und das ist Lithium im Falle von Manisch-Depressiver Störung. Lithium ist ein Katalysator, der in gesunden Körpern normalerweise vor-

---

[1] Claire La Belle: „Heilung von der Seele her" Buch 1: Vom Zeh bis zur Haarspitze durch den ganzen Körper. Buch 2: Was Du säst, wirst Du ernten: Alterskrankheiten – Tod/Übergang – Kinderkrankheiten – Die Bedeutung der 7 x 7 Jahre

Psychische Krankheiten, *Süchte*

kommt und den Ausgleich schafft, aber bei manisch Depressiven fehlt. Er muss nachgeliefert werden, damit der Mensch im Gleichmaß bleibt. In speziellen leichten Fällen kann es sein, dass Lithium homöopathisch hilft Dies muss wirklich von Fall zu Fall ausgetestet werden.

Ganz schlimm ist die Abhängigkeit bei Morphinen und Opiaten. Sie werden in der Medizin unter stärkster Kontrolle eingesetzt, wenn keine andere Hilfe und Beruhigung mehr möglich ist. Sie haben nur eine große Nebenwirkung: Sie machen absolut süchtig. Wenn ein Morphinabhängiger seine Dosis nicht mehr bekommt, so reagiert er genauso mit Entzug wie ein Heroinabhängiger. Zuckungen, Riesenschmerzen, Kopfschmerzen, verstärkte Schmerzen natürlich an der schmerzenden Stelle sind die Folge. Später treten Krämpfe auf, die fast nicht zu bewältigen sind. Deswegen ist so Vorsicht geboten bei Morphinen.

Meistens werden sie sowieso nicht lange gegeben, weil sie bereits nach relativ kurzer Zeit zu Lähmungen des Atemtraktes führen, und damit erstickt der Mensch dann elendiglich. Schlussendlich stirbt der Mensch dann nicht an den Folgen seiner Krankheit, sondern an Atemnot und Atemstillstand aufgrund von Morphinkonsum. Was ist besser?

Ich hatte bereits morphinabhängige Fibromyalgiepatienten in meiner Praxis, die durch die Auflösung der seelischen Ursachen der Krankheiten doch so weit wieder schmerzfrei wurden, dass sie wieder auf herkömmliche Schmerzmittel zurückgreifen konnten. Sie mussten zwar für den Entzug Entzugsmedikamente bekommen, aber nach kurzer Zeit bereits waren sie von den Morphinen weg. Heute, nach fast vollständiger Auflösung ihrer Ursachen, können sie auf Medikamente fast vollständig verzichten, aber dahinter steht auch ein Auflösungs- und Entwöhnungsprozess von fast einem Jahr.

Psychische Krankheiten, *Süchte*

Spielsucht

Was treibt Menschen in die Spielhöllen?

Die Spielsucht ist oft gekoppelt mit der Sucht, gesehen werden zu wollen. Man denke an die Casinos, wo die Herren im Frack sich bei den edel gekleideten Reichen vorzüglich verbeugen und dann das berühmte: „Rien ne va plus" als Auftakt für die rollende Kugel nehmen...die Spannung wächst...und schon wieder vorbei! „Das kann es doch nicht gewesen sein! Ich muss es noch mal probieren! Irgendwann sitzt doch der große Gewinn auch für mich drin!" So entsteht aus der Erwartungshaltung die Haltung, nicht verlieren zu wollen. Dann, wenn es einmal geklappt hat, kommt der große Effekt: „Aha, wenn es einmal geklappt hat, so klappt es bestimmt noch ein zweites Mal!" und die Sucht ist fixiert. Aus Erwartung und Frust, aus dem Gefühl heraus, nicht verlieren zu können, bildet sich die Spielsucht.

Oft verstecken sich hinter den Spielsüchtigen die alten Ritter, die auf jedem Turnier gewinnen wollten. Die Turnierregeln waren so gestaltet, dass sie den Ehrgeiz anregten. Die Verluste waren so hoch, dass sie in diesem Leben nie wieder verlieren wollten. Es ging damals bei dem Turnier um den Verlust des Adelstitels. Ging der Ritter aus einem Turnier verletzt heraus, so verlor er automatisch seinen Adelstitel. Dieser Verlust wog für ihn schwerer als der Verlust seines Lebens, weswegen viele Verletzte auch um den Todesstoß baten! Die so Verletzten, die sich entehrt sahen, haben noch diesen Stolz des Nicht-Verlieren-Wollens in sich, der die Grundlage für die Spielsucht bildet.

In diesem Falle ist es ganz wichtig, unseren Spielsüchtigen noch einmal in die damalige Situation mitzunehmen. Steht er dem damaligen Gegner, der ja oft auch ein Freund von ihm war, gegenüber, so hat er jetzt die Chance, diesem zu vergeben. Sind beide bereit dazu, einander zu vergeben und um Vergebung zu bitten, so

Psychische Krankheiten, *Süchte*

hört der Trieb, unbedingt gewinnen zu wollen, auf. In der Innenschau arbeitet Michael mit beiden dann so lange, bis sie ihren Trieb zum Siegen beidseitig verlieren wollen und statt dessen auf das Wort hören: „Seid ein Volk von Brüdern!" Erst, wenn sie sich dann die Hände reichen und nicht mehr gegeneinander kämpfen wollen, ist die Voraussetzung zum Spieltrieb gelöst.

Die Spielsucht ist wegen des Triebes zum Gewinnen nämlich ein riesiger Schaden für die gesamte Familie. Ich habe schon Familien erlebt, in denen die Mutter wirklich nicht wusste, wie sie die Kinder noch ernähren sollte. Der Mann verdiente supergut, aber alles wanderte in die Spielhöllen, bis ich ihr eines Tages den Grund des Spieltriebes sagen konnte. Daraufhin kam der Mann soweit zur Einsicht, dass er sich selbst ein Verbot für alle Spielhöllen ausstellen ließ, damit ihn die Sucht nicht wieder übermannte. Ich hoffe für die Familie, dass er es permanent geschafft hat. Die Spielschulden haben ihn noch lange verfolgt, so dass er trotz seines guten Gehaltes lange daran abzuzahlen hatte.

Ein guter Bekannter meines Sohnes litt auch unter der Spielsucht. Er erzählte mir auch, dass dadurch sein ganzes Leben eingeschränkt sei. Er arbeite und arbeite, aber er komme an keiner Spielhölle vorbei. Er unterrichte neben seiner Arbeit noch, doch das Geld wandere alles in die Casinos. Das sei auch der Grund, warum er bei seinem guten Aussehen und bei seiner netten Art keine Freundin hatte: Keine Frau der Welt macht diese Sucht sehenden Auges mit, denn sie weiß, wo diese Sucht endet: In einem riesigen Schuldenberg. Oft genug muss die Frau dann noch die Schulden des Mannes mit abtragen! Und wenn eine Frau weiß, dass der Mann spielsüchtig ist, wird sie tunlichst die Finger von ihm lassen, egal wie gut er auch aussehen mag und wie nett er auch sei.

Psychische Krankheiten, *Süchte*

Der Besitzer einer Bar, in der sich auch Spielautomaten befanden, erzählte mir einmal: „Ich habe die Spielautomaten beobachtet. Solange sie kaum Geld in sich tragen, kommen die Kombinationen, die Geld auswerfen, nicht auf die Spielfläche. Das Spielfeld rutscht, selbst bei Stop, noch eins weiter. Ich beobachte dann, und sobald der Automat einigermaßen gefüllt wurde, spiele ich ein- oder zweimal und halte damit den gesamten Gewinn in der Hand, weil diese Automaten darauf ausgerichtet sind, das Geld erst dann auszuwerfen, wenn sie voll sind. So habe ich mir schon viel herausholen können, was mir sehr geholfen hat, mein Restaurant immer auf dem Laufenden zu halten und immer schön zu halten..." Aha, wenn einen das über die Programmierung dieser Automaten nicht stutzig werden lässt, dann ist einem wirklich nicht mehr zu helfen. Die Automatenfirma wunderte sich dann auch, warum sein Automat bei großer Frequentierung immer leer war...

Dasselbe habe ich oft bei Raststätten beobachtet: Einer der Angestellten beobachtete den Automaten näher, und sobald eine gewisse Summe einbezahlt worden war und – natürlich, darauf war der Automat ja programmiert – niemand bisher gewonnen hatte, gingen sie hin und spielten ein- oder zweimal, und das gesamte einbezahlte Geld rasselte in ihre Hände, weil der Automat bei gefülltem Zustand automatisch auf den „guten" Zahlen oder Bildern stehen blieb. Ich habe diese Tatsachen deswegen genannt, damit niemand auf die Idee kommt, die Automaten seien dem Zufallsfaktor überlassen.

Also: Spielen lohnt sich nicht, es gibt andere, bessere Möglichkeiten, den Frust des Verlierens gekoppelt mit dem Stolz, nicht verlieren zu wollen, abzulegen. Sonst wiederholt sich das Programm immer von neuem. Wichtig ist es, die zugrundeliegenden Ursachen anzuschauen und zu bearbeiten, um wirklich von diesem Spieltrieb loszukommen.

Psychische Krankheiten, *Süchte*

Ein gutes Beispiel für die Voraussetzungen, generell in Drogen und Süchte zu geraten, gibt der Film: „Die Legende von Bagger Vance". In diesem Film wird ebenfalls ein Soldat gezeigt, der aus dem Krieg traumatisiert zurückkommt und von allein nicht mehr ins Leben und zu der vollen Höhe seiner Kraft findet. Er gerät in alle möglichen Arten von Süchten, auch die Spielsucht, in den Alkohol, vielleicht noch in andere Süchte. Sein Schutzengel manifestiert sich und hilft ihm auf recht unorthodoxe Weise aus seinem Tief, in dem er ihn immer wieder darüber belehrt, dass andere Menschen auch schwere Schicksale haben und nicht aufgeben. Der Schutzengel arbeitet auch mit dem Paradoxon, um ihm klarzumachen, was er überhaupt mit seinem Leben anstellt. „Mach ruhig weiter so! Verlier! Dann kannst Du Dir wenigstens bei der Party heute noch einen schönen Abend machen...", was ihn, den Golfspieler, natürlich zum Gegenteil anstachelte, doch wieder Höchstleistung zu zeigen. Zwischen Paradoxon und Aufmunterung durch seinen Schutzengel hat der Ex-Soldat es dann doch geschafft, wieder in die Qualitäten und Aufgaben des Lebens zu kommen. Ein sehr spannender Film von guter Wandlung!

Seelischen Ursachen von Krankheiten in Kurzform !

Die Zahlen hinter den Beschreibungen geben an, in welchem Buch (Band 1, Band 2 oder Band 3) von „Heilung von der Seele her" die Krankheit beschrieben wurde.

Krankheit:	Seelische Ursache:
Adipositas - Anorexie:	Liebesmangel – Essen oder Essensverweigerung aus Frust oder Sperre (3)
Akne:	Eingelagertes Stierfett aus fleischverzehrenden Inkarnationen (3)
Alzheimer:	Orientierung verloren, sich nicht auf Vaters Wort ausgerichtet (2)
Allergien:	viele Ursachen, z.B. Vorink. entweder Organschädigung, von Tieren verfolgt, Ablehnung gegen Bauernarbeit. (Heuschnupfen) (3)
Angeborene Erkrankungen:	Karma – Anschluss an letztes Leben (2)
Apoplex:	Unbarmherzigkeit (1)
Arthrose - Arthritis:	Stoffwechselablagerungen an den Stellen, wo man andere gequält hat (3)
Asthma:	Hartherzigkeit, oft mit Todesfolge des Opfers (1)
Augen:	Kurzsichtig: sieht nur das Eigene, Weitsichtig: sieht nur das Ferne, nicht mehr das Naheliegende Star: verschließt sich dem Sehen, wie Gott die Dinge sehen würde (1)

Seelische Ursachen von Krankheiten in Kurzform

Blase	Sitz der Urangst, speichert Ängste, Prüfungsängste (1)
Bluthochdruck:	Macht sich selber Druck, oder bekommt Druck von anderen (1)
Blutniederdruck:	Ist zu nachgiebig (1)
Darmausgangsschmerzen:	Folterschmerzen aus früheren Leben (1)
Depressionen:	Menge von Seelen hängen an einem. Sie werfen die ihnen zugefügte Trauer auf den Depressiven, den Täter von damals, zurück (3)
Diabetes:	Huldigungsenergien: entweder zu viele oder zu wenige (Sehnsucht nach Anerkennung) (1)
Epilepsie:	Andere zu Fall bringen, meist mit Todesfolge (3)
Ekzeme:	Mit dem Körperteil wurde im letzten Leben gesündigt (3)
Füße:	Folterungen vorinkarnatorisch. Inkarnationen in dem asiatischen Raum (1)
Galle:	Staut und lagert Ärger und Gram: Die Mischung aus Wut und Ohnmacht (1)
Gehirntumore:	Hochgradige Unbarmherzigkeit (1)
Geschlechterwechsel:	Vermeidung von vorinkarn. Erlebnissen (z. B. Soldatentum, Unterdrückung der Frauen) (1)
Gicht:	Raffkrankheit, Festhalten von Materiellem (3)

Seelische Ursachen von Krankheiten in Kurzform

Grippe:	Unbarmherziges Handeln fließt aus (3)
Hämorrhoiden:	Vorinkarn. Analkontakt (1)
Herzklappenfehler:	Mehreren Partnern die Liebe versprochen, aber keinem richtig gegeben (1)
Herzinfarkt:	In irgendeiner Weise herzlos gehandelt – kaltherzig, auch auf Befehl (1)
Herzkranzgefäßverengung:	Zeigt an wie weit- oder engherzig jemand ist (1)
Hüftschäden:	Üble Nachrede (1)
Hyperaktivität:	Alte Krieger, gepaart mit Mangelerscheinungen (2)
Keuchhusten:	Vorinkarn. mussten andere unter seinem Verhalten keuchen oder wurden verletzt. (2)
Kinderlähmung:	Vorinkarn. Unweise gehandelt, Körperglieder zerstört. (2)
Kinderlosigkeit:	Mit keiner Seele abgesprochen (1)
Klimakterische Beschwerden:	Physische Ursache, zuviel Energie da keine Energie mehr fürs Gebären benötigt wird (1)
Knie:	Andere Stecken zwischen die Beine geworfen. Seinen Willen anderen aufgezwungen, damit eventuell den Lebensplan des anderen verändert. (1)
Knöchel:	Evtl. alte Geisha-Inkarnation (1)
Kopfschmerzen:	Unbarmherzig gehandelt, Druck auf Umwelt ausgeübt (1)

Seelische Ursachen von Krankheiten in Kurzform

Krebs:	Selbstaufgabe (1 und 3)
Leber:	Sitz der Lebensaufgabe und Träger der Kreativität, gekoppelt an die Weisheit (1)
Leiste:	Alte Kampfinkarnationen gespeichert, Schwertträger (1)
Lunge:	links: emotionale Gebundenheiten, rechts: Grausamkeiten gespeichert (1)
Lymphstau:	Evtl. zuviele Milchprodukte und zuwenig Bewegung (1)
Magen:	Sitz des Lebensauftrages. „Ich bin sauer" - Syndrom. Dient auch als Lügendetektor (1)
Mandeln:	Vorinkarn. Üble Nachrede (1)
Masern:	Brennt feurige Charakterzüge aus (2)
Milz:	Schwächung wenn man ungöttlich handelt (1)
M. Bechterew:	Vorink. z.B. Folterungen oder Scheiterhaufenverbrennung nicht verziehen, tiefsitzender Groll (3)
M. Parkinson:	Zitterkrankheit - andere mussten vor einem zittern (2)
Mongolismus:	Vorinkarn. Hochgradige Lügen (3)
Multiple Sklerose:	Vorinkarn. Vertreibungssyndrom (3)
Mumps:	Abbau von sexuellem Übermaß (2)
Muskelschwund:	Andere innerlich getötet (3)
Nacken:	Sitzt die Geduld im Beruf; Hängen und Guillotine (1)

Seelische Ursachen von Krankheiten in Kurzform

Neurodermitis:	Berührungsängste (3)
Niere:	Linke: Sitz der Partnerschaften, Rechte – Kollegialniere (1)
Ohren:	Normales Hören und Hellhören (1)
Pankreas:	Weisheitszentrum: Wie viel Weisheit wendet ich im Leben mit meinen Mitmenschen an? (1)
Plötzlicher Kindstod:	Abbau von großer Karmalast (2)
Psoriasis:	Berührungstäter: Die gespeicherten Ängste des Opfers bilden die Psoriasis des Täters (3)
Polyarthritis:	Klammerkrankheit: Man klammert an Materiellem oder an einem Menschen, den man sich aber zur Zielscheibe für seine Aggressionen gemacht hat. (3)
Rheuma:	Arthritis und Gicht (3)
Rippenfellentzündung:	Tiere oder Menschen haben über das Verhalten dieses Menschen geweint: Die Tränen bilden die Rippenfellentzündung und das eingelagerte Wasser (3)
Rücken:	Sitzt der Groll (1)
Röteln:	Schulung des Charakters: Feurige Charakterzüge werden ausgebrannt (2)
Schilddrüse:	Sitz der Geduld (1)
Schmerzen:	Zeigt an, hier stimmt etwas nicht (/1, 2, 3)
Schwindel:	Etwas falsch gesagt, gedacht oder inter-

Seelische Ursachen von Krankheiten in Kurzform

	pretiert zu haben, man hat die Sachen nicht so gesehen, wie Vater sie gesehen hat. (3)
Skoliose:	Verfolgung und Tyrannisierung von Urchristen und Menschen, die wirklich auf Gott ausgerichtet waren, oft mit deren Todesfolge (3)
Stottern:	Richtiges nicht ausgesprochen, oft auch aus Angst. Sich herausreden wollen (1)
Sexuelle Probleme:	Vorinkarnatorisch: evtl. Vergewaltigungen (1)
Tinnitus:	Innere Stimme zu lange überhört. Der Tinnitus ist der Klingelknopf Gottes: „Hör hin, was Ich Dir sage!" (1)
Träume:	Zeigen mir meine Karmastrukturen oder meinen Lebensauftrag an (1)
Tuberkulose:	Selbstaufgabekrankheit, wenn man Kadavergehorsam geübt hat, Unterstützung von Gewissenlosigkeit bei Höhergestellten (1)
Unterleib:	Zeigt Untreue an und Aufgabe in der Beziehung zueinander (1)
Wadenkrämpfe:	Sportlersyndrom, alte Kampfkünste und Philosophien (1)
Wasser i. d. Beinen:	Sich selbst nicht annehmen können, aus Gottes Willen herausgefallen zu sein und seinen Willen über Gottes Willen stellen (1)
Weichteilrheumatismus:	Subtile Verletzungen anderer (3)

Seelische Ursachen von Krankheiten in Kurzform

Windpocken:	Hämisch über andere gelacht, massive mentale Verfolgungen von zum Beispiel Pockennarbigen. (2)
Zerebral geschädigt:	Anderen schwerste Verletzungen zugefügt, mit eigenem Sadismus. (3)
Zähne:	Jeder Zahn hat eine Verbindung zu einem Organ, und zeigt somit dortige Störungen an. (1)

Stichwortverzeichnis

abgedeckten Zustand 11
Ablass 161
Absolution 161
Adipositas 230
Affirmationen 123
Afrika 154
Aggressionen 124, 245
Agoraphobie 170
Ägypten 154
Akne 29
Alkoholeinfluß 202
Alkoholhalluzinationen 245
Alkoholismus 128, 244
Alkoholsucht 125
Allergien 32
Alpträume 15, 121, 175
Alterskrankheiten 4, 293
Amenophis II 200
Andersartigkeit 217
Ängste 152
Anorexie 230
Anorexie und Adipositas 230
Artischokensaft 30
Auflauern 220
Austragung 9, 36, 39, 46, 74, 75, 76, 96, 113, 117, 124, 125, 140, 147, 152, 154, 179, 212
Ausweg 162

Autoaggressionsmechanismen 86
Aversion 157
Babyspeck 230
Berauben 220
Beruhigungsspritze 122
Berührungsängste 25, 284
Besetzung 127
Bestrahlung 96
Bezier 148
Bindegewebsflüssigkeit ... 49, 51, 52, 93, 94
Blumenwiese 263
Blutübertragungen 100
Blutvergiftungen 160
Boulimie 239
Brandwunden 154
Brustkrebs 87, 92
Chef 125
Chemotherapie 96
Chronische Müdigkeitssyndrom 227
Computer 33
Contergan 113
Demütigungen 79
Depressionen 119
Dorn-Breuss-Methode 83
Dornenpeitsche 13

287

Stichwortverzeichnis

Drogen 261
Drogenmissbrauch 224
Ecstasy 269
Ekzeme 26
Epilepsie 108
Erdeninkarnation. 8, 9, 153, 195, 196
Erdhörnchenphobie 178
Erkennen 58, 217, 242
esoterische Kreise 123
Fanatisierung 17
Fehlende Gliedmaßen 113
Fenstersturz 183
Fettlöser 24
Feuer 152
Feuerleger 147
Feuerwehrleute 147
Feuerwerk 174
Fibromyalgie 13, 17
Flor Essence 97
frisch gepresste Säfte 90
Frischsaftkur nach Breuß 97
Fuß 71
Ganzkörperkrankheiten .. 3, 4, 8, 10, 11, 16, 17
Gebärmutterkrebs 92
Gejammer 8, 9
Gelenken 13, 44
Georg Ritchie 144
George Ritchie 145
Geruchshalluzinationen 195
Gewissen 16, 139, 141, 147, 148, 151, 153, 159, 165, 166

Götterkult 157
Grippe 49
Groll 25, 59, 84, 163, 283, 284
Halluzinationen 191
Hartherzigkeit 280
Haschisch 266
Heroin 265
Herrscherallüren 124
Herrschsucht, ... 293
Herz 69
Herzrasen 216
Hobbies 85, 93
Hoffnungslosigkeit 157
Höhenangst 182
Horcher 218
Hunnenkönig Attila 108
Idealisierung 225
Idolisierung 225
Iliosakralgelenk 163
Immunsystem 24, 32, 33, 96
Intrigenschmieder 218
Kampfeslust 120
Karma 18, 84, 99, 100, 280
Karottensaft 90
Katharer 13, 45, 148, 161
Kinderlähmung. 18, 19, 113, 282
Kirche 161
Klaustrophobie 155
Knallkörpern 174
Kokain 262
Kondorangorinde 98
Krebs 85
Krebsgeschwüre 93

288

Stichwortverzeichnis

Kreuz-Darmbeingelenk 163
Krieg 18, 176, 211, 265, 279
Krokodilstempel 208
Lachen 86
Lebensfilm 8, 46, 101, 119, 153, 162, 165, 180, 184
Lebenskraft 158
Lebensmut 14
Lebensverlauf 293
Leukämie 95
Lezithin 30
Lichthülle 126
Lichtkokon 126
Lichtschwert 144
Lithium 131
LSD 268
Lumbalbereich 210
Lymphknoten 93
Mandeln 283
Manisch-depressiv 130
Mantren 123
Mäuse 140, 162
Mäusephobien 160
Menschenangst 172
Michael 121
Milchprodukte 23, 283
Missbildungen 114
Misteltherapie 97
Mobbing 219
Mongolismus 101
Morbus Bechterew 74
Morgendepressionen 212
Motorradunfälle 115

Multiple Sklerose 59
Muskeln 13, 69, 73, 107
Muskelschwund 67
Muttermahle 28
Nachgiebigkeit 96
Neurodermitis 21, 165
Neurosen 134
Norman Walker 89
Nulldiätklinik 236
Olfaktorische Halluzinationen 195
Operationen 11, 12, 100
Opiate 13, 14, 265
Optischen Halluzinationen ... 205
Organverpflanzung 99, 100
Panikattacken 214
Papst 168
Parasympathikus 232
Partnerschaft .. 95, 142, 185, 264
Pharaonen 154, 180
Phytodolor 12
positives Denken 123
Pranger 170
Prangersyndrom 171
Prostatakrebs 92
Psoriasis 25
psychischen Krankheiten 10
Putzfimmel 134
Pyromanie 146
Querschnittslähmung 115
Rache 8, 61, 74, 77, 119, 120, 250, 264
Racheseelen 115, 116

289

Stichwortverzeichnis

Raphael 121
Ratten 140
Rattenphobie 160
Rauchen 250
Rauschzustand 125
Ritter 119, 276
Rohkost 97
Rollkrägen 188
Rücken .. 13, 57, 72, 80, 82, 114, 115, 165, 241, 284
Rückführungsengel 121
Rückgrat 82
Sarkophag 155
Sauberkeitsfimmel 140
Säureschutzmantel 24
Schadenfreude 101, 105
Schilddrüsenhormone 230
Schizophrenie 218
Schlafstörungen 212
Schlaftherapie 94
Schlangenphobie 179
Schmerzen .. 8, 9, 10, 12, 13, 14, 15, 17, 19, 22, 35, 74, 75, 76, 78, 79, 82, 84, 111, 114, 125, 139, 153, 154, 160, 161, 164, 168, 200, 210, 211, 214, 215, 270, 271, 273, 284
Schmerzen - Allgemein 84
Schmerzmittel 11, 12, 13
schnurlose Telefone 97
Schreikinder 175
Schuldbewusstsein 122
Schwermut 211

Seelenaktivitäten 207
Seelenreiche 8, 9, 11, 75, 77, 81, 104, 119, 120, 196, 197, 207, 242, 244, 251
Selbstaufgabe 86
Selbstmord 196
Selbstverzweiflung 14
Selbstzerwürfnissen 14
Sesam 31
Sklaventreiber 13
Skoliose 82
Soldaten 18, 69, 96
Spasmus 107
Spielsucht 276
Spinnen 155
Spinnenphobie 154
Spuk 207
Stimme des Gewissens 17
Streckbänken 114
Süchte 244
Sympathikustyp 233
Tablettenabhängigkeit 270
Taranteln 155
Täterkrankheit 119
Tetraplegiker 117
Therapie 123
Todeswünsche 87
Traum 15, 120, 182, 204
Träume 152, 285
Turnier 276
Twiggy-Syndrom 230
Tyrann 216
Übergriffe 165

Stichwortverzeichnis

Urchristen.................. 13, 16, 285
Urerzengel Michael...............121
Urerzengel Raphael..............121
Ursonne 15
Urvertrauen..........................157
Vererbbarkeit........................78
Vererbungslehre...................80
Vergebung 52, 67, 122, 190
Verkennungen 218
Verurteilung 17, 74, 76, 79, 160, 163

Verwüstung............................ 8
Wadenkrämpfe................... 285
Waschzwang...................... 141
Wasser................................ 186
Wespentaillen 232
Wiedergutmachung 8, 22, 23, 83, 141, 147
Zerebrale Schädigung.......... 106
Zerstörung.... 8, 53, 96, 110, 251
Zitrone................................. 24

Erweiterte Neuauflage Band 1:

Claire La Belle, „Heilung von der Seele her"

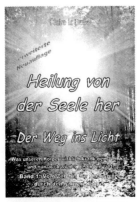

ISBN 978-3-00-024651-7
Paperback DIN A5
584 Seiten, € 34,-

Was unseren Körper wirklich krank gemacht hat und nun auch wieder gesunden lässt. Vom Zeh bis zur Haarspitze durch den ganzen Körper.

Die Autorin gibt in ihrem Buch die tieferen seelischen Ursachen von Krankheiten an, welche sie in der Innenschau ihrer Durchlichtungsanalysen sah. In ihrem Buch beschreibt sie, dass viele Ursachen von Krankheiten aus diesem Leben resultieren, aber nicht alle seelischen Ursachen sich aus diesem Leben erklären lassen. Sie sagt: Viele resultieren auch aus vorherigen Leben, wenn nach dem Lebensgesetz von Ursache und Wirkung einmal gesetzte Ursachen zum Ausfließen kommen. Auf einmal entsteht eine Krankheit, deren Ursache man sich aus dem Verhalten, den Eßgewohnheiten usw. dieses Lebens gar nicht erklären kann - und doch ist sie da und heilt nicht - bis die seelische Ursache gefunden und bearbeitet wurde.

In diesem Buch werden viele seelische Ursachen von Krankheiten aufgezeigt, die allesamt Ergebnisse von Durchlichtungsanalysen sind, das heißt, in den Organen der Menschen als ihre eigenen Programme gesehen wurden. So wurde eine generalisierte Aufschlüsselung gegeben, welchem Organ welches Thema zugrunde liegt, so wie die Autorin diese Themen immer wieder in den selben Organen gesehen hat. Hieran kann der Mensch in etwa erkennen, warum ein Organ erkrankt ist.

Erst nach dem Verstehen, warum ich diese Krankheit habe, kann sie mit Hilfe von Heilpraktikern und ganzheitlich arbeitenden Ärzten heilen. Dieses Buch stellt also den Erfahrungsschatz der Autorin aus ihrer hellsichtigen Schau in die Organe dar und beinhaltet somit kein angelesenes Wissen oder hineininterpretierte Auslegungen, was dieses Buch so wertvoll macht.

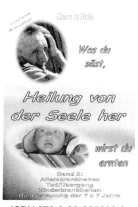

ISBN 978-3-00-023092-9
Paperback DIN A5
274 Seiten, 21,- €

Erweiterte Neuauflage Band 2:

Claire La Belle, Heilung von der Seele her

Themen: Alterskrankheiten, Tod, Übergang, Kinderkrankheiten,
Die Bedeutung der 7 x 7 Jahre

Was Du säst, wirst Du ernten: Dieses Wort wurde uns von Christus vor rund 2000 Jahren gegeben... und es stimmt. Es stimmt mehr als je zuvor, weil die Krankheiten der Erde immer mehr zunehmen und jeder sich fragt: Warum habe ich das? Was ist los mit mir? Warum muss ich so viel leiden?

Wer die Arbeit in der Altenpflege kennt, der weiß, warum viele Krankheiten so entstehen, wie sie entstehen, denn das Leben und der Lebensverlauf zeigen es ihnen deutlich auf. Jede Krankheit hat einen Bezug zu dem Leben, was man geführt hat. Hat man die ersten 7 x 7 Jahre seines Lebens, die Phase, in der man durch Einsicht und Erfahrung lernt, hinter sich gebracht, so kommen die „Zipperlein" in genau den Bereichen, die man noch nicht bearbeitet hat oder nicht bearbeiten wollte – aus Stolz, aus Herrschsucht, aus traditionellen Verhaltensweisen, aus Nicht-Loslassen-Wollen von lieben Gewohnheiten etc. Dort, ziemlich genau mit 50 Jahren, beginnen die Alterskrankheiten. Hat sich schon einmal jemand gefragt, warum ausgerechnet mit 50 so viele Krankheiten ihren Anfang nehmen?

Im ersten Band „Heilung von der Seele her – Vom Zeh bis zur Haarspitze durch den gesamten Körper" haben wir die Stellen der Reihe nach besprochen, an denen sich gewisse Themen niederschlagen, auch bereits in der Altersstufe zwischen 0 und 49 Jahren. In diesem Buch sollen jetzt die unbearbeiteten Themen des Lebens angeschaut werden, die sich in Alterskrankheiten niederschlagen. Diesem Thema sei der erste große Abschnitt gewidmet.